Técnicas para dormir mejor

Técnicas para dormir mejor

Carmen Fernández Domínguez

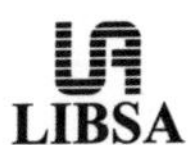

LIBSA

C/ Puerto de Navacerrada, 88
28935 Móstoles (Madrid)
Tel.: (34) 91 657 25 80
e-mail: libsa@libsa.es
www.libsa.es

Ilustración: Archivo LIBSA,
Shutterstock images
Textos: Carmen Fernández Domínguez
Maquetación: Javier García Pastor

ISBN: 978-84-662-4135-9

DL: M 10800-2022

Contenido

Presentación

Seguro que más de un lector ha pasado una noche en blanco. El insomnio puede afectar a cualquier persona, da igual la edad que tenga o si es hombre o mujer. Como tampoco importa el lugar de residencia o la posición social. Todos estamos expuestos a tener más de un episodio de insomnio o a sufrir cualquier trastorno relacionado con el sueño, incluso en la etapa prenatal.

Sin embargo, el estudio del sueño, así como el tratamiento de los trastornos asociados al mismo, solo han adquirido relevancia a partir de la segunda mitad del siglo pasado. Hasta entonces, salvo alguna discreta investigación, el mundo del sueño ha estado, haciendo honor a su nombre, prácticamente dormido.

En este libro queremos ofrecer un acercamiento esclarecedor de ese mundo tan complejo, misterioso e, incluso, mágico de los sueños. Para facilitar su lectura, lo hemos dividido en dos grandes bloques: el primero, teórico, y el segundo, fundamentalmente práctico.

Comenzando por los fundamentos del sueño, donde nos adentraremos en el entramado complejo neuronal del cerebro o descubriremos la relación que tienen los seres vivos con el planeta Tierra a través de los ritmos circadianos.

Avanzando en cada página, sabremos cuántas horas es necesario dormir, cómo ha de ser ese sueño para que sea verdaderamente reparador y los cambios que van a suceder en las diferentes etapas de la vida.

Nos hemos acercado también a la visión científica, al complejo estudio del sueño con las técnicas que nos ofrece la medicina en la actualidad y los tratamientos que tenemos a nuestro alcance.Tampoco nos hemos querido olvidar de lo que aporta la medicina alternativa y complementaria, ni por supuesto de los remedios naturales.

El mágico mundo de los sueños ocupa un merecido capítulo, en el que la historia y la interpretación de esas ensoñaciones nos descubrirán el poder de lo onírico y su influencia en la vida real. La alimentación, el sueño de los animales o los últimos avances tecnológicos son también parte fundamental de este libro.

Finalmente, nos ocupamos del sueño en el día a día. Aprender a dormir reúne todos los conocimientos prácticos que nos van a ayudar a tener un sueño digno de Morfeo. Comencemos.

«Bien haya el que inventó el sueño, capa que cubre todos los humanos pensamientos, manjar que quita la hambre, agua que ahuyenta la sed, fuego que calienta el frío, frío que templa el ardor, y, finalmente, moneda general con que todas las cosas se compran, balanza y peso que iguala al pastor con el rey y al simple con el discreto».

Miguel de Cervantes, *Don Quijote de la Mancha*

Introducción

No podemos vivir sin dormir

Dormir constituye una parte fundamental de nuestra vida. De hecho, pasamos un tercio de ella durmiendo o, al menos, lo intentamos.

Sin duda, todos hemos tenido alguna noche en la que no hemos pegado ojo y el malestar ha ido creciendo a medida que pasaban las horas y no conseguíamos conciliar el sueño.

Mirábamos una y otra vez el despertador y nos angustiábamos ante el hecho de que pronto nos tendríamos que levantar sin haber podido descansar. ¡Y encima nos esperaba un día complicado!

Curiosamente, caemos en la importancia de un sueño reparador cuando no podemos dormir, sin haber apreciado anteriormente esas noches en las que dormíamos a pierna suelta. Pero no se trata únicamente de estar descansados para rendir al día siguiente. Se trata de algo más importante. Nuestra supervivencia está en manos del sueño. Tenemos que dormir para sobrevivir.

Mientras dormimos, nuestro organismo está realizando una serie de procesos extraordinarios. Si en algo están totalmente de acuerdo los especialistas del sueño, es en que podemos sobrevivir antes sin comer que sin dormir.

El sueño y la vigilia son funciones cerebrales y, por lo tanto, están sujetas a las alteraciones del sistema nervioso. Dormimos para poder estar despiertos y tenemos que estar despiertos para poder dormir.

Mientras dormimos, nuestro organismo fabrica todo lo que gastará al día siguiente. Nuestra salud física, mental y emocional están, en cierto grado, en manos del sueño. Nuestro cuerpo está preparado para mantenerse alerta y hacer un gran esfuerzo físico durante el día porque es cuando genera la adrenalina que nos mantiene activos y cuando mayor es el flujo sanguíneo en los músculos.

Al caer el sol, el cerebro comienza a producir la hormona melatonina que actúa sobre el sueño. Nuestros reflejos comienzan a flojear, nuestros músculos se ralentizan, la temperatura del cuerpo baja y disminuyen las secreciones de adrenalina y otras sustancias que nos mantienen lúcidos. No obstante, nuestro cerebro sigue activo, funcionando en toda su capacidad, pues sabemos que es justamente por la noche cuando requiere más glucosa, la sustancia que podríamos equiparar a la gasolina de un motor. Por tanto, no es que nuestro cerebro funcione más lentamente por la noche, sino que su trabajo no es tan productivo, pero sí es imprescindible. De ahí que sea normal que nuestro cuerpo se despiste cuando, en lugar de descansar, al llegar ese momento de la preparación nocturna lo forzamos a seguir activo.

Pero, ¿por qué necesitamos dormir? Mientras dormimos estamos dando al cerebro el tiempo que necesita para eliminar las toxinas y residuos. Según Claire Sexton, del *Oxford Center for Functional Magnetic Resonance Imaging of the Brain,* con el tiempo, la falta de sueño se asocia a la reducción del tamaño del cerebro.

Vivimos en un mundo de prisas que gira a mil revoluciones y que nos arrastra ocupándonos en un sinfín de tareas. Dormir bien es un derecho y no disfrutar de un sueño reparador a la larga acaba enfermándonos.

Necesitamos dormir para pensar con claridad, reaccionar con rapidez y crear recuerdos. De hecho, las rutas del cerebro que nos ayudan a aprender y recordar están muy activas mientras dormimos. Dormir es necesario para resolver problemas de forma creativa.

Escatimar sueño tiene un precio muy alto. Con tan solo reducir una hora de sueño, al día siguiente podemos tener problemas para concentrarnos y, además, nuestro tiempo de respuesta será más lento.

Los estudios también demuestran que debido a la falta de sueño hay más probabilidades de tomar decisiones incorrectas y asumir riesgos innecesarios. Nuestro estado de ánimo también se ve afectado por la falta de sueño. Podemos estar más irritables y suspicaces. Además, si la falta de sueño se hace crónica, las probabilidades de sufrir una depresión aumentan.

El sueño no es la panacea, pero sí es un buen indicador de nuestro estado de salud general y de cómo van nuestras relaciones con el entorno: en cuanto algo perturba nuestro equilibrio físico o emocional, el sueño se altera. Si no descansamos durmiendo, tenemos que buscar la causa y el tratamiento fuera de la cama.

Todos los animales duermen, y las consecuencias de no hacerlo pueden ser terribles. Si se priva a una rata del sueño, muere al cabo de un mes. Lo máximo que una persona ha conseguido aguantar sin dormir han sido 11 días. Además, cuando se produce una falta de sueño extrema, lo normal es tener alucinaciones y hasta ataques. Según Matt Walker, profesor en la Universidad de Berkeley (Estados Unidos), «No hay ningún tejido en el cuerpo, ni ningún proceso en el cerebro que no se vea potenciado por el sueño o cuantitativamente mermado por la falta de este». En definitiva, nadie puede vivir sin dormir.

Los fundamentos del sueño

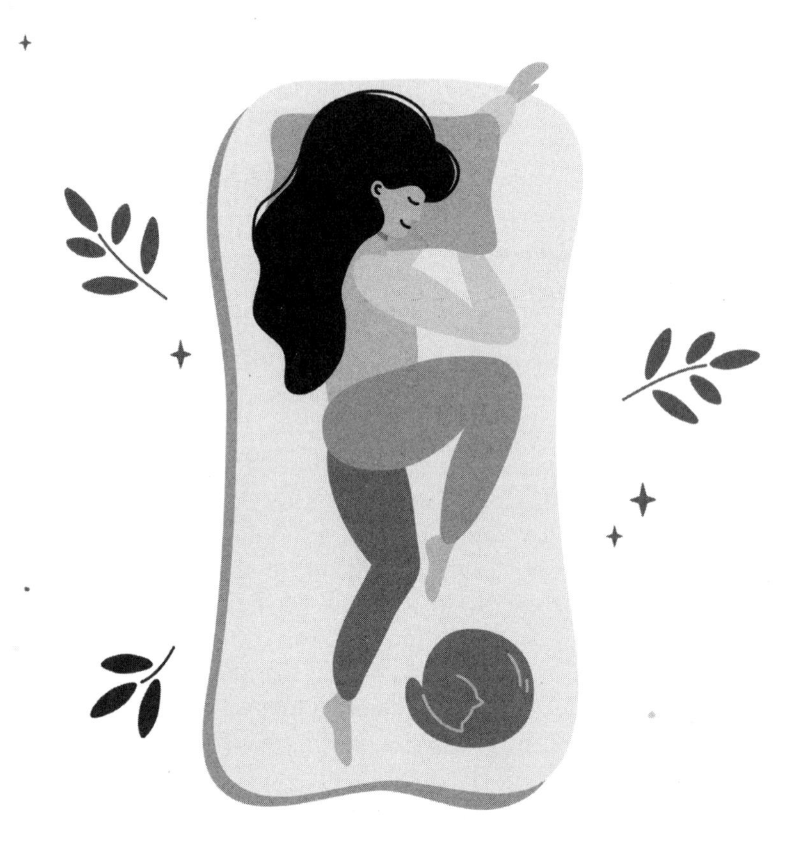

«Para los animales basta comer, jugar y dormir. Sería un gran logro si los seres humanos también pudiesen disfrutar con un alimento nutritivo, un simple paseo diario y un sueño reparador».
Masanobu Fukuoka

El origen

Hoy en día, y a pesar de los grandes avances científicos, el sueño continúa siendo un gran enigma biológico. Dado que los humanos estamos diseñados para dormir aproximadamente durante un tercio de nuestra vida, el sueño y su estudio deberían ser una prioridad en nuestra civilización y, más concretamente, en nuestra vida.

Aunque el interés por el sueño prácticamente se remonta a los albores de la humanidad, poco se ha conocido sobre él hasta fechas mucho más recientes. Es más, de hecho, la medicina del sueño se inició no hace mucho. Concretamente en la década de 1970, en pleno siglo XX. Cabe preguntarse a qué puede deberse esta falta de investigación científica... Aunque son muchas las teorías al respecto, lo más probable es que este escaso interés se haya debido a que durante mucho tiempo se ha creído que el sueño tan solo constituía una ausencia de vigilia. De ahí que la medicina no le prestase mucha atención.

A esto hay que añadir que el sueño siempre ha tenido un halo mágico, misterioso y enigmático, rayando casi en la superchería. De hecho, la mayoría de las civilizaciones antiguas creían que los sueños eran mensajes divinos que nos enviaban los dioses y existían personas determinadas cuya labor era interpretar los sueños en función de sus creencias. Quizá esa sea la razón por la que los investigadores científicos no le han prestado la atención que requería, porque entendían el sueño como una parte no científica del ser humano.

En la Prehistoria

Sabemos que en el estudio del sueño se pueden distinguir claramente dos etapas, que son:

- **Etapa preelectroencefalográfica.** En esta primera etapa, que comienza en la Prehistoria y va a prolongarse hasta el primer tercio del siglo XX, el sueño sería considerado un fenómeno pasivo, que se producía todos los días, y cuya finalidad se desconocía.

- **Etapa electroencefalográfica.** Esta etapa se origina con el primer registro electroencefalográfico, en el que se demuestra que la actividad cerebral durante el sueño es cambiante y diferente a la de la vigilia.

Se cree que los primeros microorganismos que aparecieron en la Tierra hace más de 3 700 millones de años, como las algas azules, poseían ya un reloj interno que permitía la alternancia de periodos de reposo/actividad, que serían el equivalente a los periodos de sueño/vigilia.

Varios estudios afirman que el sueño pudo originarse hace 180 millones años como sueño de onda lenta, pero el sueño asociado a movimientos oculares rápidos no apareció hasta 50 millones de años más tarde. Es, por tanto, parte de la evolución de la vida en la Tierra.

Y este proceso coincidió también con la evolución en el periodo Jurásico de los mamíferos terianos en tres linajes:

- **Euterianos** o placentarios, en los que las crías permanecen un tiempo en el útero materno alimentados por la placenta.

- **Marsupiales**, cuyas crías tienen un corto desarrollo uterino y terminan de desarrollarse en una bolsa.

- **Monotremas** o mamíferos más primitivos, que conservan la característica reptiliana de poner huevos.

UNA MIRADA A NUESTROS ANTEPASADOS

Nuestros antepasados llevaban una vida centrada en sus necesidades más básicas, de ahí que siguieran un patrón natural de sueño-vigilia. Algunos científicos creen que los hombres de las cavernas evolucionaron como parte de una tribu, en la que cada miembro desempeñaba un papel tanto de día como por la noche.

Este patrón puede haberse transmitido genéticamente y definir, por tanto, nuestro cronotipo. Nuestros ciclos de sueño son un reflejo de cómo nuestros antepasados vivían como seres diurnos. Los hombres y mujeres primitivos seguían los ciclos naturales de luz y oscuridad. Se acostaban al anochecer y se levantaban al amanecer para realizar los trabajos que les correspondieran.

Cuando el último de los dinosaurios desapareció, fue el linaje de los euterianos el que tuvo más éxito evolutivo y se expandió por todo el planeta, mientras que los otros dos linajes, los marsupiales y los monotremas, se quedaron aislados al separarse la porción de tierra que daría lugar a la actual Australia. Esta es la razón por la cual en el resto del mundo no hay este tipo de animales.

Aunque los primeros seres humanos sí conservaron el sueño polifásico de los mamíferos placentarios (el sueño polifásico es el que distribuye las horas de sueño durante el día y no solo durante la noche), este fue derivando hacia un sueño monofásico durante el periodo de transición que supuso el Neandertal, consolidándose hacia el año 10000 a. C., ya en el periodo Neolítico.

Estos datos nos hacen suponer que probablemente las sociedades primitivas no distinguieran entre la realidad y el sueño.

La llamada de los dioses

Durante siglos, las antiguas civilizaciones creyeron que los sueños eran algo así como la puerta hacia el ultramundo mágico y desconocido y que los sueños servían en realidad a modo de vehículo de comunicación entre los dioses y los mortales. Esto quiere decir que dieron a los sueños un significado religioso o mágico, pero desde luego, no lo incluían entre las disciplinas científicas.

Tanto en Egipto como en Grecia, los ciudadanos acudían a un «templo del sueño» para que interpretaran sus sueños y preguntar a los dioses sobre la vida diaria o hallar respuesta a los problemas que les acuciaban. Para los antiguos egipcios y griegos el sueño cumplía dos funciones: servir de puente con los dioses y resolver problemas terrenales; es decir, no tenían nada que ver con el terreno de la salud ni tampoco con la visión científica. En concreto, los egipcios dividían los sueños en tres tipos:

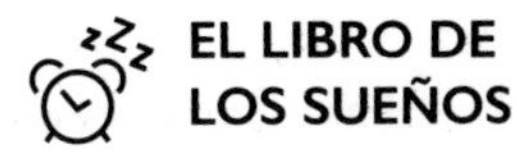

EL LIBRO DE LOS SUEÑOS

Para los egipcios el ser humano estaba constituido por un cuerpo físico, una conciencia individual y un alma capaz de sobrevivir a la muerte. El alma se manifestaba en los sueños y a través de ella los dioses respondían dudas y aconsejaban. De modo que un buen sueño anunciaba un beneficio, mientras que un mal sueño sugería una catástrofe. Estos mensajes era considerados tan importantes que médicos especializados se dedicaban a su estudio e interpretación.

Había tres escuelas: los adoradores de Horus, la escuela de Seth y los discípulos de Amaon. Precisamente fueron los médicos de la escuela de los adoradores de Horus quienes interpretaron la mayor parte de los sueños del papiro Chester Beatty III o Libro de los sueños, que se remonta a la XIX dinastía de los faraones. Concretamente, el libro fue escrito en 1350 a. C.

El papiro Chester Beatty III nos ofrece una apasionante visión del simbolismo onírico egipcio. En este papiro se recogen unos 108 sueños con sus interpretaciones, junto con una fórmula mágica para contrarrestar el efecto de los sueños malos.

- **Demandas de los dioses.** Piden a través del sueño algo a los humanos.
- **Advertencias y revelaciones** que los dioses quieren que sepamos.
- **Ritual,** es decir, un oráculo (como el templo de Menfis) por el que el sueño es interpretado.

Hipnos y Somnos

Los antiguos griegos tenían como dios del sueño a Hipnos, de igual modo que los romanos tenían a Somnos. Hipnos era hijo de Nix (la Noche) y de Érebo (la Oscuridad), y padre de Morfeo, la divinidad de los sueños proféticos. Curiosamente, Morfeo tenía un hermano, Tánatos, que era el dios de la muerte. Ambos, sueño y muerte, estaban por tanto indisolublemente unidos. De ahí que tanto la cultura griega como la romana considerasen precisamente al sueño como un estado entre la vida y la muerte.

Los griegos creían por tanto que los sueños tenían una procedencia divina y ni siquiera los pensadores más ilustrados, como Sócrates o Aristóteles, lo ponían en duda. En los llamados oráculos se inducía al sueño durante días y tenían métodos para de algún modo, programarlos y terminar haciendo vaticinios de futuro a través de ellos. La Pitia o profetisa no era otra cosa que el oficio de quien se encargaba de interpretar los sueños y era una profesión venerada que respetaban incluso los reyes, que también acudían allí con sus dudas futuras. Hasta tal punto el mundo de los sueños era un negocio, que el Santuario de Epidauro contaba con una sala de los sueños de 70 metros de longitud para hacer rituales en los que se inducía a tal grado de autosugestión que bien podían producirse todo tipo de sanaciones milagrosas a través de los sueños.

Por supuesto, hubo otras culturas que aportaron su visión al mundo onírico. En Mesopotamia distinguían entre los sueños buenos, que eran enviados por los dioses, y los malos, que nos enviaban los demonios. Ellos también tenían una deidad dedicada a los sueños: la diosa Mamu.

Los asirios, por su parte, creían que los sueños eran una señal, una suerte de advertencia para corregir una actitud o un consejo para evitar caer en peligros indeseables.

La cultura cristiana

Todo este auge de los oráculos en el mundo grecolatino se mantuvo hasta que el cristianismo se convirtió en la religión predominante. A partir de entonces, se empezaron a ver este tipo de prácticas y rituales como paganas, pero eso no significa que no se prestase atención al sueño.

El cristianismo dio mucha importancia religiosa a los sueños, que consideraba directamente una revelación divina. De este modo, la Biblia está llena de ejemplos, con sueños proféticos que son mensajes, avisos o comunicados de Dios, tanto en el Antiguo como en el Nuevo Testamento. Valgan como ejemplo los sueños proféticos de San José, cuando se le avisa de que el Hijo que espera María es divino para que no la repudie ni la abandone, o cuando, gracias a otro sueño, se le avisa de que la familia debe huir a Egipto para evitar el cruel mandato del rey Herodes. Es un hecho capital, pues salva la vida de Jesús.

En todo caso, el cristianismo no se diferencia tanto del tratamiento que cualquier cultura antigua dio a los sueños: son algo sobrenatural, no una cuestión que interese a la Ciencia.

La teoría de los cuatro humores

Tanto los filósofos como los médicos de la antigüedad clásica sostenían la teoría de los cuatro humores o teoría humoral, según la cual el cuerpo humano se componía de cuatro sustancias o líquidos llamados humores, que debían estar en equilibrio para mantener la salud, no solo física, sino espiritual. Esos cuatro humores, a su vez, se relacionan con los cuatro elementos y se les aplicaba un carácter predeterminado:

- **Bilis negra**. Se rige por el elemento tierra y da lugar al carácter melancólico, más propenso a la depresión.
- **Bilis amarilla**. Su elemento es el fuego y da lugar al carácter colérico.
- **Flema.** Frío y húmedo como el agua, es el humor predominante en el carácter flemático, caracterizado por su indiferencia.
- **Sangre.** Se rige por el elemento aire y el carácter que le corresponde es el sanguíneo, más pasional.

TEORÍA DE LOS CUATRO HUMORES
CUATRO ELEMENTOS - CUATRO TEMPERAMENTOS

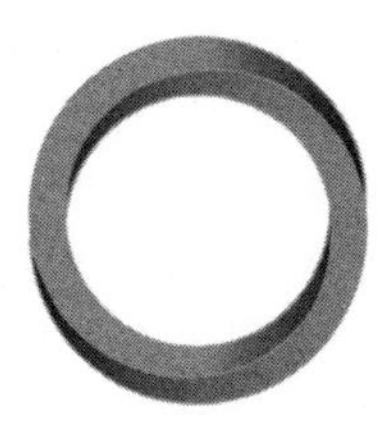

SANGRE
Aire
Temperamento
sanguíneo

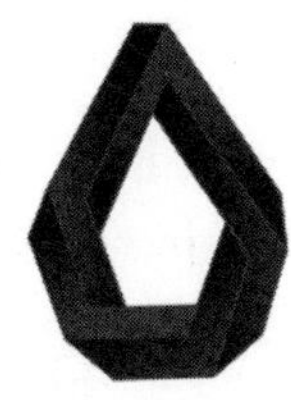

BILIS AMARILLA
Fuego
Temperamento
colérico

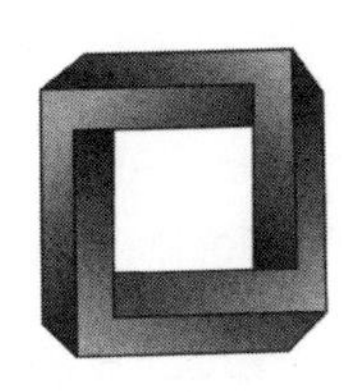

BILIS NEGRA
Tierra
Temperamento
melancólico

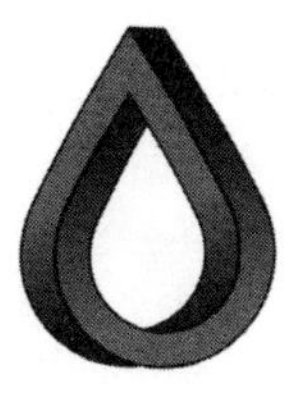

FLEMA
Agua
Temperamento
flemático

Los humores podían cambiar en función de la dieta alimentaria y otros factores y aunque todas las personas tenían más tendencia a uno que a otro, dando lugar a los distintos caracteres asociados, se consideraba que el desequilibrio grande entre ellos era el causante de la enfermedad. Las prácticas médicas como las sangrías venían dadas precisamente por esta teoría. Lo cierto es que el sueño tampoco se desligó de esta visión y casi todos los estudiosos relacionaron los sueños con la actividad sanguínea y con la temperatura de la misma.

Desde tiempos ancestrales

Hasta el siglo v a. C. no aparecieron las primeras teorías sobre el origen del sueño. Fue el médico y filósofo pitagórico Alcmeón de Crotona (510 a. C.) el encargado de elaborar la primera teoría sobre el sueño que conocemos. Alcmeón de Crotona ubicaba la memoria, el pensamiento y el sueño en el cerebro, indicando además que el sueño se produce cuando los vasos sanguíneos cerebrales están llenos, mientras que el despertar sucede cuando la sangre sale del cerebro.

Otro de los grandes sabios, el presocrático Empédocles de Akragas (que vivió entre el 490 y el 430 a. C.) pensaba sin embargo que el sueño se producía por culpa de un leve enfriamiento del elemento aire presente en la sangre, siendo por tanto la muerte el resultado de un enfriamiento total. Este pensamiento será apoyado posteriormente por otros pensadores, como Parménides (530 a. C.).

Para Hipócrates de Cos (460-370 a. C.), una de las figuras más destacadas de la historia de la medicina e incluso considerado el padre de la medicina occidental, la enfermedad era únicamente una alteración corporal sin relación divina. Aparte de conocer la utilidad de los derivados del opio, en su obra *Corpus Hippocraticum* hace numerosas referencias al sueño y también se refiere a la temperatura. Por ejemplo, Hipócrates cree que el sueño se debe al calentamiento de la sangre cuando fluye hacia el interior del cuerpo.

Lo que está claro es que, aparte de estos incipientes estudios con pretensiones médicas, en la Antigüedad la interpretación de los sueños era una práctica común y muchos adivinos sin base científica se dedicaban a esta labor y eran escuchados con devoción por el pueblo. Ya fuera en las calles, en las casas o en los templos, los llamados augures tenían un peso social importante. A partir del siglo IV, cuando el Cristianismo termina por imponerse en Europa, la interpretación

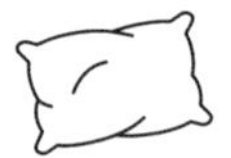

UN DATO MÁS

En la Edad Media casi todo el mundo dormía dos veces cada noche, en turnos de cuatro horas separados por una hora o dos de vigilia, dedicadas a las tareas de casa, leer, escribir, reflexionar o charlar. Además, se recomendaba tener relaciones sexuales durante ese periodo.

de los sueños se convierte en un tema pagano, como cualquier otra adivinación, y las autoridades eclesiásticas comienzan a vigilar y se determina que solo una élite privilegiada (reyes, santos, monjes) pueden recibir mensajes a través de los sueños; el resto, es cosa del demonio e incita al pecado.

Carácter sagrado

Por tanto, los tiempos avanzaron, pero no demasiado para la materia que nos ocupa, ya que durante la Edad Media, los monasterios cristianos recogieron gran parte de las enseñanzas clásicas que hemos visto, pero añadiéndolas un carácter sagrado. Es decir, se consideraba cualquier enfermedad como un castigo divino y de este modo, la medicina se apartó de toda observación racional. De ahí procede el oscurantismo de esta época en Europa y los estudios sobre el sueño no iban a ser diferentes.

Sin embargo, en el mundo islámico soplan aires distintos. Cuando el médico persa Avicena (980-1037) escribió su *Canon Medicinae,* les dedicó varios capítulos al sueño y a la vigilia. Como Avicena consideraba que el insomnio era muy perjudicial para el cuerpo, en sus anotaciones da varias normas de higiene de sueño, anticipándose a las medidas que se tratarían de implementar siglos después. Un avanzado a su tiempo.

A pesar del oscurantismo religioso de estos años, en pleno siglo XIII cabe destacar la figura de Arnau de Vilanova (1240-1310), que era un médico tan influyente como para ejercer de galeno de los reyes de la Corona de Aragón. En su obra *Regimen sanitatis ad inclitum regem Aragonum,* en el capitulo *«Del dormir y velar»* recomienda por ejemplo no dormir boca arriba para que «las superfluidades que suelen bajar al paladar y la nariz no vengan a dar al cerebro y ahoguen la memoria».

La llegada del racionalismo

A partir del siglo XVI, al entrar en un periodo más racional, un racionalismo incipiente llegará también al mundo de la medicina y, por ende, al mundo de los sueños, aunque muy levemente.

Figura importante y destacada de esta época es el médico italiano Santorio Sanctorious (1561-1636). Es conocido por ser uno de los primeros en introducir herramientas de medición y procedimientos experimentales como método científico. Así, estuvo registrando durante 30 años los cambios cíclicos de sus propias variables fisiológicas y sus observaciones están consideradas el inicio de la cronobiología. Como precursor del empirismo, por ejemplo, pesó y midió todo lo que comía o bebía y lo comparó con el peso de sus desechos llegando a conclusiones que eran producto de la observación.

Sin embargo, no debemos a la medicina en exclusiva el nacimiento del interés por el sueño, sino a otra ciencia: la botánica. No fue hasta llegar al pleno siglo de la Ilustración, el siglo XVIII, cuando el astrónomo francés Jean Jacques d'Ortus de Mairan (1678-1771), al observar que las hojas de la *Mimosa pudica* se mantenían extendidas durante el día y se retraían por la noche, descubriría unos ritmos biológicos, que posteriormente pasarían a llamarse ritmos circadianos, y la existencia de un reloj biológico intrínseco. Este sí que fue un paso importante en la ciencia del sueño que abrió realmente camino a las teorías actuales.

Por las mismas fechas, el descubrimiento del famoso botánico sueco Carolus Von Linneo (1707-1778) de que ciertas flores abren y cierran sus pétalos a diferentes horas del día permitiría diseñar relojes florales.

A partir de aquí fue cuando comenzamos a ser conscientes de que los ritmos biológicos que afectan a las plantas en realidad afectan a cualquier ser vivo y en los humanos se puede ver con mucha más claridad en los ritmos del sueño y la vigilia.

¡Se hizo la luz!

En el año 1879, Thomas Alva Edison (1847-1931) inventa la luz eléctrica. Este es quizá el dato más importante y crucial con respecto al sueño, pues a partir de esa fecha los seres humanos dejamos de regirnos exclusivamente por la luz diurna y la oscuridad nocturna y de pronto pudimos alterar nuestro ciclo de sueño, atrasar la hora de acostarnos, restringir el tiempo de sueño y abandonar parcial o totalmente la sincronización con la luz del día.

Este descubrimiento supondrá una gran revolución en la vida social, con los consiguientes beneficios, pero también con importantes trastornos. La luz eléctrica permitió que el día se extendiera a la noche, que las personas pudieran trabajar en horario nocturno... Pero al cambiar nuestro ritmo natural, el cuerpo y la mente reaccionaron generándose todo tipo de problemas.

Y, por supuesto, la Revolución Industrial y la luz eléctrica van inexorablemente unidas. Si bien la luz artificial permitió colonizar la noche, que dejó de ser insegura y peligrosa para convertirse en más tiempo para vivir, la mecanización supuso también convertirla en algo rentable. Esta es la razón por la cual el sueño se convirtió en un producto más al que sacarle partido.

El método científico

En los inicios del siglo XX la investigación mediante el método científico se convierte en una norma, lo que va a suponer un importante avance en la medicina.
Desde entonces, la cronobiología adquiere un nuevo empuje con experimentos que apoyan la existencia de un reloj biológico intrínseco. Nos referimos a las investigaciones del naturalista suizo Auguste Henri Forel (1848-1931) al descubrir observando a las abejas que poseen comportamientos repetidos cíclicamente. O los estudios del Premio Nobel Karl Von Frisch (1886-1992), al observar que las abejas

visitan las flores en ciertos momentos del día y que dicho comportamiento también se mantiene inalterable en condiciones artificiales. El estudio pormenorizado de estos animales sirvió de base para establecer paralelismos con el ser humano.

La cronobiología ya llevaba tiempo estudiando fenómenos cíclicos en los seres vivos, pero este fue el momento en el que se dio el salto hacia los ritmos biológicos de las personas y cómo influyen en la salud.

Importantes descubrimientos

En 1923, Constantin Von Economo (1876-1931) descubre que existe un centro regulador del sueño, se trata del hipotálamo anterior, y otro centro regulador de la vigilia, que es el hipotálamo posterior. Merced a estas investigaciones, Von Economo señaló que el sueño no es un fenómeno pasivo. No se trata únicamente de la ausencia de vigilia, es un fenómeno activo, ya que requiere que ciertas partes del cerebro funcionen para que se produzca el sueño. Las redes neuronales que permiten el sueño tienen que activarse, a la vez que las redes neuronales de la vigilia se quedan en reposo.

A partir de este descubrimiento los estudios sobre el sueño experimentan un auge significativo, dando lugar, a lo largo del siglo XX, a una serie de hitos fundamentales en este campo, como la teoría de un centro del sueño (Hans Berger, 1929), el descubrimiento del sueño REM (Aserinski y Kleitman, 1953) o la primera clasificación de los trastornos del sueño y del despertar (Kleitman, 1979).

Es decir, comienza a estudiarse con rigor científico algo tan importante como el sueño y se le da su propio espacio en los programas de salud.

CÓMO SE ORIGINA EL SUEÑO

Durante el siglo XIX y hasta la mitad del siglo XX, gracias al auge que experimenta el método científico, se producen varias teorías acerca de cómo se origina el sueño.

- **Teoría vascular:** en la que el sueño se genera debido a la congestión o por falta de sangre en el cerebro. Sin embargo, cuando se demostró que no había cambios de presión arterial en los vasos del cerebro de un durmiente, esta teoría dejó de tener vigencia.
- **Teoría neural o histológica:** según la cual las células nerviosas pueden modificar su estructura y su función dando lugar al sueño, que se producía por culpa de una interrupción de la comunicación intracelular
- **Teoría química o humoral:** aquí el sueño se produce por falta de oxígeno cerebral o por acumulación de sustancias tóxicas en el que el sueño cumplía una misión desintoxicante.
- **Teoría conductual:** el sueño es en realidad el resultado de un reflejo inhibitorio, debido a una disminución de la estimulación sensorial.

«Un sueño es tan real como el mundo físico. Los dos son proyecciones de nuestra conciencia. El mundo es un sueño que despierta».
Deepak Chopra

Las fases del sueño

Normalmente, una persona sana suele quedarse dormida a los 10 minutos de haber cerrado los ojos. Cuando eso ocurre, el ritmo cardiaco se ralentiza, la respiración se vuelve también más suave y, poco a poco, la musculatura se va aflojando. En unos pocos minutos, el sistema simpático cede el paso al sistema parasimpático. Entonces pasamos de la actividad a la relajación.

Ondas cerebrales

El cerebro funciona a base de ondas cerebrales. Dependiendo de cómo sean estaremos en vigilia o en sueño. Una vez dormidos, la actividad eléctrica irá variando según la fase de sueño en la que nos encontremos.

Las ondas cerebrales se clasifican en diferentes tipos según su frecuencia; es decir, el tiempo que pasa entre los momentos en los que muchas neuronas disparan señales eléctricas a la vez. Estos tipos de ondas cerebrales reciben en nombre de ondas Delta, ondas Theta, ondas Alfa, ondas Beta y ondas Gamma.

- Las **ondas Delta** son las que tienen mayor amplitud de onda; es decir, su frecuencia es muy baja. Son características de la fase de sueño profundo, aquella en la que raramente soñamos.

- Las **ondas Theta** son las que presentan una mayor amplitud de onda. Están asociadas a los estados de calma profunda, relajación e inmersión en los recuerdos y las fantasías, y también con la etapa de sueño REM, que es aquella en la que soñamos.

- Las **ondas Alfa** son un tipo de onda cerebral que presenta más frecuencia que las Theta, aunque sigue estando relacionada con los estados de relajación. No son propias del estado de sueño, pero sí de calma profunda, un paso intermedio.

- En las **ondas Beta** la actividad neuronal es intensa. Están relacionadas con acciones que requieren permanecer en un cierto estado de alerta y atención.

- Las **ondas Gamma** tienen mayor frecuencia y menor amplitud. Aparecen en estados de vigilia y su presencia está relacionada con la aparición de la consciencia, la ampliación del foco atencional y la gestión de la memoria.

El sueño no es uniforme

Aunque a priori pueda parecérnoslo, el sueño no es uniforme. A lo largo de la noche se producen entre cuatro y seis ciclos, con una duración de 90 a 110 minutos. En cada ciclo se alternan periodos prolongados de sueño profundo (NREM) con otros más ligero (REM). A medida que se va aproximando el momento de despertar, la etapa REM se hace más repetitiva, mientras que el sueño profundo (NREM) disminuye.

90 minutos esenciales

Los primeros 90 minutos de sueño son los más importantes a la hora de tener un sueño reparador, ya que la hormona del crecimiento, la somatotropina, se segrega precisamente durante este tiempo. Si durante esta fase no dormimos bien o se interrumpe el sueño, la segregación de la hormona del crecimiento no será la adecuada.

Aunque esta hormona es fundamental en el crecimiento de los niños, también es importante para los adultos, ya que favorece que las células se multipliquen, con el consiguiente rejuvenecimiento, y mejora nuestro metabolismo. Si estos primeros 90 minutos dormimos bien, nos levantaremos con energía y, además, no estaremos adormilados por la tarde.

Fase NREM (sin movimiento ocular rápido)

Esta fase supone el 75 % del tiempo de sueño total y consta de cuatro etapas:

- **Etapa 1 (adormecimiento):** apenas dura unos minutos. Nuestro sueño es muy ligero. Estamos entre dormidos y despiertos y podemos despertarnos fácilmente. Nuestros músculos pueden temblar, contraerse y soltarse rápidamente, pudiendo llegar a tener una sensación de caída o tropiezo. Nuestro sistema nervioso cambia de estar activo a completamente relajado. En esta etapa, los ojos se mueven lentamente. Las ondas cerebrales que predominan son la Alfa y la Theta.

- **Etapa 2 (sueño ligero):** comenzamos a estar inconscientes. La temperatura corporal desciende y nuestra presión arterial, respiración y frecuencia cardiaca comienzan a disminuir. Nuestro cuerpo se va desconectando lentamente de todo lo que le rodea. Se suceden etapas de gran actividad cerebral con otras de menor intensidad, por lo que es muy difícil que nos despertemos. El movimiento de ojos se detiene y las ondas cerebrales se vuelven más lentas. Dura entre 10 y 20 minutos.

- **Etapa 3 (transición):** nos acercamos al sueño profundo. Nuestro cuerpo está completamente relajado. En esta fase las ondas cerebrales predominantes son las Delta. Es donde generalmente se dan trastornos de sueño. Apenas dura dos o tres minutos.

- **Etapa 4:** dormimos profundamente y perdemos consciencia de lo que hay a nuestro alrededor. Durante esta etapa, también llamada *sueño de ondas lentas,* nuestro cuerpo se repara y crece, ya que liberamos la hormona del crecimiento. Se considera la más importante para nuestra salud. Las ondas cerebrales predominantes son las Theta. Esta etapa del sueño es fundamental para el aprendizaje y el desarrollo de la memoria. Con una duración aproximada de 15 a 30 minutos, en esta etapa puede aparecer el sonambulismo y la enuresis (mojar la cama).

Fase REM (con movimiento ocular rápido)

La que conocemos como fase REM, también llamada *sueño paradójico,* viene a durar solo unos 10 minutos. En esta fase, nuestros ojos se mueven rápidamente y nuestro cerebro vuelve a estar activo como si estuviéramos despiertos, pero seguimos dormidos.

ESQUEMA GENERAL DE LAS FASES DEL SUEÑO EN UN PACIENTE ESTÁNDAR

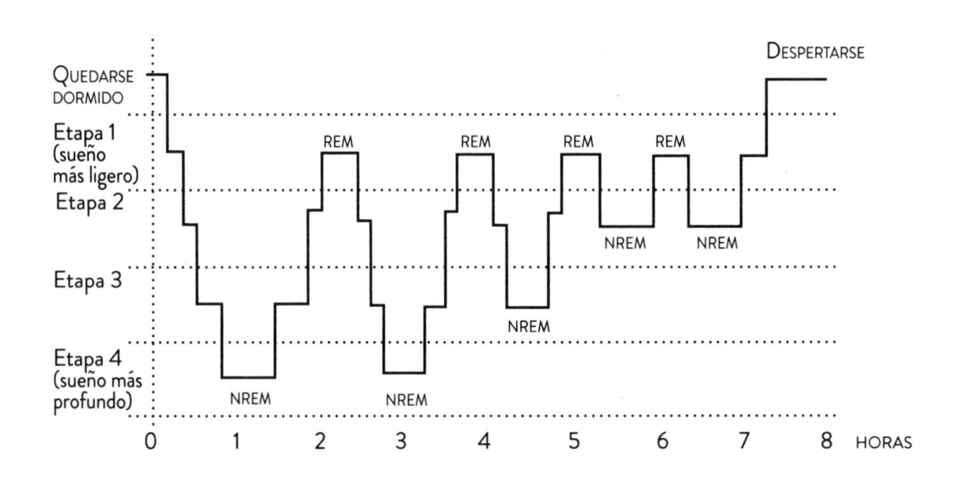

Además del movimiento rápido de los ojos, es característico que la frecuencia cardiaca fluctúa, así como la tensión arterial. Por otra parte, se incrementan las secreciones gástricas y la pérdida de tono muscular. Pero no solo se producen cambios físicos, también soñamos y procesamos nuestras emociones. Es la etapa del sueño más creativa. Nos ayuda a resolver problemas y afianza nuestro aprendizaje y memoria.

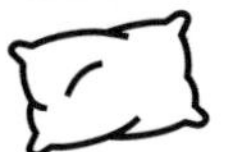

UN DATO MÁS

Después de cada ciclo de sueño se produce un brevísimo e imperceptible despertar de apenas 30 segundos en los niños y adultos. Sin embargo, en los más mayores este despertar puede durar entre dos y cinco minutos, por lo que lo notan más.

Efecto reparador

Mientras estamos durmiendo, el cuerpo entra en una fase que podríamos calificar de rehabilitación. Durante ese tiempo, se regeneran la piel, los músculos, la sangre y las células cerebrales. Por el contrario, podemos concluir que la falta de sueño produce el efecto contrario, con lo que eleva las sustancias en la sangre que son responsables del aumento de inflamaciones corporales que a su vez pueden derivar en un riesgo superior de infarto, cáncer, diabetes, diabetes, obesidad e hipertensión, entre otras enfermedades.

«Estamos hechos de la misma materia que los sueños
y nuestra pequeña vida termina durmiendo».
William Shakespeare

Los ritmos circadianos

Los seres humanos, al igual que el resto de los seres vivos que habitan la Tierra, actúan en consonancia con el planeta en el que viven. Como la vida en la Tierra varía a lo largo del día o de las estaciones, todos los organismos vivos se adaptan también a esas variaciones. Es decir, tenemos un reloj biológico que nos sincroniza de algún modo con el ritmo natural de luz y oscuridad.

Los ritmos circadianos son cambios físicos, mentales y conductuales que siguen un ciclo de 24 horas. Estos procesos naturales responden, principalmente, a la luz y la oscuridad, y afectan a todos los seres vivos.

El término circadiano, que significa «alrededor del día», proviene de la palabra latina *circa,* «alrededor de», y *dies,* «día». Básicamente, los ritmos circadianos son las variaciones periódicas que se producen en nuestro organismo, como la tensión arterial, la temperatura corporal o los niveles hormonales, a lo largo de 24 horas, el tiempo que tarda la Tierra en rotar alrededor del Sol.

El reloj principal

En la década de 1970 se descubrió un reloj endógeno interno o marcapasos, formado por dos núcleos supraquiasmáticos (SCN), ubicados en el hipotálamo. Cada uno de ellos se encuentra a un lado de la línea media del cuerpo, justo encima del punto donde se cruzan los nervios ópticos. Cada SCN está formado por unas 20 000 neuronas que generan una actividad eléctrica constante. Los SNC son el marcapasos circadiano.

Pero hay otro elemento esencial en este reloj interno o marcapasos. Se trata de la glándula pineal. Del tamaño de un guisante, esta glándula, que se encuentra en la parte superior del cerebro, desempeña un papel esencial en el control de los ritmos circadianos, pues suministra al organismo información temporal liberando diversos productos en el torrente sanguíneo en función de la hora del día como, por ejemplo, la melatonina.

RITMO CIRCADIANO

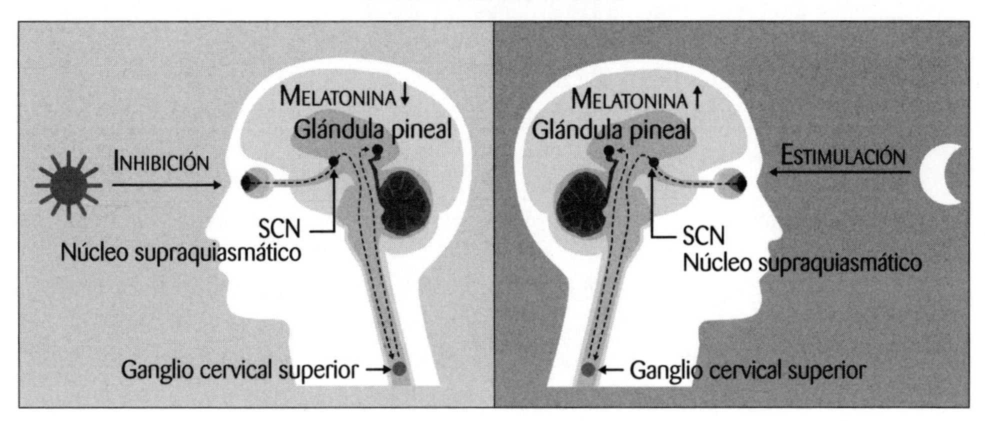

Señales horarias

Pero, ¿cómo se calibra ese reloj interno? El SCN utiliza una serie de señales horarias, llamadas *zeitgebers* (palabra alemana que significa «tiempo dado»). Aunque el *zeitgeber* más importante es la luz, también hay otros *zeitgebers* para la temperatura corporal, el ejercicio o comer.

Cuando no hay luz, nuestro cuerpo, en concreto la glándula pineal, produce una hormona llamada melatonina que nos induce a dormir. Pero cuando de nuevo la luz entra en nuestros ojos, la glándula pineal deja de producir melatonina. De esta manera, se alinean naturalmente los ciclos de sueño y de vigilia en nuestro cuerpo.

Picos y valles

Nuestro organismo tiene diversos ritmos biológicos que se desarrollan cíclicamente, regulando las funciones fisiológicas para que se repitan cada 24 horas. Durante este tiempo, nuestro ritmo circadiano tiene altos y bajos o, lo que es lo mismo, picos y valles. Generalmente, tenemos un pico de lucidez mental a las 10 de la mañana y otro antes de irnos a la cama. También se produce otro pico de lucidez mental por la tarde. Se le conoce como la «zona prohibida», porque irse a la cama en este momento hace que nos sea difícil conciliar el sueño.

Además, se producen dos bajones. Uno justo después de la comida del mediodía, conocido «caída después del almuerzo», y otro en las primeras horas de la mañana, al amanecer. El punto más bajo de la lucidez mental se produce durante las primeras horas de la mañana, cuando estaríamos en la fase más profunda del sueño.

Sueño y vigilia

Los ciclos de luz/oscuridad nos sincronizan con la rotación de la Tierra, mientras que los cambios estacionales van asociados al giro de la Tierra alrededor del Sol. Nuestro organismo capta esas señales y las procesa en el cerebro, en el núcleo supraquiasmático (SCN), que da las órdenes al resto del cuerpo para que funcione equilibradamente. Así, al sincronizarse nuestro cuerpo con la Tierra, tenemos sueño o hambre a determinadas horas del día.

El ritmo circadiano del sueño, que marca la transición entre sueño y vigilia, está asociado a los estímulos de la luz. Si nuestro ritmo circadiano es normal, cuando el día comience a oscurecer, nuestro cuerpo irá aumentando su temperatura corporal y segregando melatonina. Empezaremos a sentir somnolencia. Ha llegado la hora de irnos a la cama.

Sin embargo, al volver la luz de la mañana nuestros niveles de melatonina caerán y nos despertaremos. Es el periodo de la vigilia. Después de comer se origina un pequeño aumento de nuestra temperatura corporal y también de la melatonina que puede producirnos somnolencia. Razón por la que muchas personas necesitan echarse una siesta.

Presión del sueño

El ritmo circadiano de 24 horas es el primero de los dos factores que determinan la vigilia y el sueño. El otro es la presión del sueño. Una sustancia química llamada adenosina se va acumulando en nuestro cerebro y con cada minuto que estemos despiertos irá aumentando. En definitiva, cuanto más tiempo estemos despiertos, más adenosina se acumulará en nuestro cerebro. Este aumento tendrá como consecuencia que cada vez tengamos más ganas de dormir. Es lo que se conoce como presión del sueño. Y cuando las concentraciones alcancen el pico máximo, sentiremos una irresistible necesidad de dormir. Solo una sustancia, la cafeína, el estimulante psicoactivo más utilizado, será capaz, al menos durante un tiempo, de frenar la presión del sueño.

Desincronización de los ritmos circadianos

Además del reloj principal, tenemos relojes periféricos distribuidos por todo el cuerpo (corazón, pulmones, páncreas, riñones), que están sincronizados con el principal a través de señales hormonales y neuronales. Estos relojes conforman

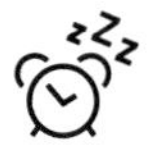

LOS RITMOS BIOLÓGICOS

Los ritmos biológicos son una serie de cambios fisiológicos marcados en función de la frecuencia con la que suceden. Teniendo el día como unidad de tiempo:

- **Ritmos ultradianos:** un periodo inferior a 20 horas.
- **Ritmos circadianos:** un periodo entre 20 y 28 horas.
- **Ritmos infradianos:** periodos superiores a 28 horas.

nuestro sistema circadiano, responsable de controlar el funcionamiento de cada proceso corporal, incluido el sueño.

Los cambios en el cuerpo y los factores ambientales pueden hacer que los ritmos circadianos y el ciclo natural luz-oscuridad no estén sincronizados. Por ejemplo, las mutaciones o los cambios en ciertos genes pueden afectar los relojes biológicos, al igual que el desajuste horario o el trabajo por turnos cambia el ciclo luz-oscuridad. Por otro lado, la luz de los dispositivos electrónicos en la noche puede confundir los relojes biológicos.

Para que nuestro cuerpo goce de una salud óptima, la sincronización, el ritmo y el hábito son fundamentales. Necesitamos la luz del sol durante el día para estar alerta y activos, y la oscuridad para preparar nuestro sueño, recuperación y reparación. La clave para un sueño saludable y unos ritmos circadianos sincronizados radica en la exposición diaria a la luz y la oscuridad, de manera estable y programada regularmente.

Como explica el Dr. Steven Lockley, profesor asociado de medicina de la Escuela de Medicina de Harvard: «Necesitamos hacer las cosas en el momento adecuado; por ejemplo, comer durante el día cuando nuestra eficiencia metabólica es óptima y no por la noche cuando el cerebro está promoviendo el sueño y el ayuno».

El gen regulador

En 2017, los investigadores Jeffrey C. Hall, Michael Rosbash y Michael W. Young fueron galardonados con el Premio Nobel por su investigación sobre los ritmos circadianos. Al estudiar las moscas de la fruta, cuya composición genética es muy parecida a la de los seres humanos, aislaron un gen que ayuda a controlar el reloj interno del cuerpo. Los científicos mostraron que dicho gen elabora una proteína que se acumula en las células durante la noche y que luego se descompone durante el día. Este proceso puede afectar al sueño y a la agudeza del funcionamiento cerebral.

«Piensa por la mañana, obra al mediodía, come por la tarde
y duerme por la noche».
William Blake

La influencia de las hormonas

Nuestro cuerpo dispone de una farmacia interna muy eficaz, pues está provista de una serie de neuroquímicos naturales, como son el cortisol, la melatonina o la serotonina. Todas ellas cumplen una función esencial en la regulación del ciclo diario de sueño-vigilia. En concreto, el cortisol y la melatonina son las hormonas que regulan el ciclo de sueño y vigilia. La melatonina es la que nos induce a un sueño profundo, y el cortisol, por el contrario, es el encargado de despertarnos y de mantenernos activos durante todo el día. Es comprensible por tanto que, a medida que aumentan los niveles de melatonina, disminuyen paralelamente los niveles de cortisol y viceversa, dando lugar a un estado de somnolencia o de actividad en función de esa variación.

Melatonina, la hormona del sueño

Se la ha llamado también también «hormona de la oscuridad» e incluso «hormona vampiro», pero la melatonina no tiene nada de aterrador; al contrario, es la que nos ayuda a regular el ritmo circadiano de nuestro cuerpo. Su acción comienza a liberarse al atardecer, al mismo tiempo en que la luz del día empieza a disminuir: es la señal que el cerebro necesita para saber que se aproxima el periodo de descanso y esto es así desde la Prehistoria

Junto a la melatonina pineal, que se produce, como su nombre indica, en la glándula pineal y está relacionada con el sueño, la melatonina también se sintetiza en la mayoría de órganos y tejidos del organismo, produciendo un efecto antioxidante y antiinflamatorio.

La producción de la melatonina que se produce en la glándula pineal sigue un ritmo de 24 horas; es decir, un día, porque está sincronizado con ese ciclo de luz y oscuridad del que hemos hablado al principio. El proceso es el siguiente: cuando el nervio óptico detecta la disminución de la luz natural porque empieza a atardecer, envía un mensaje al hipotálamo, que es quien desencadena la liberación de la melatonina, lo que nos ayudará a relajarnos. Poco a poco, no es un proceso especialmente veloz, comenzaremos a sentirnos somnolientos y tendremos ganas de irnos a dormir.

Aunque la producción de melatonina alcanza un pico máximo entre las 2:00 y las 4:00 horas de la mañana, no todos tenemos el mismo ritmo circadiano de la melatonina.

Alondra, búho o colibrí

Veamos esas variaciones horarias. Básicamente, se puede hablar de tres tipos de cronotipos humanos que van en función de la hora en la que se produce el nivel máximo de melatonina y que son los siguientes:

- **El cronotipo matutino o «alondra».** Este modelo se corresponde con una persona que necesita irse a dormir bastante pronto y que siempre se siente mucho más activa y productiva durante las primeras horas de la mañana, aunque se va apagando por la tarde. Generalmente duerme entre las 22:00 y las 06:00 y su pico de melatonina se produce en la medianoche. En este cronotipo podríamos situar al 25 % del total de la población.

- El **cronotipo vespertino o «búho»**. Son personas en las que, por el contrario, el pico de melatonina tiene lugar alrededor de las 6:00 horas. Es decir, se corresponde a las personas que rinden mucho mejor por la noche, pero que duermen hasta tarde por la mañana. Su horario predilecto para dormir se sitúa entre las 3:00 a las 11:00 horas. A este segundo cronotipo pertenece otro 25 % del total de la población.

- El **cronotipo intermedio o «colibrí»**. Este es el cronotipo más numeroso, ya que está integrado por el 50 % de la población restante. En este grupo el pico de melatonina se da sobre las 3:00 horas y su horario nocturno se sitúa entre las 00:00 y las 08:00 horas. Puede decirse que es un grupo un poco más neutro que los otros dos.

Sueño y hormona del crecimiento

Mientras dormimos aumenta la secreción de la hormona del crecimiento, por lo que tener un buen descanso es esencial fundamentalmente durante el periodo de la niñez y adolescencia.

El aumento de la secreción sucede en la fase NREM del sueño, es decir, durante el periodo de sueño profundo, cuando la glándula hipófisis anterior sintetiza la hormona de crecimiento GH (*Growth Hormone*), también conocida con el nombre de hormona somatotrópica.

El pico de liberación máximo de la hormona del crecimiento se produce entre una y dos horas después del inicio del sueño nocturno. Esta hormona puede liberarse también incluso durante la siesta, en el periodo de fase NREM, aunque esta sea más corta.

Cortisol, la hormona de la acción

Es también conocida como la «hormona de la lucha o de la huida», porque el cortisol es la hormona que ofrece una respuesta al estrés desde nuestro propio cuerpo. La hormona está producida por las glándulas suprarrenales y cumple una función muy importante en la regulación del metabolismo y la reducción de la inflamación.

El nivel de cortisol está determinado por el ritmo circadiano, de manera que los niveles en sangre de esta hormona no son fijos, sino que pueden variar a lo largo del día y de la noche.

De manera general, podemos decir que los niveles de cortisol están en su nivel más bajo durante la noche, cuando nos vamos a dormir, por eso es tan importante que

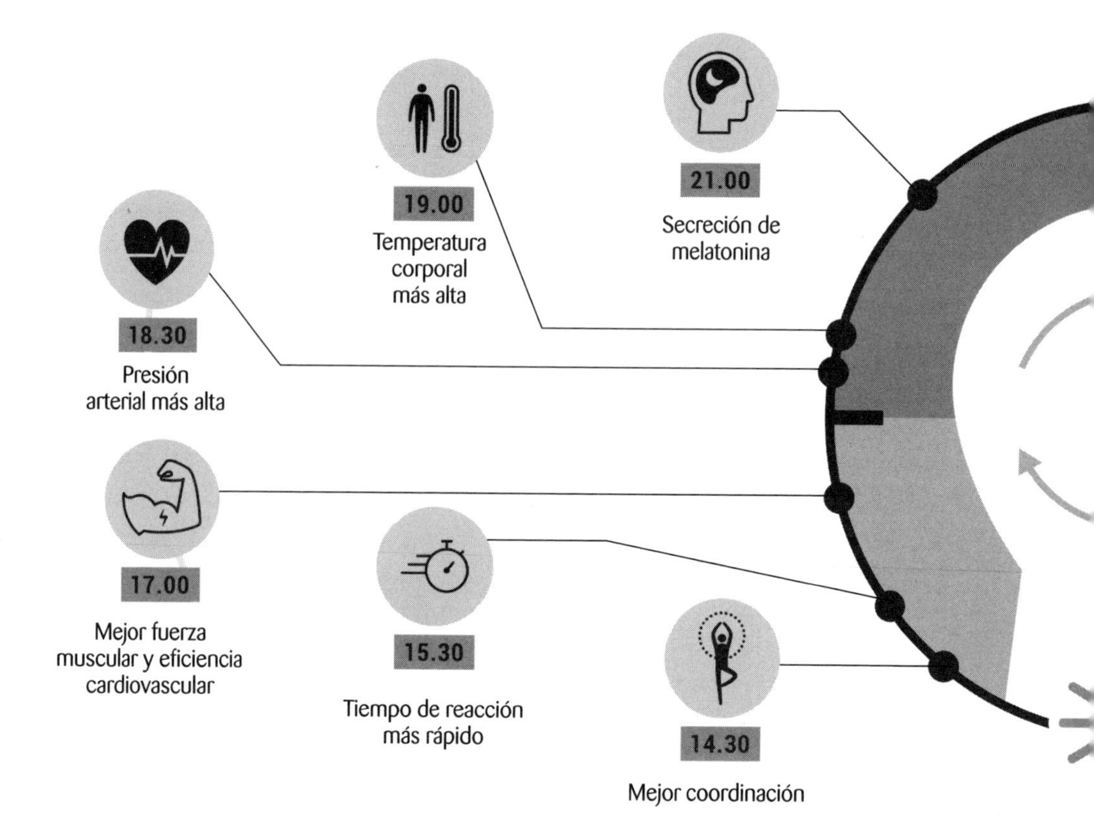

durante el día gastemos los niveles de cortisol mediante la actividad y el ejercicio físico, para que no nos impidan dormir bien. En caso contrario pueden aparecer trastornos del sueño de los que hablaremos más adelante.

Por contraposición, antes del amanecer se produce en el organismo el nivel más alto de cortisol. Este pico es el que nos ayudará a despertarnos. Nuestro cuerpo se prepara para estar plenamente activo cuando nos levantemos.

Alteraciones del ritmo melatonina/cortisol

Sin embargo, el equilibrio entre la melatonina y el cortisol es muy frágil, hasta el punto de que pequeños desajustes internos o externos pueden provocar alteraciones muy importantes en las personas.

El estrés es un factor que provoca que los niveles de cortisol se disparen y al reducir en consecuencia la producción de melatonina nos costará conciliar el sueño.

Junto al estrés, el abuso de bebidas excitantes o que contengan cafeína, ciertos fármacos y la contaminación lumínica y electromagnética en la que vivimos inmersos dan lugar a la «tormenta perfecta» a la hora de irse a descansar. Dormir bien se convierte en una carrera de obstáculos.

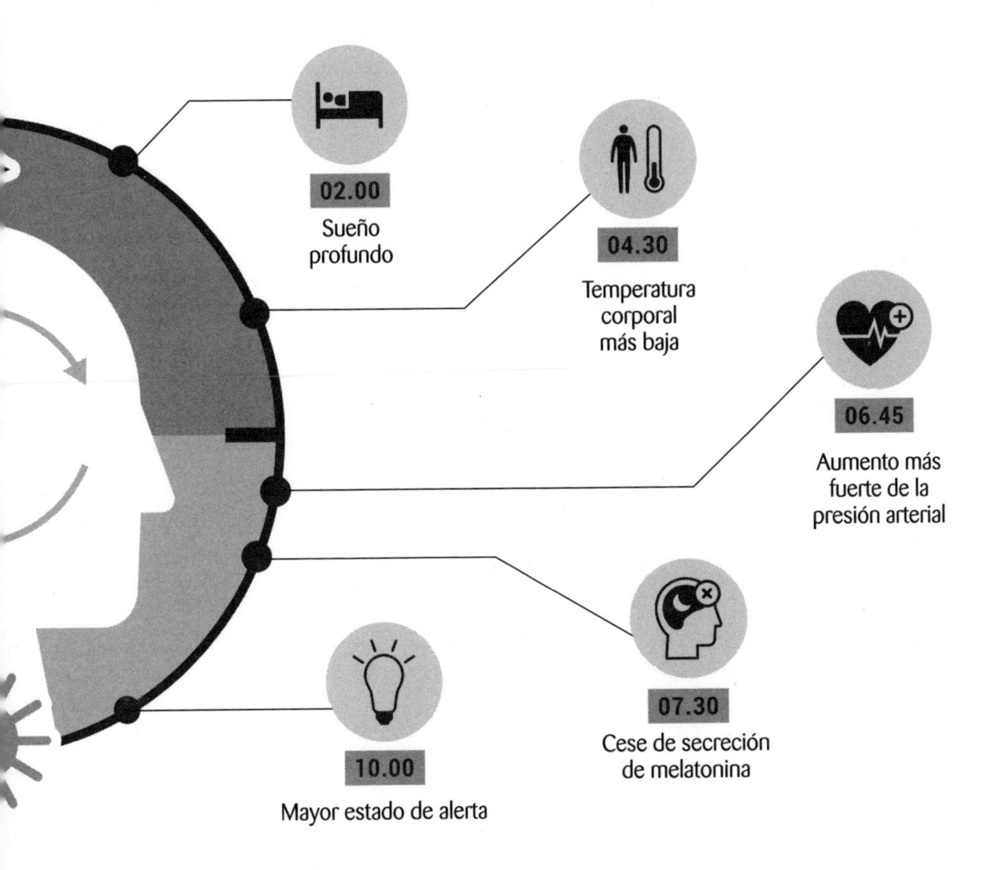

Cantidad o calidad

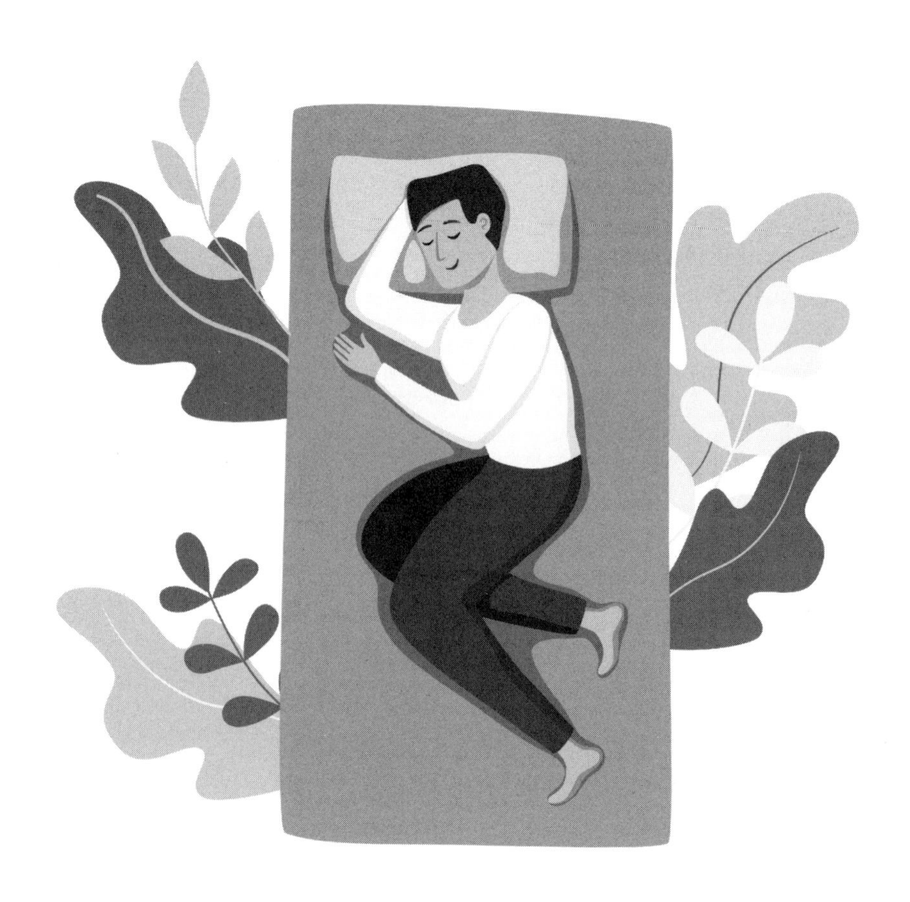

«El que quiera medrar, levántese a las cinco;
el que ha medrado puede dormir hasta las siete;
el que no tiene ambición de medrar puede dormir hasta las once».
Gabriel Harvey

Cuánto tiempo necesitamos dormir

Aunque la cantidad de horas de sueño varía según la persona y la edad, la Organización Mundial de la Salud (OMS) recomienda descansar al menos seis horas diarias. Pero un correcto descanso nocturno no solo está determinado por el número de horas de sueño, sino también por la calidad del mismo.

Dormir lo suficiente es esencial, pero además es necesario dormir bien. Es decir, debemos tener un sueño reparador para que al levantarnos nos sintamos descansados, frescos y llenos de energía. En definitiva, el sueño nocturno nos tiene que permitir estar operativos durante todo el día sin necesidad de estimulantes como café o bebidas energizantes.

Dormir para descansar y recuperarse

El sueño es un periodo fisiológico de reposo que permite al cuerpo y a la mente descansar y restablecerse. Teniendo en cuenta que el ser humano emplea un tercio de su existencia en dormir, es evidente que si surgen problemas durante el sueño los efectos negativos en el organismo no tardarán en aparecer.

Actualmente, nadie pone en duda que dormir poco es perjudicial para la salud. Dormir es un placer, pero sobre todo es una necesidad. La falta de sueño reparador reduce los reflejos y la capacidad de concentración. Además de fatiga, cansancio y excesiva somnolencia diurna, la falta crónica de sueño produce cambios metabólicos, endocrinos e inmunológicos importantes. Cada vez hay más evidencia científica de que la falta de sueño deriva en intolerancia a la glucosa y diabetes, incremento de la actividad del sistema nervioso simpático e hipertensión o reducción en la secreción de leptina y obesidad.

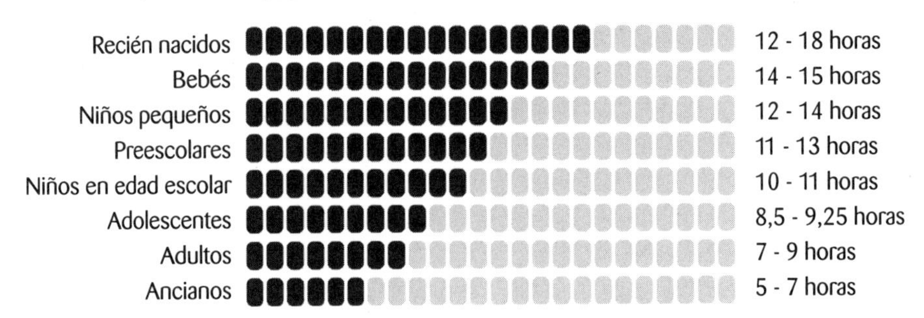

Horas de sueño según la edad

Los seres humanos somos diurnos por naturaleza. Por eso, estamos activos durante el día y descansamos por la noche. En esta sincronización desempeñan un papel importante la luz solar, la oscuridad, la temperatura y el ruido.

Mientras que la luz solar nos activa, la oscuridad reduce nuestro nivel de estimulación visual. De igual manera, con la llegada de la noche, los ruidos poco a poco van disminuyendo y, por consiguiente, también disminuye nuestra actividad cerebral.

Un proceso similar se produce con la bajada de la temperatura al anochecer. El impacto fisiológico que esta disminución ejerce sobre nuestro cuerpo hace que nos preparemos para dormir, tal como miles de años atrás hacia el hombre de las cavernas.

Dormir poco no significa ser insomne o dormir mal. Aunque existen distintos patrones de sueño según el metabolismo, la edad y la propia genética de cada individuo, lo cierto es que algunas personas necesitan dormir más y otras menos. La cantidad de horas es una cuestión individual. Por ejemplo, a Thomas Edison le valía tan solo con dormir cuatro horas mientas que Albert Einstein necesitaba dormir 10. También es evidente que no duerme lo mismo un recién nacido que una persona de 70 años.

- **Recién nacidos (0-3 meses):** lo ideal es que duerman entre 14 y 17 horas al día, pero también es aceptable entre 11 y 13 horas. No es aconsejable que duerman más de18 horas.

- **Bebés (4-11 meses):** se recomienda que duerman de 12 a 15 horas diarias. Entre 11 y 13 horas tampoco hay ningún problema, pero nunca más de 16 o 18 horas.

- **Niños pequeños (1-2 años):** se aconseja que descansen entre 11 y 14 horas. No es recomendable que duerman menos de nueve horas, ni tampoco más de 15.

- **Niños en edad preescolar (3-5 años):** entre 10-13 horas sería lo idóneo. Menos que siete y más de 12 no sería aconsejable.

- **Niños en edad escolar (6-13 años):** lo recomendable sería dormir entre nueve y 11 horas diarias.

- **Adolescentes (14-17 años):** alrededor de 10 horas.

- **Adultos jóvenes (18 a 25 años):** entre siete y nueve horas al día. No menos de seis ni más de 10.

- **Adultos (26-64 años):** lo ideal sería dormir entre siete y nueve horas.

- **Adultos mayores (de 65 años):** descansar entre siete y ocho horas al día es lo más saludable, teniendo en cuenta alguna que otra siesta o cabezadita.

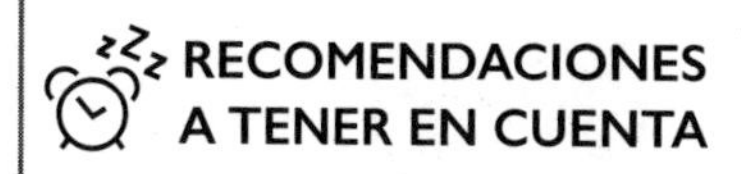

Según la Sociedad Española del Sueño (SES), es importante:

- Promocionar los buenos hábitos y la higiene del sueño desde las consultas de atención primaria y desde las unidades de sueño.
- Dormir las horas necesarias recomendadas para cada etapa vital.
- Mantenerse dentro de los límites recomendados: tanto el exceso como la privación de sueño son perjudiciales para el sistema metabólico, endocrino e inmunológico.
- Desarrollar estrategias para mejorar el sueño de las personas mayores: horarios regulares, mayor exposición a la luz solar, incremento de la actividad física durante el día y administración de suplementos de melatonina, siempre bajo criterio médico.

Perfectos durmiendo poco

Aunque la mayoría de las personas necesitan dormir ocho horas para estar en forma física y mentalmente, lo cierto es que algunos individuos con solo cuatro horas de sueño se encuentran perfectamente al despertar, como ha sido el caso de muchos personajes ilustres.

Para el primer ministro británico Winston Churchill las siestas eran tan importantes que tenía una cama en el Parlamento. Durante el tiempo de descanso, además de dormir, desarrollaba mentalmente todos sus proyectos. Churchill dormía de 3:00 a.m. a 8:00 a.m. y de 4:30 p.m. a 6:30 p.m.

Por el contrario, el científico Thomas Edison consideraba que dormir era una pérdida de tiempo, por lo que dormía lo menos posible. Desarrollaba un ciclo de sueño polifásico, durmiendo siestas de media hora cada cuatro horas.

Leonardo Da Vinci seguía un ciclo de sueño todavía más polifásico que el de Edison. Practicaba el «ciclo de Uberman», que consiste en descansar 20 minutos cada cuatro horas.

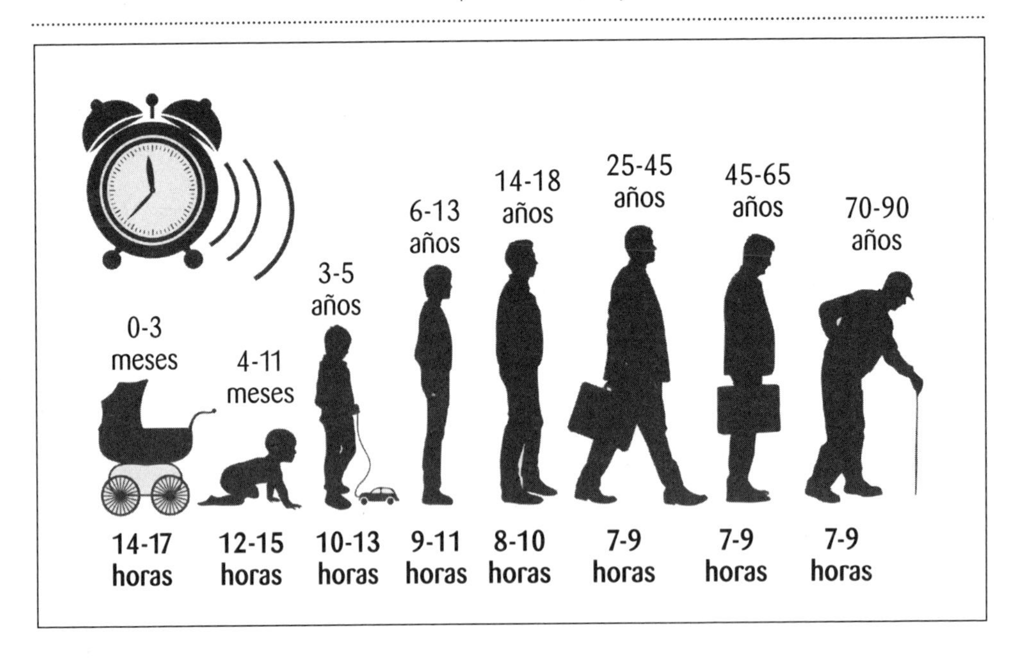

No cabe duda que la adicción al café que tenía Voltaire desempeñó un papel muy importante en las pocas horas que dormía. Se entiende que tan solo durmiera cuatro horas si tenemos en cuenta que tomaba 40 tazas de café al día.

El ex presidente de Estados Unidos Donald Trump solo duerme tres horas. No es que tenga problemas de insomnio. Esta drástica reducción de las horas de sueño la pone en práctica deliberadamente, según ha argumentado en más de una ocasión, para tener ventaja sobre sus opositores. No entiende cómo alguien que duerme más puede competir contra los que duermen menos.

Pero, sin duda, el caso más impactante es el del ex mandatario italiano Silvio Berlusconi. Apenas duerme entre dos y tres horas y sigue manteniéndose en forma pese a su avanzada edad.

Por tanto, las horas de sueño no deben obsesionarnos demasiado, ya que cada persona presenta unas características.

«Sin saltos de imaginación o sueños, perdemos la emoción de las posibilidades. Soñar, después de todo, es una forma de planificar el futuro».
Gloria Steinem

Verdades y mentiras sobre el sueño

Bulos, mentiras y desinformaciones en torno al sueño es algo que se ha ido desarrollando a lo largo del tiempo con una serie de mitos que han sido avalados poco o nada por investigaciones científicas. Lo cierto es que muchos de los conocimientos que tenemos sobre el sueño no son ciertos, por lo que sería conveniente olvidarnos de ellos si queremos disfrutar de un descanso verdaderamente saludable y reparador.

Vamos a ver una por una las principales afirmaciones con respecto al sueño, con una explicación que zanje de una vez por todas si son realidades científicas o bulos sin ningún tipo de fundamento.

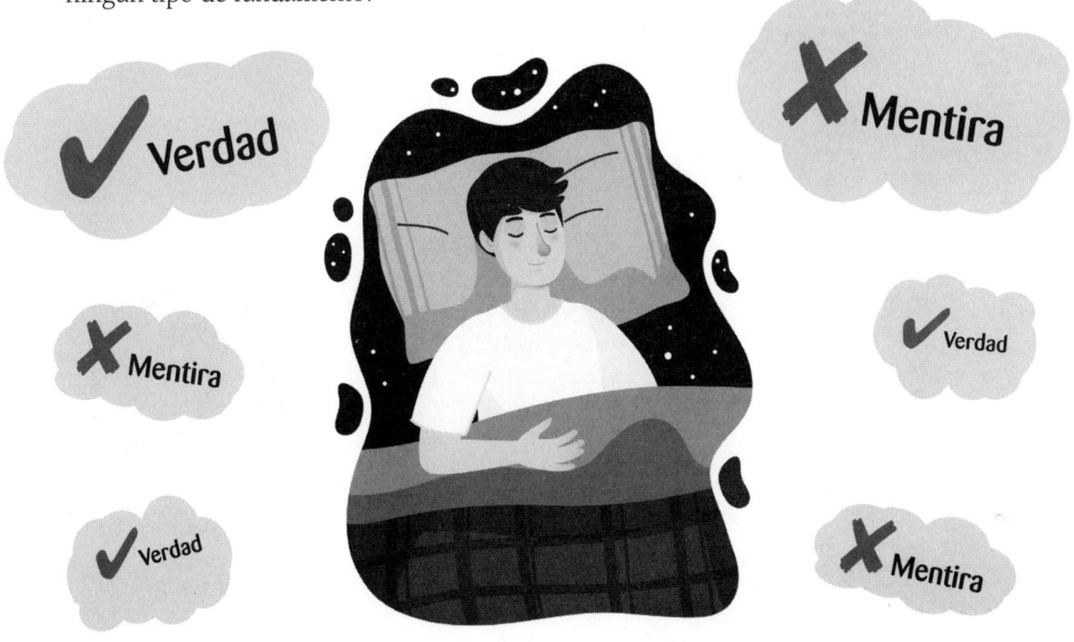

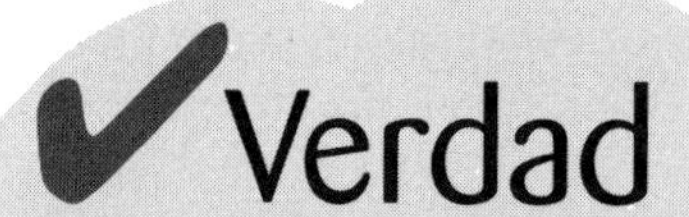

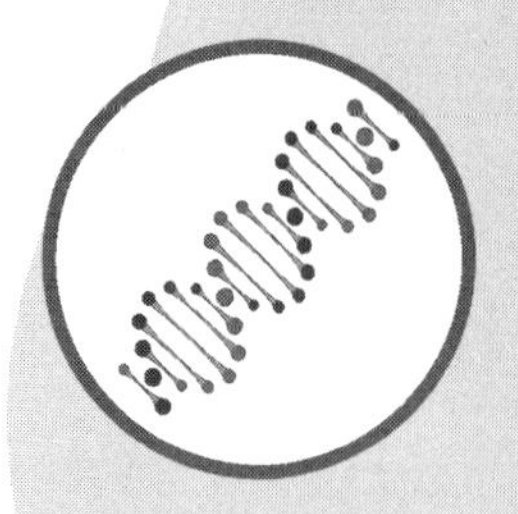

El sueño depende de factores genéticos

Tanto el sueño, como algunos trastornos del mismo, tienen un componente genético o hereditario. Recientes investigaciones también han dejado claro la influencia de los genes en ser más o menos dormilón.

Mejor dormir del lado izquierdo

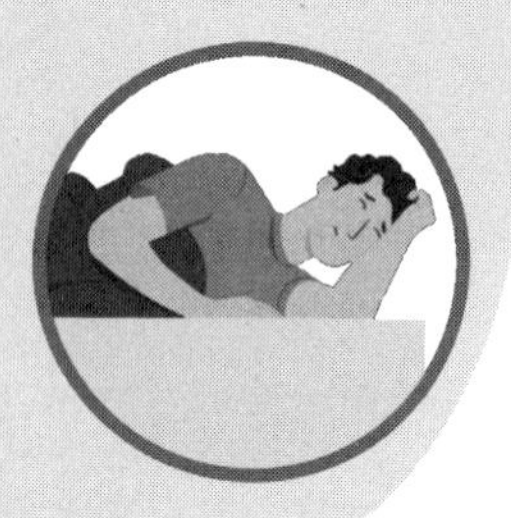

Aunque cada persona tiene sus preferencias, dormir del lado izquierdo es la posición más saludable para la alineación y el descanso del cuerpo. Además, esta postura reduce los ronquidos, alivia el reflujo gástrico y potencia el drenaje linfático.

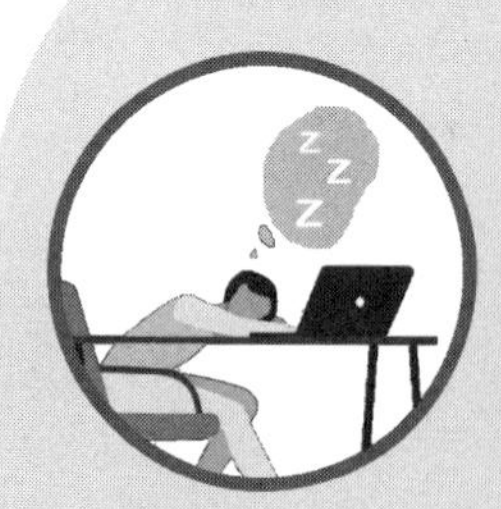

Dormirse en cualquier parte es saludable

Dormirse en el coche, en el tren, en el avión o en cualquier parte no es una señal de que estemos bien descansados. Al contrario. Si nos dormimos instantáneamente en cualquier lugar, es señal de que no estamos durmiendo lo suficiente. Lo cierto es que nuestro cuerpo está tan agotado que aprovecha cualquier momento para descansar.

Mejor quedarse en la cama si no dormimos

Lo habitual es que a la gente que no tiene problemas para dormirse le cueste unos 15 minutos conciliar el sueño. Si llevamos más tiempo intentándolo sin éxito, lo mejor es levantarse de la cama, cambiar de ambiente y hacer algo que no requiera mucha concentración.

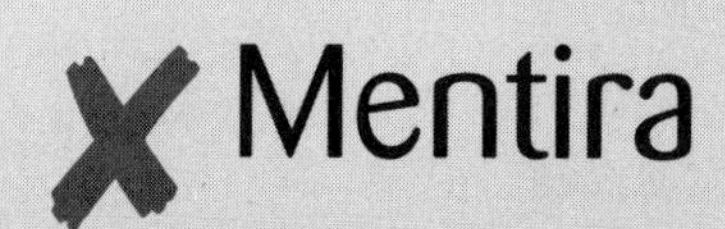

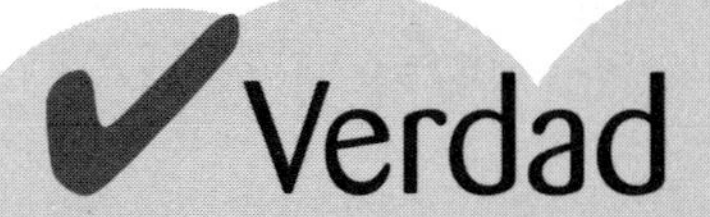

Verdad

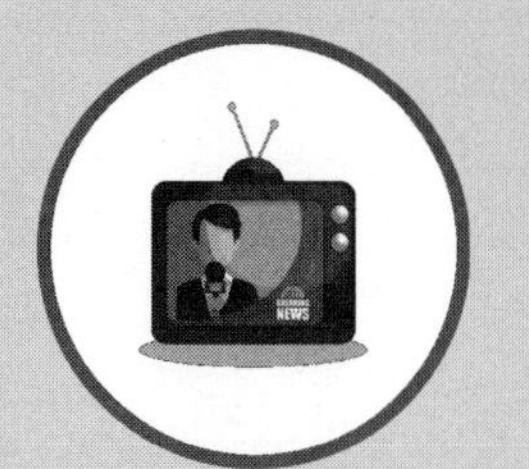

Ver la televisión en la cama causa insomnio

Tumbarse en la cama y ver algún programa, como las noticias de la noche o una película en la televisión, puede ocasionarnos insomnio. A la hora de dormir, no es aconsejable añadir más estrés del que arrastramos durante todo el día.

Por otro lado, la luz emitida por las pantallas del móvil, la tableta, el ordenador o la televisión reduce el nivel de melatonina que produce el cuerpo, haciendo que sea más difícil quedarse dormido. Lo más apropiado para disfrutar de un buen descanso es apagar la luz y relajarnos.

Dormimos peor cuando hay Luna llena

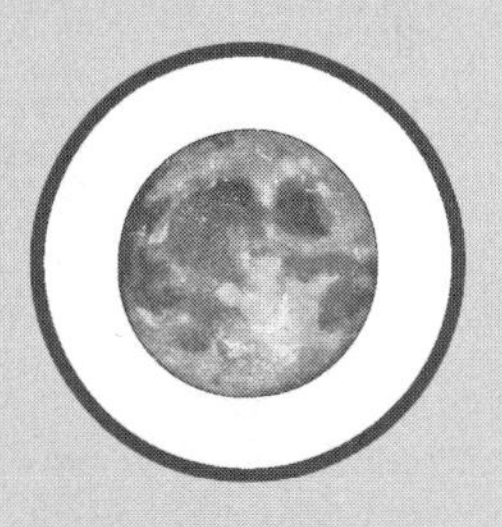

Científicos de la Universidad de Basilea (Suiza) han demostrado que los ciclos lunares y los comportamientos del sueño humano están conectados. Los resultados, publicados en la revista *Current Biology*, sugieren que, aún hoy, a pesar de las comodidades actuales, los seres humanos todavía responden a los ritmos geofísicos de la Luna. La calidad de nuestro sueño varía según la posición de la Luna y empeora en periodo de Luna llena. Es decir, los biorritmos humanos se adaptan al ritmo astronómico.

Alrededor de la Luna llena, la actividad cerebral en las áreas relacionadas con el sueño profundo desciende, las personas tardamos más en conciliar el sueño y, en general, dormimos menos.

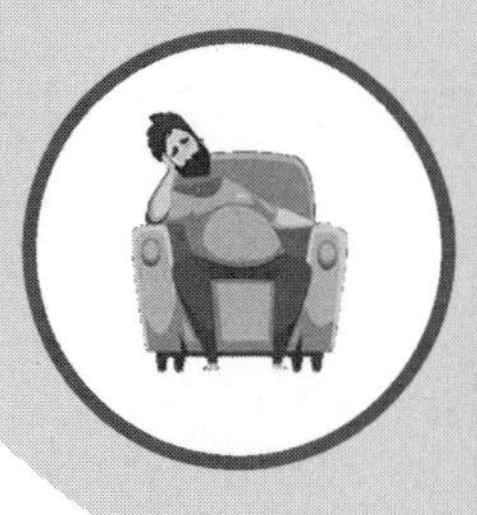

Dormir la siesta es bueno

Un estudio de la Universidad de Berkeley asegura que dormir la siesta nos hace rendir más por la tarde, además de aumentar nuestra capacidad de aprendizaje. Pero no deben ser siestas superiores a media hora, ya que dificultarían el sueño nocturno.

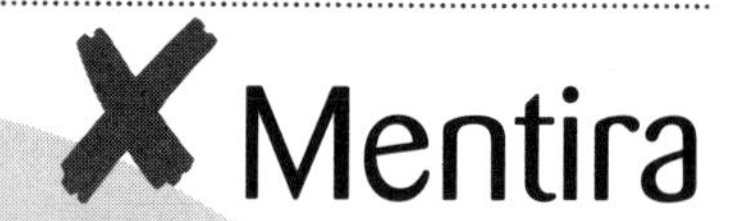

El alcohol ayuda a dormir

Aunque el alcohol suele producir un efecto relajante, lejos de ayudarnos a dormir produce el efecto contrario, ya que interrumpe los ciclos normales del sueño y reduce la fase REM, la encargada de que tengamos un buen descanso y también un buen despertar. En esta fase se produce una completa relajación muscular y tienen lugar la mayor parte de los sueños, indispensables para reparar y reorganizar nuestro cerebro.

Además, el alcohol también aumenta la probabilidad de que ronquemos y, por tanto, de sufrir apneas del sueño. Si bebemos, lo aconsejable es tomar la última copa una hora y media o dos horas antes de irnos a la cama. De esta forma, la concentración de alcohol será menor.

Roncar es inofensivo

Si bien todas las personas roncamos de vez en cuando –alrededor del 57 % de los hombres y el 40 % de las mujeres roncan– sin consecuencias graves para nuestra salud, hay casos en los que puede suponer un problema crónico o indicar una enfermedad grave, como cuando el ronquido es muy fuerte y va seguido de un periodo de silencio en el que la respiración puede llegar a detenerse. Entonces podría tratarse de la apnea obstructiva del sueño, un trastorno grave.

Aunque no existe una solución mágica para dejar de roncar, sí hay un factor que incide en el ronquido: la obesidad. La acumulación de grasa en la zona del cuello y en el abdomen dificultan la respiración, por lo que es aconsejable mantenerse lo más cerca posible del peso correcto.

La falta de sueño se recupera durmiendo un par de días

En el sueño es igual de importante la cantidad que la calidad. Lo que llamamos cansancio crónico no es producto de una sola noche sin dormir, sino de dormir poco entre semana, de manera habitual. Como durante el sueño el cuerpo lleva a cabo numerosos procesos de restauración y reajuste, el patrón de sueño diario es importante. Si durante el fin de semana dormimos más horas pensando que así recuperaremos sueño, en realidad estaremos alterando nuestro reloj circadiano y reforzando nuestro patrón de falta de sueño crónico.

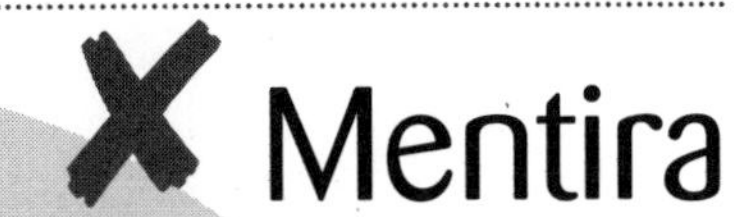

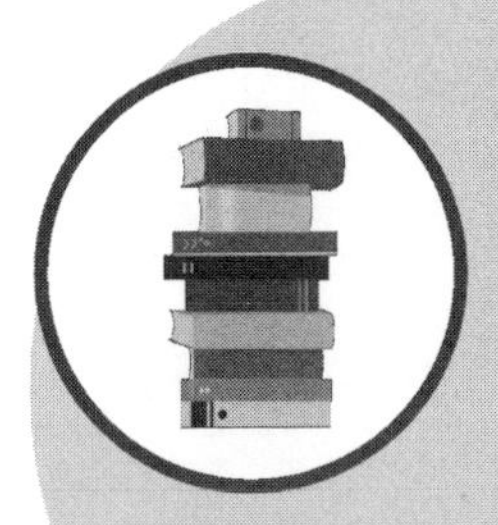

Aprender mientras dormimos

Aunque perdemos la conciencia mientras dormimos, nuestro encéfalo permanece activo. Según la psicóloga Susanne Diekelmann, dormir estabiliza los recuerdos y los integra en una red de memoria a largo plazo, lo que hace que no se estanquen en el pasado, sino que podamos recuperarlos en el momento oportuno y utilizarlos en el futuro.

Si bien durante el descanso se fijan los conocimientos que hemos adquirido durante el día, eso no significa que nuestra mente pueda asimilar nuevos conocimientos mientras dormimos porque nuestro cerebro ya está suficientemente ocupado procesando lo que hemos aprendido a lo largo de la jornada.

Las personas mayores necesitan dormir menos

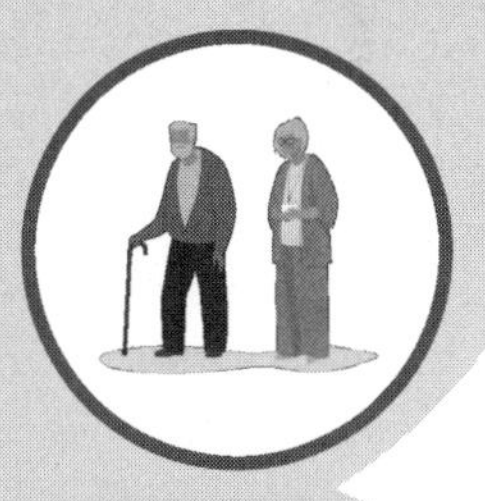

Cuando envejecemos se produce un cambio en la macro y en la microestructura del sueño, de forma que hay una disminución de la cantidad de sueño NREM. Se produce un sueño más fragmentado. Las personas mayores tienden a despertarse más veces por la noche, pero su calidad de sueño es la misma, tan solo se redistribuyen sus periodos a lo largo del día. Por esa razón, es frecuente que hagan alguna que otra siesta.

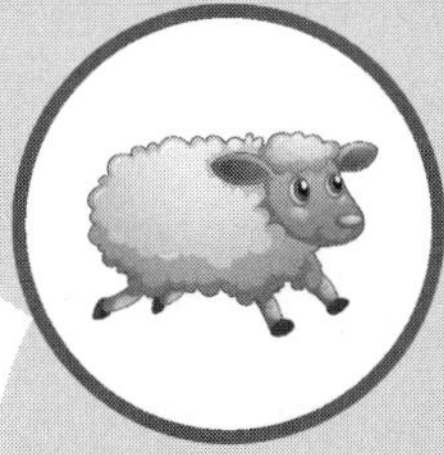

Contar ovejas sirve para conciliar el sueño

Es una antigua creencia la que dice que si imaginamos ovejas y las vamos contando, nos ayudará a relajarnos y quedarnos dormidos.

Un grupo de científicos del Departamento de Psicología Experimental de la Universidad de Oxford, ha llegado a la conclusión de que contar ovejas no sirve para conciliar el sueño. Al contrario. Esta antigua creencia es una práctica tan aburrida y repetitiva, que no ocupa suficiente espacio cognitivo en el cerebro, por lo que es fácil distraerse, así que la mente divaga y se tarda más en quedarse dormido.

Los terrores nocturnos son solo pesadillas

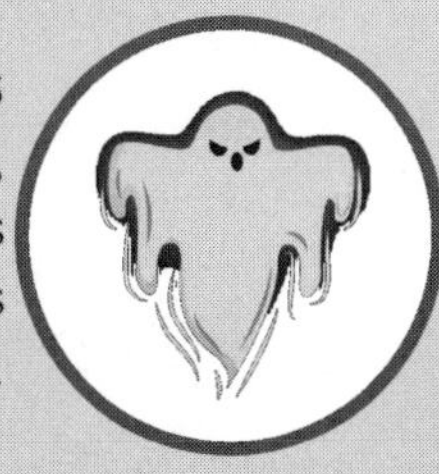

A menudo se confunden las pesadillas con los terrores nocturnos, pero estos últimos suelen ocurrir al comienzo de la noche y los enfermos no recuerdan nada por la mañana, mientras que las pesadillas tienen lugar en el sueño REM y suelen recordarse.

«Siempre envidié a las personas que duermen fácilmente.
Sus cerebros deben estar más limpios, las tablas del piso del cráneo bien barridas,
todos los pequeños monstruos encerrados en un tronco de vapor al pie de la cama».
David Benioff

La importancia de un sueño reparador

No descansar las suficientes horas o dormir mal puede llegar a convertirse en un importante enemigo de nuestra salud. Al margen de los efectos negativos que un sueño insuficiente puede provocar durante el día, como son agotamiento, falta de energía, cambios de humor, irritabilidad, ansiedad, depresión o estrés, si la falta de sueño se convierte en algo crónico las consecuencias pueden ser aún más graves, hasta el punto de que las probabilidades de sufrir una enfermedad psiquiátrica aumentan en un 40 % cuando los problemas para dormir se vuelven crónicos. Debemos ser conscientes de esto para no dejar que los problemas de sueño se alarguen.

Enfermedades cardiacas, problemas de memoria, hipertensión, dolores musculares, sistema inmune debilitado, pérdidas de tejido cerebral, envejecimiento prematuro o falta de coordinación y concentración son otros trastornos de un sueño deficiente.

A falta de sueño, frágil salud

¿Pero qué ocurre exactamente si no dormimos bien? ¿Cómo influye en nuestra salud? Independientemente de las horas que durmamos, si no conseguimos disfrutar, cada día, de un sueño saludable y reparador, nuestra salud, tanto física como mental, se verá resentida y lo veremos en múltiples detalles:

- Las hormonas del estrés se ponen por las nubes y, como consecuencia, se dispara la tensión arterial y aumenta el riesgo de sufrir un infarto.

- Envejecemos más deprisa.

- El sistema inmunitario se resiente.

- Hay una mayor tendencia a sufrir sobrepeso u obesidad.

- La capacidad visual también se deteriora.
- Existe irritabilidad, mal humor y apatía.
- La falta de concentración y la pérdida de reflejos se vuelven rutinarios.
- Puede dar lugar a trastornos mentales, como ansiedad o depresión.

Más allá de un buen descanso

Debemos ser conscientes de que cuando nos vayamos a la cama por la noche no solo dormiremos, sino que ese sueño es el que facilitará una serie de actividades indispensables para nuestra salud integral que a menudo desconocemos, pero que deberíamos tener muy en cuenta.

Sistema inmune debilitado

Cuando enfermamos, nuestro sistema inmunitario despliega todo su arsenal para protegernos y luchar contra la enfermedad. El sueño se convierte en un importante aliado. Nuestro cuerpo necesita dormir más para reponerse. ¿Por qué el cuerpo nos pide dormir más cuando enfermamos? Pues porque las citoquinas se producen y se liberan mientras dormimos. Y las citoquinas son unas proteínas con capacidad para atacar virus y bacterias.

Hay un estudio de 2012 que midió la densidad de los glóbulos blancos en la sangre antes y después de una noche de insomnio encontrando datos significativos, y se llegó a la conclusión de que la privación de sueño podría ser determinante a la hora de desarrollar enfermedades. No queremos decir que un buen sueño evitará que las personas enfermen, por supuesto, pero sí que dormir mal las convierte en más vulnerables. Otro estudio mostró que después de inocular la vacuna de la hepatitis A, aquellos pacientes que se fueron a dormir aumentaron significativamente su respuesta inmune.

A menos sueño, menor tamaño de nuestro cerebro

Si dormimos mal, ya sea por la falta de horas o porque la calidad del sueño no es buena, se ha demostrado que el tamaño de nuestro cerebro se puede reducir. Esta reducción repercute directamente en el lóbulo frontal, temporal y parietal del cerebro, zonas encargadas de importantes capacidades, como el lenguaje, el equilibrio o el tacto. Si no garantizamos un descanso de calidad durante bastante tiempo, podemos sentirnos confundidos o mareados, con dificultades para razonar y problemas para hablar. Podríamos decir que no dormir nos hace más torpes y menos inteligentes. Es lógico pensar que si dormir mal afecta a la memoria, por ejemplo, también lo sea a la inversa; es decir, que un buen sueño nos haga memorizar mejor, una de las bases del aprendizaje y con ello, consecuentemente, venga un aumento de volumen cerebral.

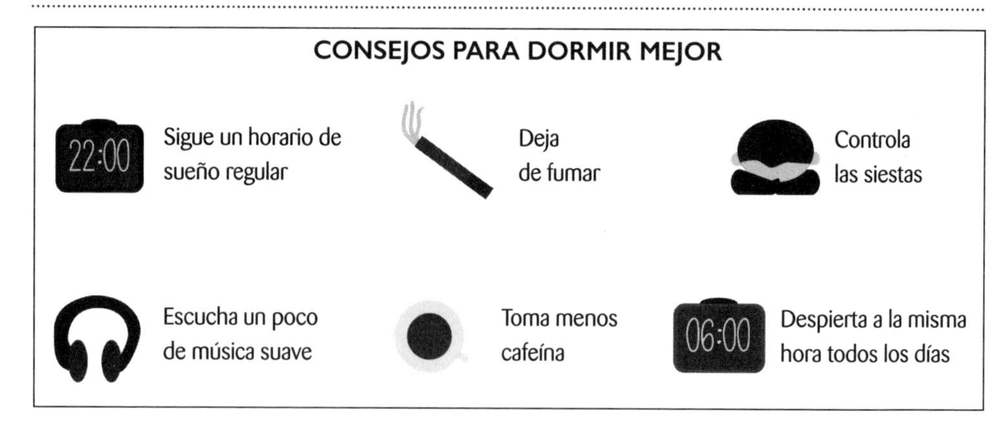

Limpieza neuronal

De la misma forma en la que los riñones limpian nuestra sangre, mientras dormimos nuestro cerebro expulsa subproductos de la actividad neuronal que acumulamos durante la vigilia. Al dormir, se activa el llamado «sistema glifático», que es un sistema de limpieza mediante el cual los vasos sanguíneos del cerebro eliminan residuos y todo lo que sobra para favorecer el aprendizaje al despertar. Digamos que el cerebro procesa muchísima información diaria, pero se saturaría si no se eliminase la información accesoria durmiendo. Se dehace de todos los datos que sean prescindibles para poder almacenar con eficacia lo que es necesario y útil. De este modo, se guardan los recuerdos relevantes y se evita la sobrecarga cerebral.

A más altitud, más interrupciones

Se sabe que cuanto mayor es la altitud, mayor es la interrupción del sueño. Se cree que la alteración es causada por la disminución de los niveles de oxígeno y los cambios acompañantes en la respiración. La respiración desempeña un papel muy importante durante el sueño y, de hecho, hay trastornos que están directamente relacionada con ella.

Gordos por falta de sueño

Se ha comprobado científicamente que cuando acortamos las horas de sueño es muy probable que engordemos. ¿A qué se debe la posible ganancia de peso? El sueño es clave en la regulación neuroendocrina que, entre otras cosas, controla la leptina y la ghrelina, que son las hormonas que regulan el apetito y la saciedad.

Cuando los niveles de leptina son altos, tenemos menos ganas de comer. Por el contrario, cuando aumentan los niveles de ghrelina, sentimos mucha más hambre. La falta de sueño hace que sintamos más hambre de lo normal y que nos sintamos saciados más lentamente. Por esa razón, no dormir lo suficiente puede hacernos engordar. De hecho, dormir muy poco se vincula directamente con la obesidad.

Pero la falta de sueño no solo hace que comamos más, también influye en el tipo de alimentos que consumimos. Cuando dormimos menos, tendemos a comer más dulces y alimentos ricos en carbohidratos.

Ejercicio, ¿aliado o enemigo?

En general, hacer ejercicio regularmente hace que sea más fácil conciliar el sueño y contribuye a un sueño más profundo. La práctica habitual de ejercicio físico, además de disminuir el grado de ansiedad, mejora nuestro estado de ánimo y autoestima, así como la calidad del sueño. Y si practicamos ejercicio aeróbico, también activaremos nuestras estructuras cognoscitivas.

El ejercicio, al incrementar los niveles de melatonina (que es la hormona relacionada con el sueño), provoca a su vez una disminución del insomnio. Pero si hacemos ejercicio tan solo de forma esporádica o justo antes de acostarnos puede que nos cueste más quedarnos dormidos, ya que activamos el organismo en un momento en el que hay que predisponerlo al descanso.

Por otro lado, aún es menos conveniente hacer ejercicio cardiovascular o de fuerza demasiado intenso justo antes de irnos a la cama, ya que este tipo de ejercicio produce una mayor liberación de endorfinas y catecolaminas y, por tanto, una activación corporal. Por ello, este tipo de ejercicios no deberían realizarse antes de acostarse.

Sin embargo, hacer ejercicio físico de forma regular y en un horario racional con respecto a nuestra pauta de sueño siempre será beneficioso.

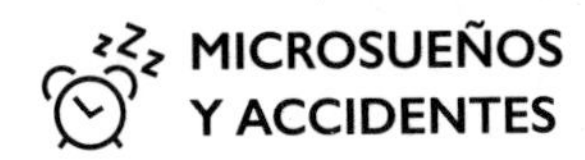

Una de las funciones del cerebro que enseguida se ve deteriorada por la falta de sueño, por mínima que sea, es la concentración. Puede parecernos que no es un asunto tan grave, pero si nos fijamos en las estadísticas de los accidentes automovilísticos descubriremos que una gran mayoría se han debido a un lapso momentáneo en la concentración. Es decir, un microsurco. Durante unos pocos segundos, los párpados se han cerrado parcial o totalmente, sin que nos hayamos dado cuenta, y nuestro cerebro se ha quedado ciego al mundo exterior. Nuestros canales de percepción se han apagado. ¿Consecuencia? Los accidentes al volante se disparan. De hecho, conducir con menos de cinco horas de sueño triplica el riesgo de un accidente automovilístico.

Incremento de accidentes cardio y cerebro vasculares

Varios estudios han venido a confirmar que las personas que no duermen bien tienen un mayor riesgo de sufrir un accidente cerebrovascular. Por poner un ejemplo, quienes duermen seis horas o menos tienen hasta cuatro veces más riesgo de sufrir un accidente de este tipo. De hecho, los adultos de más de 50 años que duermen menos de seis horas habitualmente tienen hasta un 200 % más probabilidades de sufrir un ataque cardiaco o un derrame cerebral. Estas cifras deberían ser un motivo para plantearnos muy en serio un sueño saludable.

La falta de sueño puede producir erosión de los vasos sanguíneos, especialmente de las arterias coronarias, que son las encargadas de alimentar al corazón. Si estas arterias se estrechan o bloquean, podemos sufrir un ataque coronario por la falta de oxígeno en la sangre.

Resistencia a la insulina

En cuanto al nivel fisiológico, la falta de un sueño reparador es algo que va a repercutir negativamente en la gestión que nuestro cuerpo hace de la glucosa, lo que puede provocar altos niveles de azúcar en la sangre y no solo favorecer el sobrepeso, sino crear resistencia a la insulina y, en el peor de los casos, la diabetes tipo 2.

Por regla general, hay una ley no escrita que dice que cuanto menos dormimos, más comemos. Además, cuando no dormimos, nuestro cuerpo se vuelve incapaz para administrar eficazmente esas calorías de más, sobre todo la concentración de azúcar en sangre. Y esta es la razón por la que el riesgo de desarrollar diabetes de tipo 2 se dispara considerablemente en personas que tienen una mala calidad del sueño.

Por supuesto, cuando nuestros niveles de azúcar en sangre se mantienen altos durante mucho tiempo, el resultado es un deterioro progresivo y constante de nuestro cuerpo.

Deterioro que, inevitablemente, acortará la duración de nuestra vida. Se calcula que la diabetes reduce en 10 años de vida la esperanza de vida de una persona.

Pero no solo acorta los años de vida, la diabetes influye negativamente en la calidad de esta, ya que puede provocar ceguera, neuropatías, insuficiencia renal, hipertensión o trastornos cardiovasculares.

Pérdida de memoria y enfermedad de Alzheimer

Este tema se relaciona también con la limpieza que hace el cerebro cuando duerme y con el mayor volumen cerebral de quienes presentan unas mejores costumbres a la hora de dormir. Es un hecho que cuando no hemos descansado lo necesario, al día siguiente no nos concentramos bien y hasta podemos llegar a sufrir lapsus de memoria. Además, si la falta de sueño se mantiene durante bastante tiempo, podemos llegar a desarrollar trastornos cognitivos muy graves, y el más destacable de ellos es la enfermedad de Alzheimer.

El Alzheimer es una enfermedad neurodegenerativa, causada por la destrucción progresiva de las neuronas cerebrales. Básicamente, esta destrucción se produce por la acumulación en el cerebro de ovillos neurofibrilares de proteína tau y de placas de proteína beta-amiloide, altamente tóxicos para las neuronas.

Ya hemos dicho que durante el sueño, el cerebro se libera de toxinas y esta es una de ellas. Al dormir, el cerebro elimina la proteína beta-amiloide, previniendo la formación y acumulación de estas placas que causan el Alzheimer. Por esa razón, cuando el sueño es insuficiente o poco reparador no se produce la eliminación de las placas, con el consiguiente daño neuronal.

Falta de sueño y cáncer

Dormir poco no solo está vinculado a más probabilidad de sufrir obesidad o problemas cardiovasculares, sino también a mayor riesgo de sufrir cáncer. La melatonina, hormona que regula los ciclos de sueño y vigilia, puede inhibir el desarrollo de tumores, pero cuando existen alteraciones del sueño o estamos a la luz durante la noche, la liberación de esta hormona se reduce y, consecuentemente, las posibilidades de desarrollar cáncer se incrementan.

En resumen, dormir poco o mal se asocia a un mayor riesgo de sufrir cáncer, sobre todo en las mujeres, por la mayor influencia de las hormonas.

ACTIVIDAD CEREBRAL NOCTURNA

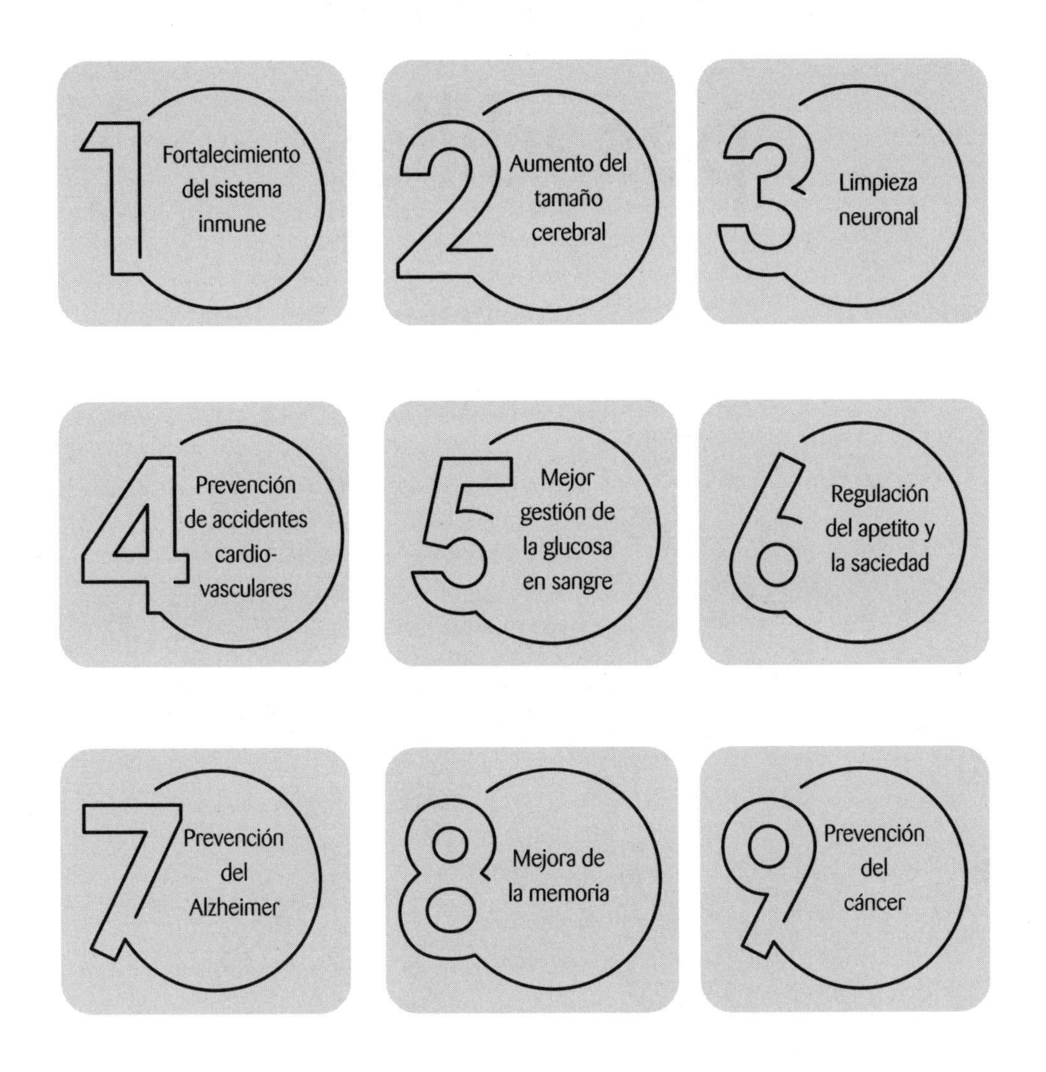

Sueños o pesadillas

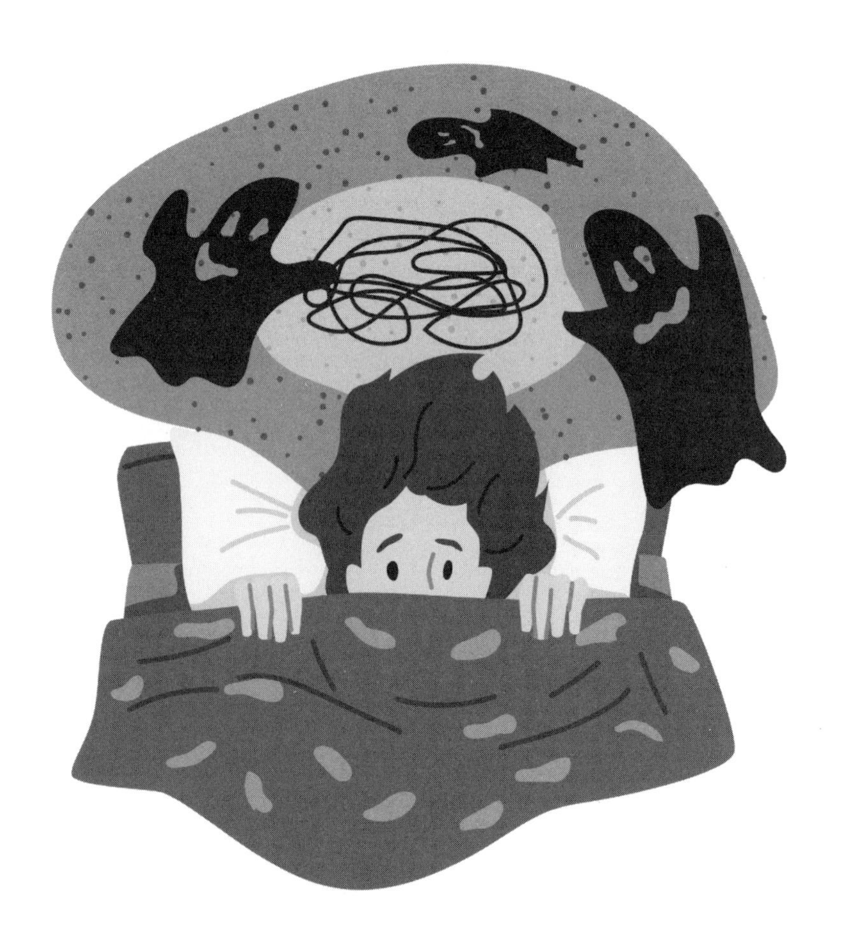

«Confía en los sueños, porque en ellos se esconde la puerta a la eternidad».
Kahil Gibran

La magia de soñar

Que no recordemos haber soñado o no seamos conscientes del sueño que hemos tenido, no significa que no soñemos. Todos los seres humanos soñamos varias veces mientras dormimos, generalmente de cuatro a seis veces cada noche, tanto si recordamos nuestros sueños como si no. Se cree que la mayoría de la gente tiene más de 100 000 sueños a lo largo de su vida.

Si bien soñamos fundamentalmente en la fase REM, lo cierto es que no dejamos de soñar en todas las fases del sueño y cada sueño es más largo que el anterior.

Sobrevolar como un pájaro altas montañas e impresionantes acantilados, luchar contra monstruos prehistóricos, ganar millones en la lotería, hacer el amor con nuestro artista preferido... en nuestros sueños todo está permitido.

Cada noche, cuando Morfeo nos llama, nos adentramos en un mundo onírico en el que creamos sin querer situaciones y escenarios que pueden ser agradables, peligrosos, alocados, tiernos, románticos o aburridos. Son los sueños, imágenes o escenas asociadas a distintas sensaciones y sentimientos, que a veces recordamos al despertar. Recordemos o no, lo que está claro es que sin soñar no podríamos vivir.

En conexión con la realidad

Los sueños, al simular situaciones difíciles, nos preparan para resolverlas. Además, consolidan nuestro aprendizaje y refuerzan nuestras habilidades. En definitiva, nos preparan para resolver problemas en la vida real.

Pero junto con la importancia del aprendizaje, el proceso de soñar es esencialmente terapéutico. Mientras dormimos, nuestro cerebro sigue activo, aunque estemos inconscientes. Por esa razón, nuestras emociones también están en sintonía con nuestros sueños y preparadas para aparecer en cualquier momento durante el sueño. Los sueños nos ayudan a regular las emociones, sobre todo las más negativas, como el miedo, la ansiedad, la ira o la tristeza, y también nos enseñan a distinguir las emociones útiles de las que no nos aportan nada positivo. Los sueños también nos muestran a nosotros mismos bajo una representación o forma de ser que la mayor parte de las veces desconocemos cuando estamos conscientes.

EL SUEÑO DE DURERO

La noche del 7 de junio de 1525, el artista del Renacimiento alemán Alberto Durero soñó con el Apocalipsis. Cautivado por las imágenes del sueño, nada más despertarse las plasmó en una acuarela. A continuación, escribió: «En 1525, durante la noche entre el miércoles y el jueves después de Pentecostés, tuve esta visión en un sueño; vi como grandes cascadas de agua caían del cielo. La primera chocó contra el suelo, a unos 6 km del lugar en el que yo me encontraba, y lo hizo con una fuerza tan devastadora que se inundó todo el campo. Al despertarme, me temblaba todo el cuerpo, y tardé tiempo en recuperarme. Cuando me levanté por la mañana, pinté la imagen tal y como la había visto. Quiera el Señor que todo sea para bien».

Aunque nos parezcan totalmente surrealistas, los sueños siempre están conectados con la realidad. Toda la información e imágenes que aparecen en ellos previamente han sido recopiladas por nuestro cerebro a través de nuestros sentidos.

Los ciegos también sueñan

Si una persona ciega ha perdido la visión en algún momento de su vida, es decir, no ha nacido ciega, sí que puede soñar con imágenes gracias a los registros que su cerebro ha ido acumulando antes de perder la visión.

Si se trata de un ciego de nacimiento, también soñará a pesar de que su cerebro no haya registrado ninguna imagen. Como las personas ciegas desarrollan mayor sensibilidad con sus otros sentidos, también sueñan. No perciben imágenes, pero sí sabores, olores, sonidos y contactos.

El sueño REM

Los sueños ocurren principalmente durante la fase de sueño REM, cuando nuestro cuerpo pierde tono muscular. Nuestra amígdala cerebral, la región del cerebro encargada de expresar físicamente nuestras emociones, vincularlas con nuestros recuerdos, regular la conducta sexual, controlar la agresividad y gestionar el miedo y nuestro instinto de supervivencia, está más activa, mientras que nuestra corteza frontal racional, encargada del razonamiento, apenas está activa. Lo que vemos y experimentamos en nuestros sueños no es real, pero las emociones y las sensaciones sí lo son, por lo que nuestro cerebro responde en consecuencia.

Tipos de sueños

Aunque el mundo mágico de los sueños es tan amplio y variado como cada uno de los millones de personas que pueblan el universo y que cada noche se abandonan en los brazos de Morfeo, basándonos en su contenido, simbología o recurrencia podemos agrupar los sueños en:

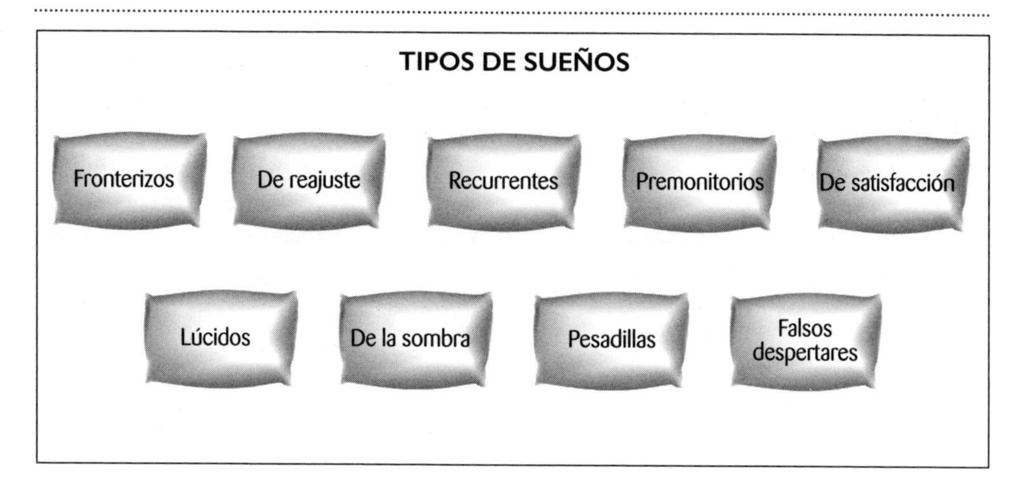

- **Fronterizos:** son aquellos que tenemos momentos antes de perder la consciencia y dormirnos; normalmente están relacionados con las actividades que hemos tenido durante el día y no tienen ningún carácter predictivo.

- **De reajuste:** son los producidos por agentes físicos externos, como golpes, roces o excesivo calor como, por ejemplo, cuando estamos soñando que algo está ardiendo es por que tenemos un exceso de calor corporal.

- **Recurrentes:** cuando aparecen varias veces, tal cual o con ligeras variaciones. Pueden repetirse tanto en la misma noche como en noches diferentes. No siempre son copias exactas los unos de los otros, pero el grado de alteración suele ser minúsculo. Estos sueños tienen una considerable importancia, pues reflejan pautas fundamentales de la mente del soñador; pautas que, de alguna manera, están «bloqueadas» y no pueden fluir o cambiar.

- **Premonitorios:** son mensajes que nos previenen de algún peligro o nos sirven de ayuda para alcanzar el éxito en alguna empresa. Más que considerarlos una profecía, en realidad es que nuestro subconsciente se prepara para algo que probablemente va a ocurrir, sin que nos demos cuenta de ello.

- **De satisfacción:** en ellos se ven realizados los deseos que tenemos en la vida real; es decir, lo que la realidad nos niega nos lo confirman los sueños. Este tipo de sueños nos sirve para mantener el equilibrio mental y aguantar todo lo que nos ocurre en la vida real.

- **Lúcidos:** describen ese estado o fase del sueño durante el cual experimentamos fuerza de voluntad y libre albedrío. Es decir, durante los sueños lúcidos podemos controlar nuestro cuerpo, pensamientos y acontecimientos dentro del sueño.

OLVIDAMOS CASI TODOS NUESTROS SUEÑOS

Por lo general, nuestra memoria borra entre el 90 y 99 % de los sueños. Además, 10 minutos después de habernos despertado tan solo recordamos un 10% de lo que habíamos logrado recordar.
Pero, ¿por qué olvidamos los sueños? Se cree que el olvido se debe a que durante el sueño nuestra consciencia está menos activa, pero también podría deberse a la ausencia de una hormona, la norepinefrina, en la corteza cerebral cuando soñamos. Esta región del cerebro juega un papel decisivo en la memoria, el pensamiento, el lenguaje y la consciencia.

- **De la sombra:** durante su desarrollo podemos hacer cosas extrañas o que no nos atreveríamos a realizar en la vida real. Suelen ser sueños en los que damos rienda suelta a nuestro instinto e, incluso, a la violencia.

- **Pesadillas:** son sueños desagradables, en los que pueden aparecer situaciones de peligro, pánico y malestar. En este tipo de sueños, de ansiedad extrema, todo aquello a lo que nos enfrentamos conscientemente durante el día surge al dormirnos, con una poderosa fuerza inconsciente, creando sensaciones de miedo intenso y hasta de peligro de aniquilación.

- **Falsos despertares:** un tipo de sueño en el que vemos, con total lucidez, cómo nos despertamos y empezamos el día, para después darnos cuenta de que en realidad todo ha sido producto de nuestro subconsciente.

Sueños eróticos: la intimidad al descubierto

Cuando la luz se apaga, entre las sábanas la mente se abandona y comienza una nueva vida en que se liberan los deseos más profundos, aquellos que somos incapaces de reconocer cuando estamos despiertos.

Los sueños eróticos pueden ser violentos, disparatados, arrebatadores, perversos o muy apasionados y responden a conflictos sexuales íntimos y necesidades emocionales ocultas. A veces, revelan miedo a la intimidad y nos previenen contra determinadas relaciones. Además, cuanto menor sea la frecuencia del acto sexual, más sueños eróticos se tienen, pues necesitamos liberar la energía reprimida, y en el caso de las mujeres, este tipo de sueños suele ser más frecuente durante el embarazo o antes de la ovulación porque el nivel hormonal es más alto. Por el contrario, las personas más productivas y creativas en su trabajo tienen menos sueños eróticos, ya que tienen en su profesión una magnífica válvula de escape.

Pero, ¿son diferentes los sueños eróticos de un hombre y una mujer? Los sueños eróticos de las mujeres pueden ser tan gráficos como los de los hombres, pero son más románticos. Sí, hay sexo, pero también hay caricias, ternura y conversación. Los hombres suelen soñar con mujeres que no conocen, mientras que las mujeres casi siempre con hombres que conocen. Además, cuando los hombres cuentan los sueños eróticos que han tenido suelen relatarlos con todo tipo de detalles físicos e, incluso, describen perfectamente el acto sexual, mientras que las mujeres se centran mucho más en las sensaciones y sentimientos que el sueño erótico les ha provocado. Otra gran diferencia entre el sueño erótico de un hombre y una mujer es que durante el sueño el hombre tiene con frecuencia una erección y puede llegar a eyacular, sobre todo si es muy joven. Sin embargo, en la mujer no se produce un incremento de la lubricación vaginal, aunque puede llegar a tener un orgasmo.

Sueños lúcidos

Los sueños lúcidos son aquellos en los que somos conscientes de estar soñando. Pese a que tener sueños lúcidos es una práctica ancestral que se ha venido practicando en culturas muy antiguas, como el budismo tibetano o el taoísmo, en el mundo occidental no se le ha dado crédito hasta hace pocos años. Pero los últimos estudios científicos han venido a avalar esta práctica.

Aunque son minoría, algunas personas son conscientes de que están soñando. Son los llamados «soñadores lúcidos». Estas personas, además de distinguir perfectamente la vida real de los sueños mientras están soñando, pueden llegar a controlar sus sueños y hasta elegir lo que quieren soñar, y cómo. Es decir, toman las riendas de lo que sueñan. Además, mientras están soñando, al tener los sentidos muy activados, los olores, sabores o imágenes son más nítidos e intensos.

Aunque exige niveles altos de aprendizaje y bastante práctica, se puede aprender a tener sueños lúcidos, pues los beneficios superan las dificultades, de ahí que se empleen en el tratamiento de diversos trastornos del sueño, sobre todo para tratar las pesadillas recurrentes, y para aumentar la capacidad de concentración, reforzar la memoria, estimular la creatividad y combatir el estrés y la ansiedad.

«El sueño posee una maravillosa poesía, una exacta facultad alegórica, un humorismo incomparable y una deliciosa ironía».
Sigmund Freud

La interpretación de los sueños

Nuestros sueños pueden ser positivos o negativos, agradables o aterradores, fantásticos o hiperrealistas, pero lo cierto es que la gran mayoría son bastante cotidianos y aburridos. Tanto, que ni siquiera ocupan un lugar destacado en nuestra memoria al despertar. Sin embargo, casi siempre recordamos los malos, los raros o aquellos que han alterado nuestro estado emocional. Podemos soñar con cualquier cosa y de una manera tan intensa que el sueño nos puede parecer real. Probablemente porque nuestro inconsciente quiere decirnos algo.

¿Mensajes divinos o deseos reprimidos?

Ya hemos visto en el primer capítulo que en la antigüedad se creía que los sueños eran mensajes divinos, advertencias o señales que predecían el futuro. Siglos después, en el siglo XIX, Sigmund Freud, padre del psicoanálisis, afirmó que los sueños eran expresiones de uno mismo y una manifestación de deseos reprimidos y necesidades sexuales. Freud invirtió muchos años de su vida en buscar un significado a los sueños más habituales y recogió sus conclusiones en un libro titulado *La interpretación de los sueños,* que se publicó en 1899 y que sirvió de base en estos estudios. Actualmente, los psicólogos y neurocientíficos piensan que los sueños solo pueden ser interpretados por los propios soñadores en función de su propia vida y su estado mental.

Aunque a lo largo de la historia, algunos sueños han tenido el mismo significado a nivel universal, independientemente de la cultura y del momento, es importante tener en cuenta que su significado dependerá mucho de cada persona, del entorno en el que se mueva y, por supuesto, del momento vital en el que se encuentre. Por esta razón, el universo onírico y la interpretación de los sueños es un tanto escurridizo, en el que abundan los prejuicios, los mitos y las fantasías de todo tipo. De ahí que no sea fácil hallar una interpretación equilibrada, lejos de leyendas urbanas y exenta de supercherías, que realmente nos sea útil en nuestra vida cotidiana.

¿En color o en blanco y negro?

Cuando Sigmund Freud preguntaba a sus pacientes si soñaban en colores o en blanco y negro, la mayoría respondían la segunda opción, lo cual es bastante curioso, ya que, en actualidad, sabemos que lo más frecuente es soñar en color.

Cuando soñamos en colores, podemos hacerlo en un solo color o con los mismos colores que los objetos tienen en la realidad. Lo importante es que la elección de los colores que hace nuestro cerebro mientras soñamos no es fortuita, ya que los colores suelen relacionarse con nuestro estado emocional durante el sueño. Soñar en:

- **Blanco.** Este color nos indica que somos dignos de confianza.
- **Amarillo.** Nos habla de confianza en nosotros mismos y en nuestras propias posibilidades.
- **Azul.** Simboliza que nos sentimos tranquilos, serenos y también felices.
- **Beige.** Supone ausencia de comunicación.
- **Gris.** Sugiere que estamos en un periodo de cambio y transición.
- **Marrón.** Representa libertad, éxito, dinero, felicidad y relaciones duraderas.
- **Naranja.** Significa que actuamos apasionadamente en cada una de las facetas de nuestra vida.
- **Negro.** Supone que estamos inmersos en periodo de conflictos con familiares y amigos.
- **Rojo.** Nos habla de que somos personas apasionadas y sensibles en el amor.
- **Rosa.** Se asocia con la ternura y el amor, y nos profetiza acontecimientos interesantes relacionados con el sexo opuesto.
- **Turquesa.** Indica nuevas oportunidades y la conclusión con éxito de proyectos que estemos en ese momento acometiendo. Es señal de buena suerte.
- **Verde.** Nos sugiere crecimiento, madurez y serenidad. La persona que sueña en verde obtiene un gran placer en las cosas sencillas del día a día.
- **Violeta.** Indica que poseemos una gran creatividad y, también, una gran comprensión de las cosas visibles e invisibles.

La teoría freudiana

Para Sigmund Freud los sueños son una expresión del mundo subconsciente y sirven para comunicar todo aquello que nuestra mente consciente no puede aceptar, por la causa que sea, prejuicios, vergüenza, etc.; se trata por tanto de deseos inconscientes que no queremos reconocer. Aunque para Freud era muy importante lo que nos dicen los sueños, entenderlos requería un cierto proceso de descodificación. La infancia es un periodo clave para nuestra vida psíquica. De hecho, la mayoría de los sueños que tenemos siendo ya adultos están relacionados con los deseos, traumas y recuerdos que tuvimos durante nuestra infancia. Por sintetizar, veremos que Sigmund Freud identificaba, concretamente, tres tipos de sueños:

- El sueño que representa, sin ninguna inhibición, un **deseo no reprimido,** que es aceptado por nuestra consciencia, pero que en la vida real está poco satisfecho.

- El sueño que expresa un **deseo reprimido,** pero lo hace de una manera **encubierta** o simbólica.

- El sueño que nos muestra un **deseo reprimido,** pero que **apenas está encubierto.** Tanto si los entendemos como si no, para Freud los sueños se manifiestan constantemente en nuestra vida cotidiana, porque la relación entre el subconsciente y el inconsciente es intensa y continuada.

Junto a la infancia, la sexualidad es un tema clave en la obra de Sigmund Freud. Según el padre del psicoanálisis, la sexualidad domina todos nuestros sueños. Por ejemplo, si en un sueño aparece un objeto hueco, como una caja, un jarrón o una gruta, estará haciendo referencia a lo femenino, mientras que si vemos un objeto alargado, como un bastón o un cuchillo, se tratará de un objeto fálico, propio de lo masculino. En los sueños no estamos domesticados, sino que podemos cumplir los instintos y los deseos que reprimimos durante la vigilia.

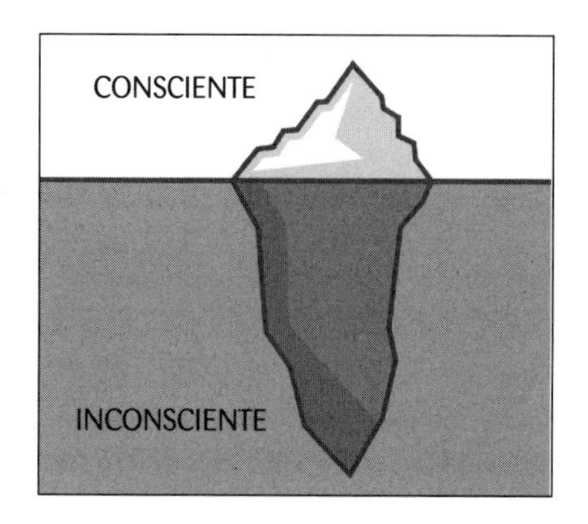

TEORÍA DEL ICEBERG DE SIGMUND FREUD

Freud utilizaba la poderosa imagen de un iceberg para explicar cómo en realidad nuestra mente consciente es solo una parte muy pequeña de nosotros. El subconsciente, la parte sumergida y oculta, es mucho mayor y los sueños son la vía de transmisión para desvelarla. Por eso la interpretación de los sueños hará que nos conozcamos mucho mejor.

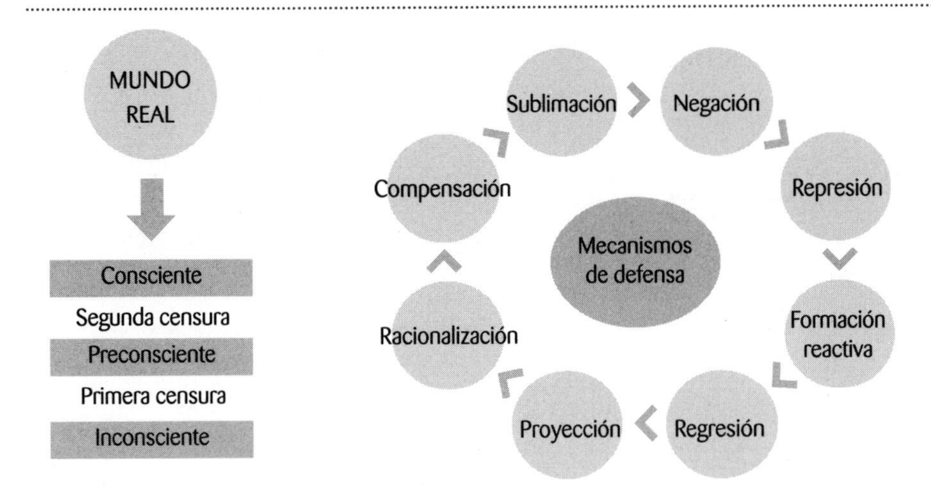

En resumen, Sigmund Freud consideraba que los sueños eran un viaje hacia el pasado y hacia el interior, a veces para visitar recuerdos sencillos y olvidados, y otras veces para internarse en episodios oscuros y dolorosos de la vida. «Si recorremos este proyecto del sueño y desvelamos su significado, podremos sanarnos y conocernos mejor».

Freud consideraba que cualquier sueño se podía interpretar y de ese modo comprender qué mensaje trataba de hacernos llegar nuestro subconsciente. Para explicar el poder de ese subconsciente utilizó la famosa metáfora del iceberg y dentro de su teoría del psicoanálisis, habló bastante de la censura. Freud distinguía entre tres zonas: el consciente, el preconsciente (una zona a la que podemos acceder si salvamos una cierta censura bajo determinadas reglas) y el inconsciente. Al inconsciente solo se llega tras vencer la verdadera censura, que es una frontera casi infranqueable porque muchas veces funciona, no tanto como algo censurable, sino como un mecanismo de defensa del ser humano.

Carl Jung y el viaje interior

Para el psiquiatra suizo Carl Jung, creador de la psicología analítica, los sueños se consideran como productos de la naturaleza; emanaciones de aquella fuerza creativa que se encuentra implícita en la conformación de las células, en los tejidos de las hojas de los árboles, en nuestra piel y en las expresiones culturales y artísticas. Se les atribuye por tanto una sabiduría intrínseca, en su propia naturaleza, que se expresa a través de imágenes simbólicas durante el sueño.

Desde la psicología junguiana, los sueños son la dramatización de nuestro viaje a las profundidades en búsqueda de nuestro tesoro, de nuestro ser más genuino. Es en una serie de sueños, más que en un sueño aislado, donde se muestran las diferentes etapas de dicha travesía. En realidad, es otra manera de decir que se trata de un viaje interior, en el que podemos autoconocernos mejor.

Los sueños más comunes

Aunque podríamos referirnos a cientos de sueños diferentes, hay algunos que se repiten una y otra vez, y en la gran mayoría de las personas. Son sueños universales y que pertenecen a nuestro mundo onírico desde tiempos ancestrales porque los mecanismos mentales del ser humano son siempre muy parecidos. Es probable por tanto que hayas soñado alguna vez con alguno de estos sueños que enumeramos, si no con todos ellos.

Soñar con agua

El agua representa el estado anímico de las personas, por eso no es lo mismo soñar con aguas tranquilas, que significan que vienen buenos tiempos y que indican serenidad, rejuvenecimiento y aceptación de uno mismo, que soñar con aguas sucias o revueltas, que nos aconsejan cautela y tomarnos el tiempo necesario para clarificar nuestra mente. Tampoco es igual soñar con una gran cantidad de agua, por ejemplo un enorme océano en el que nos vemos atrapados, que quizá señala que estamos desbordados por algo, que soñar con poca cantidad de agua, que indica problemas cotidianos, de poca importancia. Hay también quien sueña con estar en una barca sobre el agua, normalmente es un aviso de que necesitamos un poco de reposo.

Soñar que nos caemos al abismo

Soñar que vamos en caída libre suele ser un sueño tan angustioso que nos llega a despertar e incluso podemos sentir que nuestro cuerpo salta para intentar evitar la caída. Se trata de un sueño que se suele producir cuando nos estamos durmiendo y está relacionado con la relajación que se produce en nuestros músculos antes de entrar en la fase profunda del sueño (fase REM).

Según las teorías evolutivas más recientes, este sueño puede ser un residuo del miedo que tenían nuestros ancestros a dormir en la intemperie o a caer de un árbol mientras estaban durmiendo.

Sin embargo, para el psicoanálisis, soñar que nos caemos nos habla de un momento delicado en nuestra vida, como el miedo a tomar una decisión importante. Soñar que nos caemos podría indicar por tanto algo de estrés o de ansiedad.

Se sabe que algunos medicamentos, como los que se recetan para combatir la depresión, inhiben la serotonina y pueden causar espasmos que sean los responsables de un sueño de este tipo.

Soñar con animales

Es muy común soñar con animales, ya sean domésticos o salvajes, pero el significado de ese sueño dependerá precisamente de si se trata de animales domésticos o salvajes. Los animales domésticos simbolizan el ámbito de la vida afectiva, en pareja y familiar, mientras que los animales salvajes se refieren a la vida social y profesional.

Los animales representan las cualidades propias que les caracteriza y que tenemos asociadas en el inconsciente colectivo. Por ejemplo, el zorro simboliza la astucia, el oso la fuerza, la hormiga el ahorro, el perro la fidelidad, etc.

Un caso aparte es soñar con determinados animales, como las serpientes (ver recuadro) o las arañas. Soñar con arañas está más relacionado con el color que tenga que con el animal en sí. Sin embargo, soñar con una gran cantidad de arañas o de insectos en general, puede ser indicativo de pequeños problemas que nos preocupan y nos generan estrés.

Soñar que nos persiguen

Uno de los sueños más recurrentes que tenemos es ser perseguidos. Si hemos soñado que nos persiguen, probablemente tengamos algún conflicto en la vida real que debemos afrontar, pero que intentamos aplazar o al menos no nos enfrentamos a ello. Preocupaciones, incertidumbres o cambios vitales pueden desembocar en este tipo de sueño. También sentirse culpable por algo en la vida real podría desencadenar estas imágenes de persecución.

Soñar que volamos

Volar es un símbolo de libertad e independencia. Según la interpretación de los sueños de Sigmund Freud, soñar que estamos volando suele estar relacionado con un impulso reprimido de ser una persona independiente y autónoma.

Por otra parte, volar se asocia con el deseo de conseguir algo, de tener una aspiración. Esto no significa necesariamente que uno se sienta atrapado y necesite salir volando, quizá solo quiere vivir nuevas emociones. Las personas con un carácter creativo suelen soñar que vuelan con más frecuencia, porque buscan el cambio permanentemente.

Soñar que estamos volando demasiado a ras de suelo o que en el vuelo nos caemos, ya es indicativo de que existe algún problema, miedo al fracaso o inseguridad.

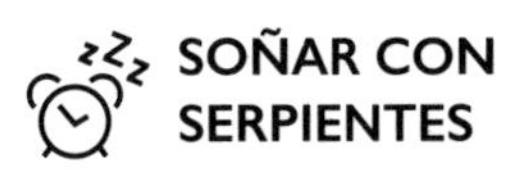

SOÑAR CON SERPIENTES

La serpiente, ejemplo de seducción o miedo, a partes iguales, en la vida real, es un animal de múltiples significados oníricos. Para Sigmund Freud soñar con serpientes tenía un claro significado sexual debido a su apariencia física, ya que puede simbolizar un objeto fálico. Pero al margen del componente sexual del que nos habla Freud, la serpiente puede tener múltiples significados en un sueño. A veces simboliza la sabiduría y la sed de conocimiento, otras la seducción y el engaño y otras la lengua venenosa de las habladurías.

Soñar con flores

Las flores simbolizan alegría y belleza y nos hablan de creatividad y momentos felices. Las rosas suelen ser las grandes protagonistas de nuestros sueños, pero su significado depende del color que tengan. Por ejemplo, las blancas representan la plenitud emocional tras haber superado una mala racha, mientras que las rojas nos hablan de un amor apasionado.

Soñar con la propia muerte

Aunque a menudo interpretamos este sueño como algo negativo, lo que realmente expresa es un deseo de cambio, sobre todo cuando soñamos con nuestra propia muerte. Probablemente queremos cambiar algún área de nuestra vida de la que no estamos satisfechos. La muerte en sueños también suele indicar grandes transformaciones personales en marcha, como el paso de la juventud a la madurez. Se trata de una especie de renovación y también de tener otra oportunidad.

Cuando soñamos que muere alguien querido, en cambio, suele ser indicativo de que tenemos miedo a perder a alguien cercano

Soñar que se nos caen los dientes

Este sueño, por cierto muy frecuente, se relaciona con la inseguridad, la fragilidad, los miedos y las inquietudes. Suele ser recurrente en situaciones vitales de estrés y ansiedad, por ejemplo es común cuando hay que tomar una decisión importante y no nos sentimos seguros, no sabemos qué hacer. El miedo a la propia imagen y al envejecimiento es otro factor que puede determinar este sueño.

Para Freud, soñar que se caen los dientes es sexualidad reprimida, miedo a perder el pene o el clítoris. Jung en cambio lo interpretaba como una etapa simbólica de cambio (la caída de los dientes en la infancia).

«Prometieron que los sueños pueden hacerse realidad,
pero olvidaron mencionar que las pesadillas también son sueños».
Óscar Wilde

Lidiar con las pesadillas

Una pesadilla es un sueño perturbador intenso que nos parece muy real y puede llegar a despertarnos muy angustiados e, incluso, aterrorizados. Aunque los niños son quienes más las sufren, sobre todo hasta los 10 años, pueden manifestarse a cualquier edad. En los niños las pesadillas forman parte del desarrollo de su cerebro, mientras que para los adultos suele ser una reacción natural al estrés y las sufren mas las mujeres que los hombres.

¿A qué se deben?

Hay dos tipos de pesadillas, las que aparentemente no están vinculadas a ningún episodio traumático de nuestra vida y se producen sin que haya un motivo explicable, y las que sí tienen tienen relación con hechos acontecidos en nuestra vida cotidiana actual o de muchos años atrás. Son estas últimas las que sí necesitan apoyo y tratamiento psicológico.

Si bien las pesadillas suelen estar relacionadas con sentimientos negativos, como ira, miedo, tristeza, frustración, confusión o culpa, y a experiencias negativas de la vida cotidiana, como violencia, acoso o sucesos traumáticos, también pueden ser originadas

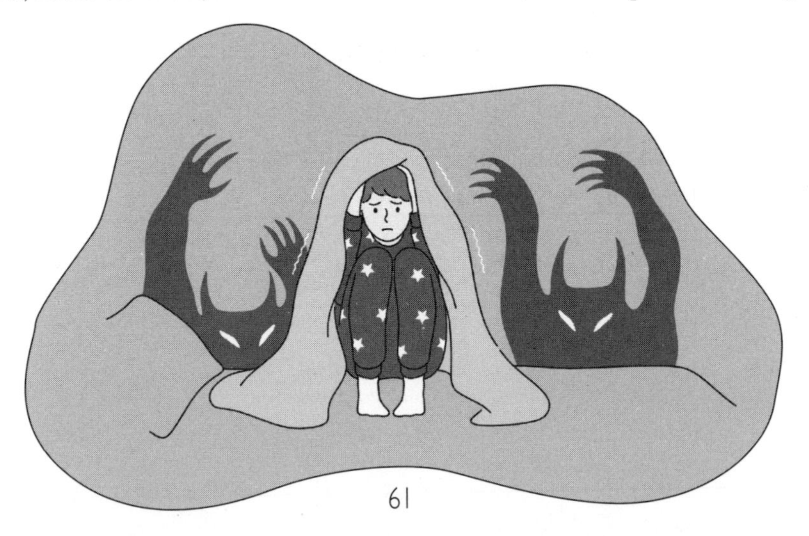

CUIDADO CON ALGUNOS FÁRMACOS

Algunas pesadillas pueden estar originadas por la toma de ciertos fármacos que inhiben el sueño REM, pues alteran el equilibrio neuroquímico del cerebro durante esta fase del sueño. Medicamentos antidepresivos e hipnóticos son los que, con mayor frecuencia, pueden originar o potenciar este trastorno del sueño. Pero también podrían producir pesadillas, aunque menos frecuentemente, antibióticos como la ciprofloxacina, analgésicos como el naproxeno o las populares estatinas utilizadas para el control del colesterol. Pero este desagradable efecto secundario no solo se produce al tomar estos fármacos, sino también al dejar de tomarlos, pues puede producirse un efecto rebote.

por la ingesta de ciertos fármacos, el alcohol o las drogas. Ver películas de terror y algunos videojuegos también pueden producirlas, sobre todo en los niños y adolescentes.

Cuándo acudir al médico

Aunque generalmente las pesadillas ocasionales no son motivo para preocuparse, es recomendable consultar con un médico cuando se dan estos factores:

- Se hacen **recurrentes** y continúan a lo largo del tiempo, convirtiéndose casi en una situación cotidiana.
- Influyen negativamente en nuestra vida diaria, ocasionándonos **problemas** para desenvolvernos en el trabajo, en el colegio o en las relaciones sociales
- Nos producen realmente una gran **angustia** e interrumpen constantemente nuestro sueño de manera que no nos dejan descansar.
- Nos provocan **miedo** a irnos a dormir por el temor a sufrir una nueva pesadilla, empeorando la calidad del sueño.
- Nos da terror la **oscuridad** e incluso no podemos conciliar el sueño si no es con la luz encendida.

* No podemos dejar de pensar durante el día en las **imágenes** de la pesadilla que hemos tenido.

* Tenemos sueño o **fatiga** durante el día, la energía bajo mínimos o problemas de concentración y memoria por culpa de las pesadillas.

En estas circunstancias, solo un profesional especializado podrá ayudarnos a solucionar este trastorno.

¿Se pueden evitar?

La mayoría de los expertos coinciden en que una buena higiene del sueño es esencial para evitar que las pesadillas se conviertan en un trastorno crónico. Es recomendable:

- Acostarse y levantarse todos los días a la misma hora
- Evitar las cenas copiosas y cenar al menos dos horas antes de acostarse
- Reducir o evitar el consumo de alcohol, cafeína, chocolate o sustancias estimulantes
- Suprimir la ingesta de drogas y tener precaución al tomar fármacos psicoactivos
- Mantener una adecuada temperatura, ventilación e iluminación en el dormitorio.
- Realizar ejercicio físico moderado al final de la tarde
- Practicar ejercicios de relajación antes de acostarse
- Darse un baño o ducha con agua templada antes de acostarse
- Utilizar tapones para los oídos si hay demasiado ruido ambiental
- No usar pantallas iluminadas (móvil, tablet, televisión) al final del día

Del útero a la vejez

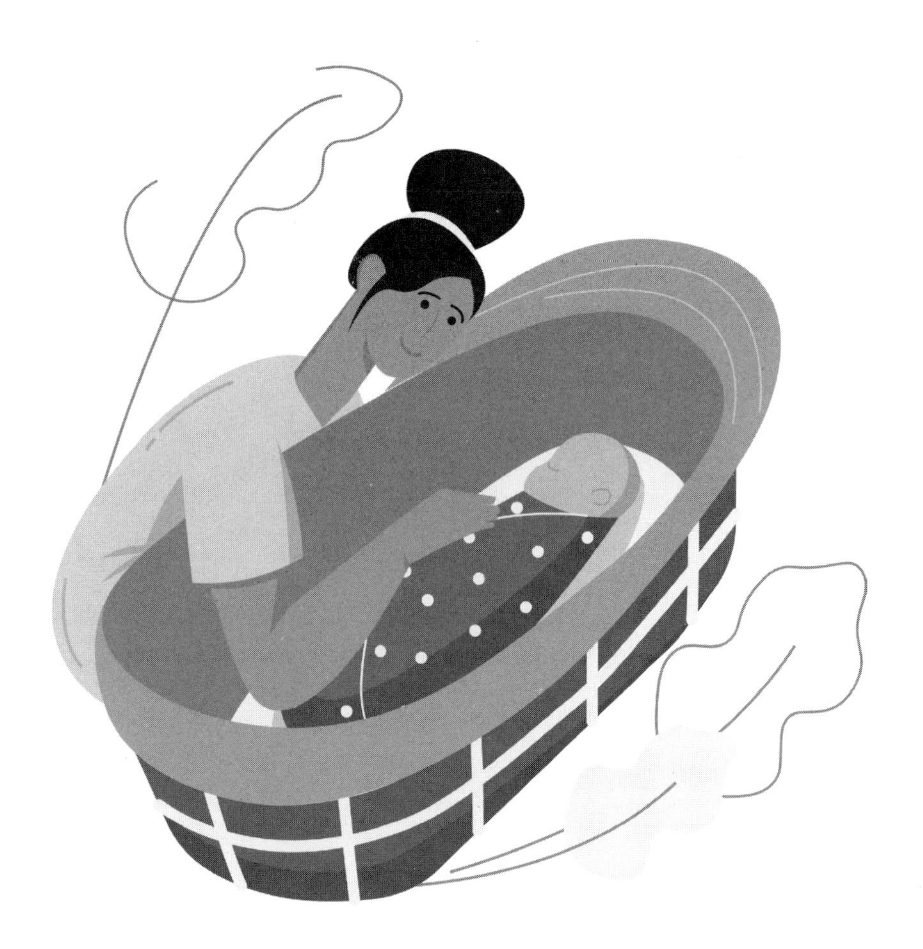

«En cada niño se debería poner un cartel que dijera: Tratar con cuidado, contiene sueños».
Mirko Badiale

Antes de nacer

Si bien en el útero materno el feto experimenta un mundo de sensaciones, en los primeros meses de gestación todavía no podemos hablar de sueño como tal, pero sí es cierto que pasa la mayor parte del tiempo en un estado cerebral muy parecido al de dormir.

Será a partir de las 30 semanas de gestación y hasta concluido el primer mes de vida cuando ya podamos hablar claramente de sueño, diferenciando en el mismo dos fases, una activa y otra más tranquila, muy similares a las etapas de sueño REM y NREM. A medida que avanza el embarazo, el feto pasará más tiempo en la fase tranquila, alternando el sueño con cortos despertares. El futuro bebé irá teniendo un sueño cada vez más complejo, propio de un proceso evolutivo normal.

Aunque el feto duerme alrededor de 20 horas, este tiempo va a estar condicionado a la actividad de la madre. Un feto de siete meses ya responde a los estímulos externos, como ruidos, música, caricias y, también, a los estados emocionales de la futura mamá. Si la madre es tranquila y tiene una actividad moderada, el feto dormirá más y durante más tiempo seguido. Por el contrario, si a través de la madre recibe una mayor estimulación, los periodos de sueño serán diferentes.

Desde el punto de vista científico no podemos afirmar que el feto sueñe, lo único que hasta ahora se ha demostrado es la existencia de una clara actividad cerebral durante el último trimestre del embarazo. Esta actividad cerebral le va a permitir al feto grabar en su subconsciente aspectos de los estímulos y emociones que percibe del exterior.

La infancia

Es en la infancia, sobre todo durante el primer año de vida, cuando se producen los cambios más importantes en el sueño y que, posteriormente, van a dar lugar al patrón definitivo alrededor de la pubertad.

Generalmente, hay grandes cambios en la duración del sueño, en su distribución a lo largo del día y en la proporción de cada una de sus fases. Estos cambios vienen determinados principalmente por factores endógenos y por factores externos.

Prematuros

Según la Asociación Española de Pediatría, un recién nacido prematuro es aquel que nace antes de las 37 semanas de gestación. Aunque los bebés prematuros duermen mucho más que los nacidos a término, los periodos de sueño son más cortos. Como su patrón de sueño es más inmaduro, sus fases de sueño profundo son más breves, mientras que las de sueño ligero son más largas. Es normal que durante las primeras semanas pasen alrededor del 90 % del tiempo durmiendo. Hay que tener en cuenta que apenas tiene energía y la que tiene, la necesita para desarrollarse.

El patrón de sueño de un prematuro dependerá de con cuántas semanas de antelación a la fecha estimada de parto nació y de su estado de salud en general. Contrario a un bebé a término, que puede dormir de seis a ocho horas completas durante la noche a los cuatro meses de edad, el prematuro no lo logrará hasta los seis y ocho meses o incluso más tarde. La condición de prematuro condicionará su patrón de sueño bastante tiempo.

Edad gestacional corregida

La edad corregida es la edad que tendría el bebé si hubiera nacido a las 40 semanas de gestación. Esta se obtiene de las semanas en que el bebé nació o las semanas de prematuridad.

Con un ejemplo lo entenderemos mejor: si el bebé nació en la semana 28 de gestación, fue entonces 12 semanas prematuro (40 – 28 = 12). Si ahora tiene seis meses de edad (24 semanas desde el nacimiento), su edad corregida es: 24 semanas – 12 semanas = 12 semanas (tres meses). La edad corregida por tanto es de tres meses.

Basándonos en esa edad, podremos valorar si la evolución del desarrollo neurológico y físico del bebé es la correcta, teniendo en cuenta que el desarrollo de un prematuro no puede compararse con un bebé nacido a término, al menos hasta los dos años de edad.

LA APNEA DEL PREMATURO

La mayoría de los prematuros tienen apnea del sueño en mayor o menor grado. Son pausas prolongadas de la respiración que pueden ocasionar una menor cantidad de oxígeno en sangre y una bajada de la frecuencia cardiaca.
Este trastorno se debe a que el centro que controla la respiración en el cerebro no está completamente desarrollado. Además, los músculos que mantienen las vías respiratorias abiertas están débiles.
Anemia, dificultades cardiacas o pulmonares, infecciones, disfunción de la temperatura o bajos niveles de oxígeno pueden empeorar la apnea del prematuro. Aunque las apneas son más frecuentes cuanto más prematuro es el bebé, generalmente desaparecen en torno a las 37-38 semanas de edad gestacional corregida.

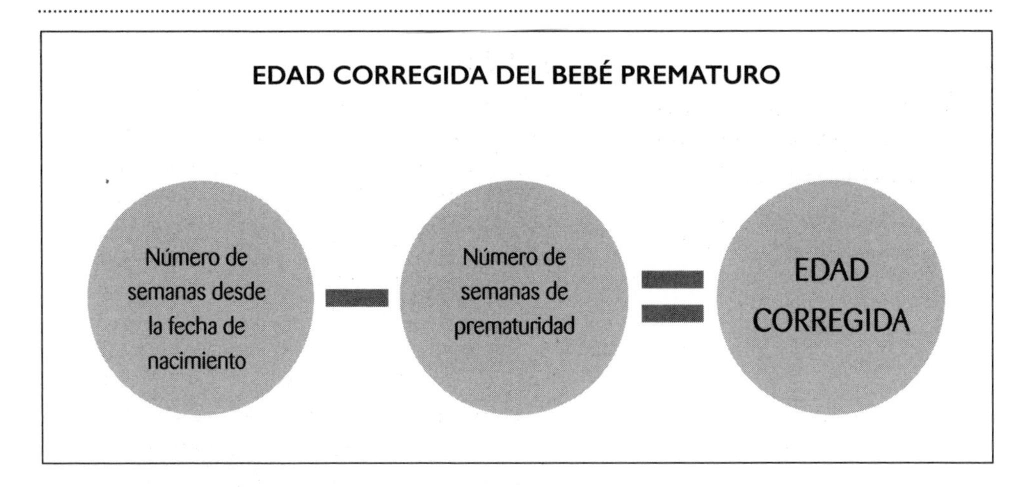

Higiene del sueño

Durante el sueño, es normal que los bebés prematuros se muevan o se sobresalten y, también, gimoteen. Es muy importante vigilar su color y respiración y aprovechar sus pequeños despertares para darles de comer y estimularles.

Si para un bebé nacido a término es importante establecer rutinas para que aprenda a dormir, para un prematuro es vital, ya que su sistema nervioso es más inestable y necesita mucha más tranquilidad y orden para desarrollarse correctamente.

Aunque, debido a problemas respiratorios, los bebés prematuros pueden necesitar ser colocados boca abajo temporalmente mientras están ingresados en la UCI, superada esta fase y de vuelta a casa, es mejor acostarlos boca arriba, a no ser que el médico indique lo contrario, preferiblemente en una cuna pequeña para que se sienta más protegido. También se puede «fabricar» una minicuna dentro de su cuna con un cojín reductor, que es un dispositivo de puericultura que consta de una barrera semicircular acolchada. Este accesorio puede hacer que el bebé prematuro se sienta más cobijado.

El contacto piel con piel es fundamental en los bebés prematuros, tanto con la madre como con el padre, así como el «colecho», una práctica en la que los bebés duermen con uno o los dos progenitores, ya sea en camas continuas o cama y cuna unidas. En concreto, el contacto piel con piel efectuado tras el nacimiento reduce la mortalidad del niño prematuro en un 25 % según estudios de la OMS. Con esta práctica, se le ayuda a regular su temperatura y recibe múltiples beneficios físicos y emocionales que le acompañarán de por vida, tales como estabilidad cardiorrespiratoria, disminución de episodios de apnea, disminución de la ansiedad, mejora del sistema inmune y mayor desarrollo neurológico. Si a esto sumamos los beneficios que aporta a la madre, entre los que se encuentra mayor estabilidad emocional y menos riesgo de depresión posparto, y sabiendo que el ánimo de la madre influye en el bebé prematuro, no lo olvidemos.

¿ES PERJUDICIAL QUE LOS BEBÉS DUERMAN CON LOS PADRES?

Es normal que los padres se sientan culpables si su bebé llora y no salen de inmediato en su auxilio, pero todos los expertos coinciden en que los niños, desde los cuatro meses en adelante, deben dormir en su propia habitación. Además de que ambos van a tener un peor descanso, incluso durmiendo en camas separadas, la separación es necesaria para que los niños aprendan a autorregularse. Desde el punto de vista psicológico, los padres que duermen con sus hijos, lejos de protegerlos del miedo y la inseguridad, les causan un efecto contrario, ya que interfieren negativamente en su crecimiento físico y en su autonomía.

Bebés

Aunque el recién nacido suele dormir entre 18 y 20 horas hasta los seis meses, su sueño puede ser anárquico y descontrolado. Poco a poco irá distinguiendo entre sueño y vigilia y por tanto reduciendo sus horas de sueño. El bebé dormirá menos tiempo, pero más seguido, fundamentalmente por la noche.

Al nacer, los bebés cuentan con solo dos fases de sueño, la fase de sueño profundo y la fase REM. Aunque el sueño evoluciona a medida que el bebé crece, durante sus primeros años de vida pasará por distintas etapas con algunos aparentes retrocesos. Mientras que desde el nacimiento a los tres meses lo más probable es que el bebé tenga un sueño más tranquilo y apaciguado, y duerma más horas, a partir de los tres o cuatro meses su sueño será más ligero y puede despertarse al pasar de una fase de sueño a otra.

De los cuatro a los siete meses, el bebé tendrá un sueño más predecible y poco a poco irá estableciendo sus propias rutinas y creando un patrón de sueño. Alrededor de los seis o siete meses, los bebés ya tienen cuatro fases del sueño. En esta etapa es habitual que se despierte con frecuencia.

A partir de los ocho meses, los bebés ya tienen todas las fases del sueño, pero han de seguir practicando para dormir igual que los adultos. Esta etapa puede alargarse hasta los dos años.

Lactancia materna y sueño

Aunque la libre demanda del pecho puede resultar agotadora para la madre, sobre todo durante el primer trimestre de vida del bebé, pues significa rutinas de sueño intermitentes, los patrones de sueño se van a ajustando progresivamente para el niño y la madre.

Al amamantar a demanda, aumentan los receptores de prolactina en las mamas y se asegura una buena producción de leche pero, además, la prolactina tiene un efecto relajante en la madre: mientras amamanta también descansa. La leche materna contiene triptófano, un aminoácido que favorece el sueño. Al mismo tiempo, la succión del pecho relaja tanto al niño como a la madre y les ayuda a dormir. Además, el contacto piel con piel entre la madre y el recién nacido, cada vez que este succiona al comer, activa una subida rápida de los niveles de oxitocina («la hormona del amor»), que reduce el riesgo de depresión.

Higiene del sueño

Como los recién nacidos no diferencian correctamente el día de la noche, es importante que al principio los padres les ayuden estableciendo ciclos de luz y de oscuridad. La hora más adecuada para dormirle será aquella en la que el bebé no esté excesivamente cansado. Bañarlo, leerle y cantarle puede tranquilizarlo y señalarle el final del día.

Si acostumbramos a mecerlo para que se duerma antes de ponerlo en la cuna, lo más probable es que se acostumbre a ello y no quiera dormir de otra manera. Lo mejor es dejar al bebé en la cuna mientras está somnoliento, pero aún despierto. De este modo, aprenderá a quedarse dormido solo.

La temperatura de su habitación debe estar entre los 18 °C y los 20 °C para que su cerebro pueda desarrollar sus capacidades y descansar mejor. Pero, además de la temperatura, es importante cuidar la luz, los olores o los colores de su cuarto para que todo tenga un aspecto relajado y le invite a descansar.

Cuando el bebé se despierte durante la noche, hay que dejarle claro que no es el momento de jugar. Hay que limitarse a alimentarle si lo necesita, sin encender más luces de las necesarias y haciendo el menor ruido posible.

Siguiendo estas pautas, a partir de los seis meses, el bebé empezará a crear los hábitos de sueño que le acompañarán durante el resto de su vida. Por eso es tan importante una buena higiene de sueño.

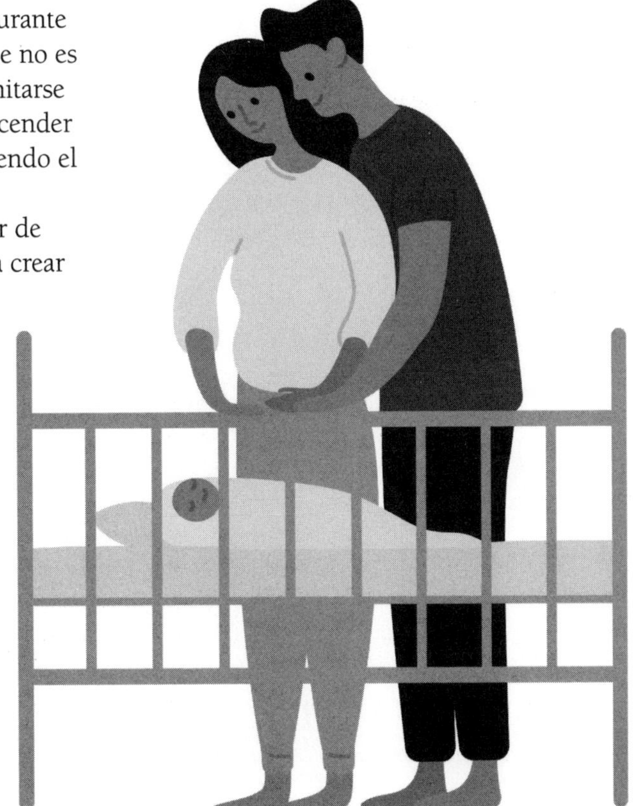

Una cuna segura

Independientemente del gusto de los padres, una cuna ha de ser rigurosamente segura, ya sea nueva o usada. Deben tener ciertas características para ser consideradas seguras.

- **Estar homologada.** Cada país recoge la normativa que deben seguir los fabricantes y esta debe especificarse claramente en la etiqueta de compra. Si tenemos dudas, hay que cerciorarse previamente.

- La **distancia entre los barrotes** no debe ser ni muy pequeña, donde pueda quedar atrapado algún dedo, ni muy grande, donde pueda entrar la cabeza. Entre los 4,5 y 6,5 cm.

- No debe estar fabricada con **materiales tóxicos,** ya que los bebés, sobre todo a partir de que comiencen a gatear o ponerse de pie, pueden chupar los barrotes.

- La **barrera** debe fijarse fuertemente cuando no tenga que moverse.

- El **ancho mínimo** de la cuna ha de ser de 60 cm y, por lo menos, 20 cm más larga que la altura del niño. La altura de la base de la cuna tiene que ser modificable a medida que el niño crece.

- No debe tener **protecciones ni chichonera.**

MÉTODO FERBER

Creado por el pediatra Richard Ferber, fundador del Centro Pediátrico para los Trastornos del Sueño del Hospital Infantil de Boston (Estados Unidos), consiste básicamente en dejar llorar al bebé para que se acostumbre a dormir solo. Este método se puede poner en práctica a partir de los tres meses de edad del bebé. Es un método muy similar al del doctor Estivill en España y tiene tantos defensores como detractores. Nos limitaremos a explicarlo.
El proceso es el siguiente:

- Acostar al bebé en su cuna, darle las buenas noches como habitualmente hacemos y salir de la habitación.
- Si empieza a llorar, dejar que lo haga, al menos durante cinco minutos la primera vez.
- Si continua llorando, se puede acudir a consolarlo, sin levantarle en ningún momento y volver a salir de la habitación.
- Si llora de nuevo, en vez de esperar cinco minutos, aumentar hasta los 10 minutos. Después a 15 minutos y así sucesivamente. Se repetirá el proceso tantas veces como sea necesario, según avancen los días. Se trata de que el bebé aprenda por sí solo a calmarse y autorregularse.

- La cuna contará con **ruedas que puedan bloquearse** para evitar que por accidente pueda desplazarse.

- El **colchón** debe ser del tamaño correcto para que quede bien ajustado a la cuna. Ha de ser firme y estable, y debe colocarse en la posición más baja.

- No debe haber **cojines**, ni peluches, ni ropa de cama suelta.

Tecnología para dormir al bebé

Las apps y dispositivos electrónicos actuales para facilitar el sueño no son solo un apoyo para los adultos, también podemos mejorar el descanso y sueño de los niños con este tipo de recursos, específicos para ellos.

Existen apps para móvil y tablet, de pago o gratuitas, que permiten reproducir sonidos relajantes para que el bebé se duerma, incluso las hay que permiten grabar nuestros propios sonidos para reproducirlos después.

El ruido blanco también está presente en muchas de las apps para bebés, sin olvidarnos de las tradicionales canciones de cuna.

También hay aplicaciones que emiten luces en movimiento suaves que llamarán la atención del bebé haciendo que se concentre en ellas, se calme y consiga conciliar el sueño rápidamente.

«Muchas de las cosas que nosotros necesitamos pueden esperar, los niños no pueden, ahora es el momento, sus huesos están en formación, su sangre también lo está y sus sentidos se están desarrollando, a él nosotros no podemos contestarle mañana, su nombre es hoy».

Gabriela Mistral

Niños

Cada niño es diferente y el número de horas de sueño que necesita varía en función de su edad y, por supuesto, de su singularidad.

De uno a tres años de edad

Durante este periodo de su vida, los niños duermen de 12 a 14 horas, en cada periodo de 24 horas. La ansiedad de la separación de los padres al irse a dormir o las ganas de estar despiertos con papá y mamá pueden hacer que quiera estar más tiempo despierto. Por eso es importante que los padres establezcan unos horarios regulares para acostarse por la noche y también para la siesta. Es un error pensar que si los niños están despiertos hasta tarde, tendrán más sueño a la hora de dormir. Al contrario. Cuando los niños están muy cansados, les cuesta mucho conciliar el sueño. Establecer una rutina para la hora de acostarse ayuda a los niños a relajarse y prepararse para dormir. Esa rutina puede incluir actividades tranquilizadoras, como leerle un cuento o escuchar música suave.

Como los sueños activos comienzan durante estos años, hay que elegir correctamente el contenido de los cuentos que les vayamos a leer antes de acostarse. A los niños de esta edad les asustan mucho estas pesadillas, pues todavía no saben distinguir entre realidad y ficción.

Etapa preescolar

Los niños de tres a cinco años duermen de 10 a 13 horas. Si han dormido lo suficiente por la noche, es probable que no necesiten echarse siesta durante el día. En ese caso, la siesta se puede sustituir por un periodo de tranquilidad y reposo. La mayoría de guarderías y jardines de infancia establecen breves periodos en que los niños se acuestan en colchonetas o descansan de otra manera.

El tiempo que pasan delante de la televisión o la tablet puede alterar el sueño de los niños, por lo que se debe limitar.

Recomendaciones a tener en cuenta

Según la Sociedad Española del Sueño (SES), es aconsejable:

- Establecer un **horario fijo** y regular de sueño. La diferencia de horas de sueño entre el fin de semana y entre semana no ha de ser superior a una hora en niños y dos horas en adolescentes.

- La **hora** de acostar al niño ha de ser lo suficientemente temprana como para permitir que duerma las horas que necesite.

- Crear una **rutina** relajante fija a la hora de acostar al niño durante unos 20-45 minutos: baño, masaje, poner el pijama, contar un cuento..., transmitiendo tranquilidad y seguridad en un ambiente con poca luz y ruido.

- Establecer **asociaciones positivas** con el sueño para que el niño concilie el sueño de forma autónoma y sin la ayuda de los padres, dejándole algunos objetos, como un muñeco de apego, para que se sienta acompañado.

- No dormir al niño en brazos, mamando o acunándole, para que no requiera estas mismas **atenciones** durante los despertares nocturnos ni durante las siestas diurnas. A partir de los cinco o seis meses no es necesario alimentar al niño durante el sueño nocturno.

- No usar la habitación como lugar de **castigo** para evitar la asociación del entorno de dormir con estímulos desagradables o negativos.

- Favorecer el **ambiente** adecuado para dormir: silencio, poca luz y temperatura agradable durante la noche; entorno bien iluminado cuando el niño duerme durante el día.

- Acostar al niño cuando esté **somnoliento** (tranquilo y relajado) pero no dormido, para dejar que inicie el sueño de forma autónoma.

- Realizar una **cena equilibrada**, con un tentempié ligero antes de ir a dormir, evitando el exceso de líquidos.

- Evitar comidas y bebidas **estimulantes** como refrescos de cola o chocolate que puedan ponerle nervioso.

- **Limitar** el uso de televisión, ordenador y móvil en la habitación, y por la noche. Son activadores y su luz estimula el sistema nervioso central.

TERRORES NOCTURNOS

Los terrores nocturnos podrían deberse a un desorden neurológico de alerta, que generalmente se estabiliza alrededor de los siete años de edad.
A diferencia de las pesadillas, los terrores nocturnos suelen darse en la primera mitad de la noche. Cuando se producen, el niño está dormido pero con los ojos abiertos, por lo que su forma de reaccionar es como si no nos viera.
Mientras que las pesadillas se originan en la fase REM, los terrores nocturnos se dan en la fase no REM, una fase en la que no soñamos. Normalmente, el tránsito de una fase del sueño a otra se realiza suavemente, pero en este caso se produce de forma turbulenta.
Aunque no son un problema grave, debemos vigilar que el niño no se haga daño si tiene movimientos incontrolados. Lo más habitual será que se den episodios aislados que irán desapareciendo a medida que el niño crezca.

- Establecer **siestas** regulares durante el día y adecuadas en duración y horario según la edad del niño. Hay que procurar evitar siestas largas, sobre todo las que estén próximas a la hora de dormir.

- Reforzar el **ciclo luz-oscuridad**: se puede exponer al niño a la luz solar durante el día y reducir la intensidad de la luz por la noche, incluso cuando se utilizan filtros para luz azul en los dispositivos electrónicos.

- Seguir los **criterios culturales y familiares** propios de cada niño para decidir acerca de la implantación del colecho.

En edad escolar

Los niños necesitan de nueve a 12 horas de sueño nocturno. Los deberes, las actividades deportivas y extraescolares, y sobre todo en nuestros días, el tiempo que pasan delante de las pantallas, así como el resto de los horarios familiares contribuyen a que los niños no duerman lo que necesitan y, como consecuencia, aparecen cuestiones que afectan a la conducta, como la irritabilidad o la hiperactividad.

Es importante que los pequeños tengan un horario regular para acostarse, sobre todo en los días de colegio, aunque tampoco debe desviarse demasiado durante los fines de semana o las vacaciones. También se debe controlar parentalmente el tiempo que inviertan a diario con los dispositivos electrónicos. Lo más conveniente es que no tengan ni móvil ni pantallas en su dormitorio, así evitaremos muchas tentaciones y sabremos que no hay peligro.

¿Es seguro el colecho?

El colecho o cama familiar es una práctica en la que bebés o niños pequeños duermen con uno o los dos progenitores, ya sea en la misma cama, en camas continuas o cama y cuna unidas.

Aunque hasta el siglo XIX era una práctica habitual, debido a que las casas eran pequeñas, durante bastantes años fue una costumbre denostada por los riesgos que entrañaba. Pero, últimamente, son mayoría los expertos que la aconsejan, siempre y cuando se sigan unas normas de seguridad. Según la Asociación Española de Pediatría son estas:

- El bebé debe permanecer siempre **boca arriba** y con la cabeza completamente destapada para evitar que pueda ahogarse.
- Hay que usar un **colchón firme** y evitar camas de agua o camas pequeñas. Además, se evitarán los colchones en los que el bebé pueda quedar atrapado o caer por los lados.
- La forma más segura de practicar colecho es adosar una cuna a la cama, para que el bebé tenga **su propio colchón,** de manera que quede lo suficientemente próximo a sus padres, sin necesidad de invadir su espacio.
- Durante el tiempo que dure el colecho, no se puede compartir la habitación con **mascotas.**
- Se debe **evitar la sobrecalefacción** del ambiente y el uso de mantas pesadas.
- No debe practicarse el colecho si uno de los padres es **fumador,** ha consumido **alcohol, drogas** o cualquier otra **medicación** que afecte al sueño. Ni tampoco si tiene fiebre o está enfermo.

Beneficios

- Los niños que duermen con sus padres, se sienten más **seguros y protegidos.** El bebé tiene menos estrés. Esto también se traduce en un descanso para los padres que no se desvelan con los llantos del pequeño.
- Los ciclos de sueño del bebé y la madre **se sincronizan,** mejorando así las tomas del pecho y el descanso de ambos. En general, la lactancia se ve muy favorecida con esta práctica.
- Se establece un buen **control de la temperatura** del bebé. La madre y el hijo tan cercanos favorece el contacto piel con piel, se produce sincronía termal.

- **Desciende la apnea** del bebé.

- La cama familiar aumenta el **vínculo del bebé con sus padres**, creando lazos de confianza desde los primeros meses de vida.

- La tasa de incidencia de **muerte súbita** del lactante disminuye.

Inconvenientes

Solo hay dos casos en los que el colecho no está aconsejado médicamente: si alguno de los progenitores sufre obesidad mórbida o toma algún medicamento que produzca somnolencia, ya que aumenta el riesgo de accidente y que se produzca asfixia del bebé.

El segundo caso es el de los bebés prematuros que, si no han alcanzado los 2,5 kg de peso, es recomendable que duerman en una cuna aparte.

Sin embargo, también hay otro tipo de razones que algunos padres se plantean a la hora de decidir si incorporan el colecho a su vida. Una puede ser el temor a que el niño se vuelva más dependiente. Por ejemplo, que cuando llegue el momento de dormir solos en su propio dormitorio, desarrollen inseguridad y miedo. Esto no tendría por qué darse si el bebé ha desarrollado bien sus figuras de apego y evoluciona correctamente a lo largo de la etapa vital de la infancia, por tanto no debería ser un obstáculo.

Otra cuestión es que algunas parejas refieren que el colecho, sobre todo si se alarga demasiado en el tiempo, interfiere en su vida íntima y disminuye el contacto sexual de la pareja, lo que puede generar un distanciamiento entre ellos. Esta sí es una cuestión personal que cada pareja deberá valorar teniendo en cuenta, no solo el bienestar de su bebé, sino también el suyo propio.

«Los buenos hábitos formados en la juventud marcan toda la diferencia»
Aristóteles

Adolescentes

La pubertad cambia el reloj interno de un adolescente, retrasando el tiempo en el que empieza a sentir sueño y en el que se despierta.

Aunque los adolescentes necesitan de ocho a 10 horas de sueño por la noche, la mayoría no las duermen. La sobrecarga de deberes, las actividades extraescolares, las relaciones sociales y el uso, muchas veces excesivo, de los dispositivos electrónicos, provocan que muchos adolescentes tengan un déficit de sueño crónico.

Cuando la falta de sueño se acumula a lo largo del tiempo, puede originar trastornos de conducta, problemas en el colegio, tanto de rendimiento como sociales, somnolencia y dificultades para concentrarse, depresión y baja autoestima y tendencia a comer en exceso, originando sobrepeso u obesidad.

A la falta de sueño, también hay que añadir la toma de estimulantes, como pastilllas o bebidas energizantes o con cafeína, con el consiguiente efecto negativo sobre la salud y el sueño.

El sueño del adolescente se caracteriza por un retraso, tanto en el inicio como en la finalización, de la secreción nocturna de la melatonina, por lo que el inicio del sueño se retrasa. A esto hay que añadir que acumula de forma más lenta la presión de sueño a lo largo del día. Su nivel de somnolencia a última hora del día es menor y, por tanto, se retrasa el inicio del sueño.

¡CUIDADO CON LOS WASAPS!

Los teléfonos móviles son pésimos compañeros de cama, especialmente cuando se apagan a media noche. Los adolescentes pueden pensar que todos los mensajes se deben contestar inmediatamente, sin importar la hora. Incluso si la utilización del móvil se realiza en las primeras horas de la noche pueden afectar el sueño. Además, escuchar las alertas constantes de los wasaps puede hacer imposible relajarse y quedarse dormido. Es imprescindible establecer limites para el uso del móvil, así como el resto de aparatos electrónicos.

«Todas las personas mayores fueron al principio niños, aunque pocas de ellas lo recuerdan».
Antoine de Saint-Exupéry

Adultos

Aunque los estudios neurofisiológicos confirman que el hombre y la mujer son iguales en lo referente al sueño, lo cierto es que, independientemente de la edad, los trastornos del sueño son dos veces más frecuentes en las féminas. Las mujeres suelen tener un sueño más ligero y fluctuante que el de los hombres. Sin embargo, aunque ellos tienen un descanso más profundo, tardan más en dormirse.

En cuanto a las patologías, los hombres son más propensos a sufrir narcolepsia, apnea del sueño y pesadillas, mientras que las mujeres padecen con mayor frecuencia síndrome de piernas inquietas, fatiga e insomnio, además de patologías exclusivamente femeninas como la hipersomnia ligada al ciclo menstrual y al embarazo.

El insomnio es una patología común en ambos sexos, pero sus efectos al despertar son diferentes. Las mujeres que sufren de insomnio suelen tener dolores de cabeza por la mañana y frecuentes cambios de humor durante el día. Trastornos que no suele tener el hombre. Además, las mujeres sufren más problemas de salud por falta de sueño que los hombres, al incrementarse varios marcadores asociados a un mayor riesgo de sufrir obesidad, hipertensión, cardiopatías y diabetes tipo 2.

Mujer: a merced de las hormonas

Los diferentes cambios hormonales que sufren las mujeres durante toda su vida influyen negativamente en la calidad de su sueño y en la aparición de algunos trastornos como el insomnio o la fragmentación del sueño.

Los estrógenos actúan sobre la temperatura corporal dentro del ritmo circadiano, de ahí los calores nocturnos durante la menopausia, dilatando la parte superior del sistema respiratorio. Por esta razón, la mujer no suele sufrir apneas del sueño hasta la menopausia. Por el contrario, la progesterona ejerce un efecto sedativo y estimula el centro respiratorio.

Durante la menstruación, en el embarazo o con la llegada de la menopausia, en la mujer se produce una disminución significativa en la calidad y cantidad de horas de sueño.

Menstruación

Tanto en los días previos, como durante la propia menstruación, la segregación de progesterona provoca que la mujer tenga dificultades para conciliar y mantener el sueño, además de encontrarse más somnolienta durante el día. Por si esto fuera poco, también se altera la secreción de melatonina y descienden los niveles de hierro en la sangre, un factor que predispone a padecer el síndrome de piernas inquietas.

Además, la calidad y cantidad de sueño se puede ver afectada negativamente por factores propios de la menstruación, como el dolor menstrual.

Pero los trastornos propios de la menstruación pueden aliviarse. ¿Cómo? Teniendo en cuenta una serie de pautas. Durante los días de la regla es fundamental hacer ejercicio y no dejarse tentar por el sedentarismo. No olvidemos que el ejercicio fortalece los músculos, activa la circulación y favorece el sueño. También es importante llevar una alimentación equilibrada, con pocas grasas, fritos o alimentos muy condimentados, sobre todo por la noche. Beber agua abundantemente es tanto o más importante. Como mínimo, hay que tomar dos litros de líquido al día, de agua natural, para compensar la pérdida de fluidos y combatir la hinchazón.

Embarazo

Debido a las continuas variaciones hormonales, para una mujer embarazada dormir confortablemente supone un auténtico reto. El aumento de los niveles de progesterona le va a provocar una gran somnolencia y mucho cansancio durante el día y, al llegar la noche, puede tener episodios de insomnio y sufrir síndrome de piernas inquietas o apnea del sueño.

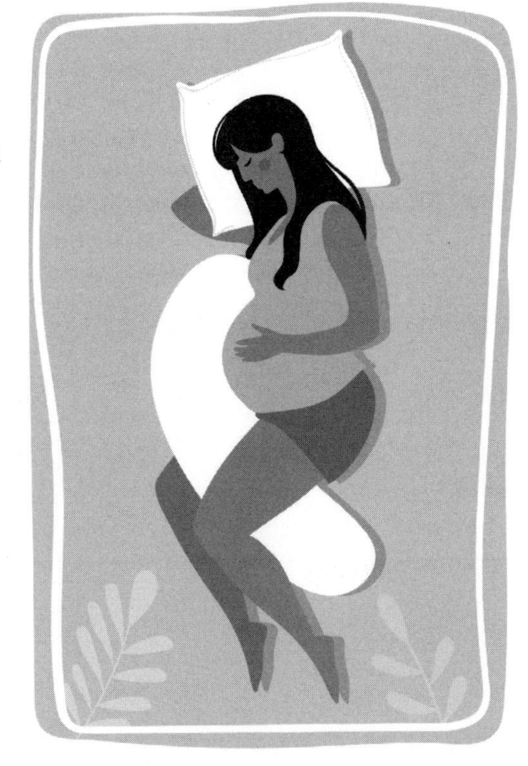

Si bien la mayoría de los trastornos del sueño que se originan durante el embarazo van a persistir hasta el parto, una buena higiene del sueño puede aliviarlos. Los especialistas aconsejan planificar horarios, realizar actividad física por la mañana si el médico lo autoriza, dormir del lado izquierdo, no tumbarse sobre la espalda durante largos periodos de tiempo, beber abundante agua durante el día, no ingerir alimentos ácidos, picantes o fritos y comer raciones pequeñas.

POSICIÓN ADECUADA PARA DORMIR

Uno de los problemas más frecuentes durante el último trimestre del embarazo es encontrar una postura cómoda para dormir. Independientemente de cómo haya dormido hasta ahora, lo mejor es dormir sobre el lado izquierdo, pues en esta posición la futura mamá evitará que el peso del bebé descanse sobre ella, además de permitir un mejor flujo sanguíneo de los dos.
Aunque lo idóneo es dormir sobre el lado izquierdo, la embarazada también puede dormir sobre el lado derecho. Lo que no debe hacer es dormir boca arriba, ya que en esta posición el útero presiona la vena cava inferior y dificulta el drenaje.
¿Consecuencias? Palpitaciones, edemas en las piernas, hemorroides o caída de la tensión arterial.

Primer trimestre

Junto con una mayor somnolencia durante el día, la mujer embarazada tiene un sueño más ligero y se despierta frecuentemente, todo ello debido al aumento de la progesterona. Además, hay otros factores que pueden influir sobre el sueño, como dolor de espalda y cambios corporales, aumento de la frecuencia de micción y náuseas o vómitos.

Segundo trimestre

Los problemas más habituales durante esta etapa son: ardor debido a reflujo gastroesofágico, ya que los órganos de la cavidad abdominal se desplazan para dejar sitio al crecimiento uterino, y pesadillas.

Tercer trimestre

Es, sin duda, el periodo peor para conciliar bien el sueño. Es habitual sufrir dolor de espalda, malestar general, sueño muy ligero, despertares frecuentes y aumento de la micción nocturna.

Debido al aumento del perímetro abdominal y de la presión del útero sobre el diafragma, muchas embarazadas roncan e, incluso, pueden tener episodios de apnea del sueño. Si esto ocurre, la embarazada tendrá que consultarlo con el médico, ya que se ha observado una mayor incidencia de hipertensión, preeclampsia y retraso del crecimiento intrauterino del feto en las embarazadas roncadoras.

Menopausia

Las hormonas vuelven a tener una gran influencia en el sueño de la mujer durante el climaterio (fase anterior a la menopausia) y la menopausia. En el climaterio comienza la caída de la función ovárica y, por tanto, la producción de estrógenos y progesterona disminuye. Con el cese de la menstruación, debido a que los ovarios dejan de producir estrógenos, se va a producir un importante desajuste hormonal, causante de la aparición de sofocos, sudoración nocturna, urgente necesidad de orinar, somnolencia durante el día, irritabilidad y ansiedad.

Durante la menopausia, las constantes molestias hacen que sea difícil disfrutar de un descanso nocturno reparador. Las mujeres tienen más dificultades para conciliar el sueño, se despiertan varias veces durante la noche o se desvelan de madrugada.

Si bien el 22 % de las mujeres padece insomnio, el porcentaje se eleva a 35 % en la menopausia y el 40 % cinco años después.

Disminución de estrógenos y progesterona

La disminución progresiva de la producción de estrógenos repercute directamente en la capacidad del cuerpo para controlar los cambios de temperatura. Y como consecuencia de esa disminución, surgirán los molestos sofocos, una sensación de calor intensa y repentina en la cabeza, el cuello y el tórax, y que suele venir acompañada de sudoración, palpitaciones y ansiedad.

Aunque los sofocos se pueden producir en cualquier momento, las situaciones estresantes, las comidas copiosas o el consumo de alcohol y café pueden alterar todavía más este trastorno, sobre todo durante la noche.

Durante la menopausia, el nivel de progesterona, al igual que el de estrógenos, va a sufrir una disminución. Teniendo en cuenta que una de las principales funciones de la progesterona es la de controlar el sueño, no es de extrañar que este se vea perjudicado.

Baile de estrógenos y progesterona

Los estrógenos afectan a la fase de sueño REM. Actúan sobre la temperatura corporal dentro del ritmo circadiano (de ahí los calores nocturnos en la menopausia) y dilatan la parte superior del sistema respiratorio (por eso la mujer sufre más apneas del sueño durante la menopausia). La progesterona, en cambio, actúa sobre el sueño NREM, ejerciendo un efecto sedante y estimulando el centro respiratorio.

«Envejecer es como escalar una gran montaña; mientras se sube las fuerzas disminuyen, pero la mirada es más libre, la vista más amplia y serena».
Ingmar Bergman

Ancianos, los más madrugadores

Podría decirse que dormir menos por la noche es cosa de la edad, porque con los años, los niveles de secreción de la melatonina, la hormona responsable de regular nuestros patrones de sueño, va siempre disminuyendo. Esta disminución, junto con una serie de patologías asociadas a la edad, es la causa de que las personas mayores duerman menos tiempo y se levanten muy temprano.

A medida que envejecemos, el sueño se vuelve más ligero, por lo que es más fácil que una serie de factores externos, como el ruido, nos despierten. Además, con la edad, nuestro reloj interno se suele adelantar, de modo que nos cansamos más temprano por la noche y nos levantamos más temprano por la mañana. De hecho, los abuelos suelen ser los más madrugadores de la casa.

Mientras que un adulto joven necesita dormir entre siete a nueve horas diarias, para los mayores de 65 años lo saludable es descansar entre siete y ocho horas al día, aunque rara vez se cumplen. Una persona mayor de 70 años suele dormir poco, entre cinco y seis horas, pero afortunadamente también se echa dos siestas, de 10 a 20 minutos, durante el día, con lo que compensa el déficit nocturno. Lo importante es que el cómputo total de horas de sueño sea saludable.

Aunque consideremos normal que los adultos mayores duerman menos, lo cierto es que dormir bien es igual de importante para su salud mental y física que para la del resto de las personas. Si bien los mayores permanecen más tiempo en la cama que los adultos jóvenes, gran parte de ese tiempo permanecen despiertos, debido a los frecuentes despertares. Eso supone que echen más de una cabezadita durante el día para compensar.

Debemos tener en cuenta que los trastornos de sueño alteran la memoria, la concentración, la coordinación, la función cardiaca y los estados de ánimo, aún más en esta etapa de la vida.

SUEÑO SALUDABLE Y SEGURO

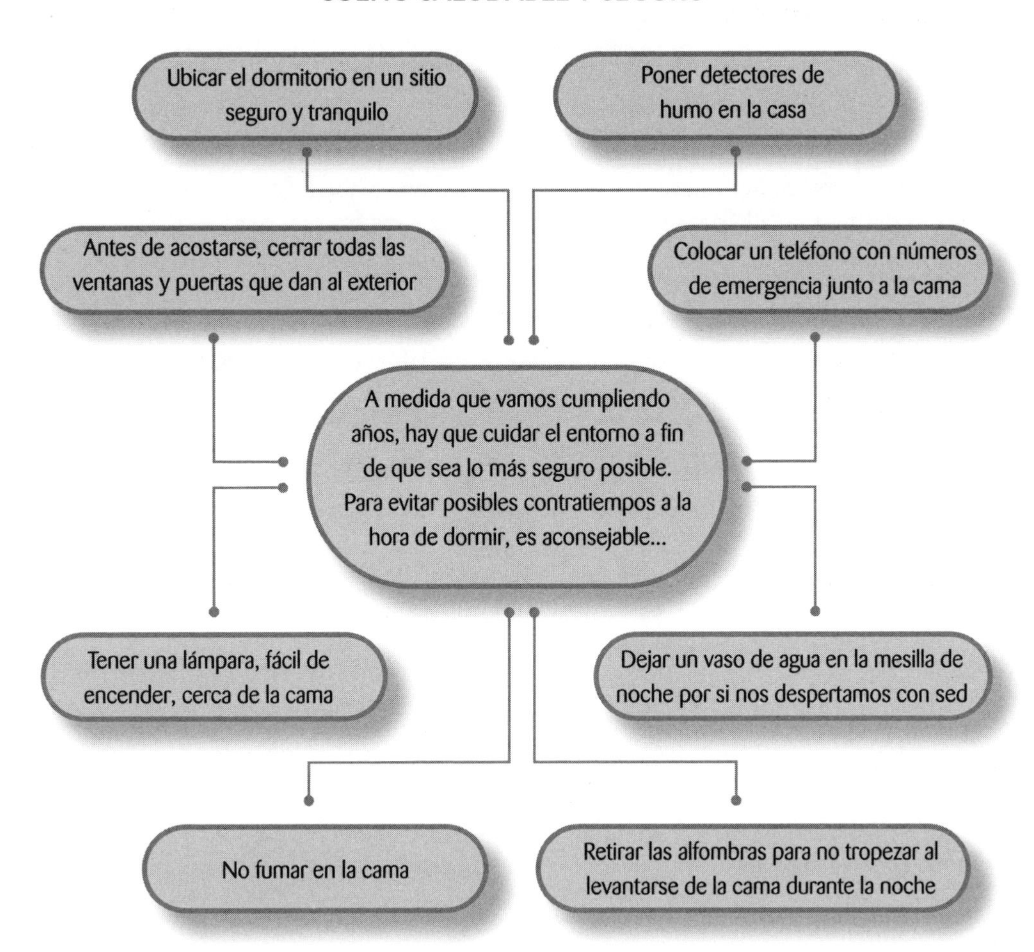

Trastornos asociados a la edad

El insomnio, crónico o intermitente, es el principal trastorno del sueño al que se enfrentan los mayores. Pero no es el único. También suelen tener dificultades para conciliar el sueño o, por el contrario, dormir más de las horas recomendadas, así como síndrome de piernas inquietas, narcolepsia y apnea del sueño, un trastorno en esta edad.

Más allá de la disminución de la melatonina debida a la edad, los trastornos del sueño pueden deberse a una serie de malos hábitos, como consumo de alcohol, sedentarismo, dieta inapropiada, tabaquismo, consumo excesivo de bebidas de cola o con cafeína, o enfermedades como Alzheimer, Parkinson, insuficiencia cardiaca, afecciones cerebrales, depresión, ansiedad, diabetes, estrés, dolencias reumatológicas o incontinencia urinaria, sedentarismo e inactividad y, por supuesto, la ingesta de medicamentos, que suele ser mayor en este momento de la vida que en otras edades.

Mejorar los hábitos

A pesar de los contratiempos propios de esta etapa de la vida, siempre podemos adoptar algunas medidas para estimular el sueño nocturno mejorando nuestros hábitos cotidianos. Es conveniente tener en cuenta los siguientes consejos:

- Es mejor **cenar algo ligero** y además unas tres horas antes de irse a dormir, para dar tiempo a la digestión y procurando no consumir alimentos ricos en carbohidratos ni bebidas estimulantes más allá de las 16 horas.

- No se deben **ingerir líquidos** tres horas antes de ir a la cama, con este truco se puede conseguir no tener que levantarse varias veces durante la noche a orinar, interrumpiendo el sueño.

- No es buena idea echarse la **siesta**, salvo que se duerma poco por la noche o con muchas interrupciones. De esta forma, acumularemos el cansancio necesario para la noche.

- Es aconsejable practicar alguna **actividad física** adecuada a la edad, preferiblemente durante el día.

- No deberían ver la **televisión,** ni usar dispositivos electrónicos antes de irse a la cama, pues las pantallas no permiten un descanso eficaz. En su lugar, se puede leer un libro o escuchar música relajante.

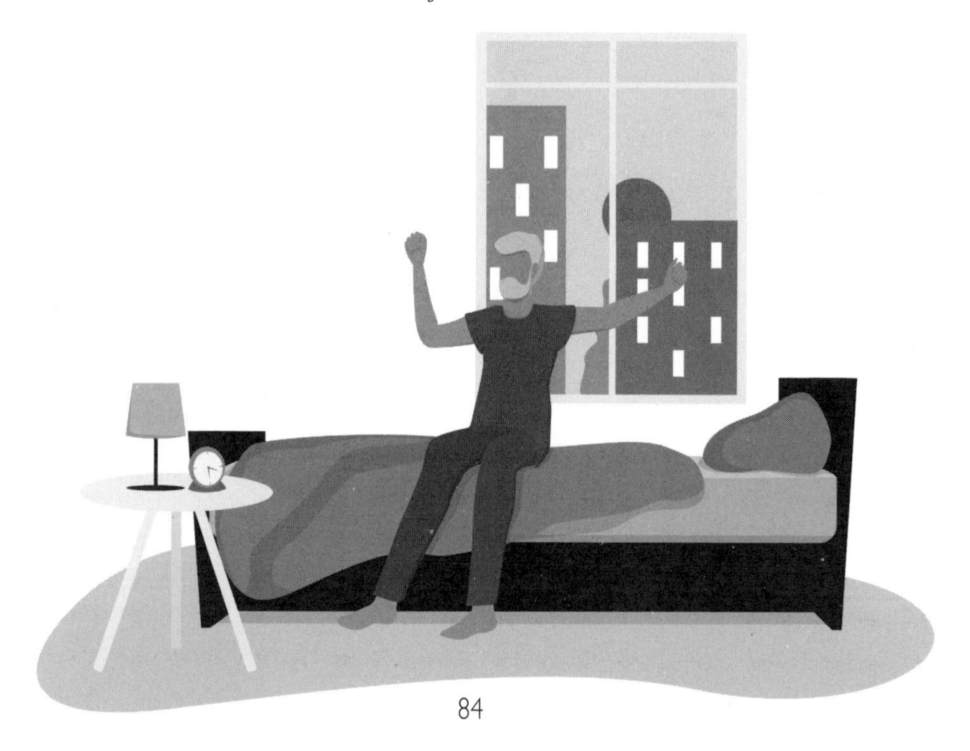

- La cama debe utilizarse **solo para dormir.** Darle otros usos hace que el cuerpo no adquiera una buena rutina de sueño.

- En lo posible, hay que **respetar los horarios,** tanto la hora de irse a la cama como la hora de despertarse. Acostarse y levantarse siempre a la misma hora es un buen hábito que ayuda al cerebro a situarse.

- Nunca se deben tomar **medicamentos para dormir** sin la debida supervisión médica.

- Es una buena idea **mantenerse activo** desde por la mañana, saliendo a dar una vuelta a la luz del día. La exposición a la luz es fundamental para mejorar el ánimo y dormir mejor.

Enfermedad de Alzheimer y sueño

A menudo, la enfermedad de Alzheimer cambia los hábitos de sueño. Las personas que padecen Alzheimer pueden dormir demasiado o, por el contrario, no dormir lo suficiente. Algunas se despiertan frecuentemente y otras deambulan o gritan durante toda la noche.

Pero quien sufre Alzheimer no es la única persona que pierde el sueño. Los cuidadores pueden pasar muchas noches sin dormir, razón por la que deben ser más estrictos en su higiene de sueño.

Si cuidamos de una persona con Alzheimer, debemos asegurarnos de que no haya objetos en el suelo, guardar los medicamentos bajo llave, colocar barras de apoyo en el baño y poner una puerta de seguridad en las escaleras.

«Durante mis años formativos en el colchón, me entregué a profundas cavilaciones sobre el problema del insomnio. Al comprender que pronto no quedarían ovejas que contar para todos, intento el experimento de contar porciones de oveja en lugar del animal entero».
Groucho Marx

Un buen diagnóstico

Dormir bien es un derecho y no disfrutar de un sueño reparador a la larga acaba enfermando. En cualquier etapa de la vida, un mal descanso va deteriorando el organismo, empeorando la salud y favoreciendo trastornos tan importantes como la diabetes, la obesidad o las demencias.

Por eso, antes de que nuestros problemas con el sueño se cronifiquen, es esencial acudir al médico de cabecera. Tras realizar los exámenes pertinentes, nos indicará las pautas que tenemos que seguir para superar el problema y, si es necesario, nos pondrá un tratamiento o nos enviará a un especialista en trastornos del sueño.

Cuándo acudir al médico

Si llevamos más de un mes con un sueño alterado o insuficiente, deberíamos pedir una cita con el médico de cabecera o con un médico especialista en medicina del sueño. Es importante no retrasar más la cita, ya que un problema puntual podría convertirse en un trastorno crónico.

Cualquiera de estas situaciones es motivo suficiente para acudir al médico:

- Si tenemos problemas de sueño o una mala calidad durante un mes o más.
- Si la sensación de somnolencia diurna interfiere en nuestras actividades.
- Si nos han dicho que roncamos o que hemos tenido apneas del sueño.
- Si nuestra pareja o acompañante se nos ha quejado de movimientos o comportamientos raros mientras dormimos.
- Si los movimientos involuntarios en las piernas nos dificultan un sueño reparador.
- Si aquellos que nos rodean nos ven somnolientos, desmotivados o apáticos.

Información detallada

Para que el médico pueda realizar un diagnóstico correcto, no solo nos hará una exploración física, también valorara la realización de un estudio completo (analíticas, consulta psicológica, estudio del sueño, etc.). Además, le será de gran ayuda toda la información que nosotros podamos ofrecerle. Por esa razón, antes de acudir a la cita debemos preparar nuestra conversación cuidadosamente. Será necesario que preparemos una lista de todos los remedios y prácticas que hemos probado para dormir, así como una lista de los medicamentos que estamos tomando regularmente.

Para poder definir el problema concreto que sufre el paciente, la **historia clínica** debe incluir una historia del sueño completa y exhaustiva. Es importante que acuda a la consulta la persona que con la que comparte su dormitorio, pues puede aportar datos sobre el sueño del paciente que este a lo mejor desconoce.

En el historial se deben tener en cuenta los antecedentes familiares (si algún familiar ha tenido trastornos del sueño) y personales (enfermedades médicas y psiquiátricas, actuales o pasadas, que puedan relacionarse con el insomnio).

Tratamiento

Normalmente, el tratamiento los trastornos del sueño se basa en una combinación de medidas farmacológicas y no farmacológicas. Entre estas últimas están aquellas que implican mejorar la higiene del sueño y cambiar el estilo de vida.

Otro aspecto importante del tratamiento tiene que ver con las técnicas de modificación de conducta y cognitivas. La psicoterapia está especialmente indicada dada la importancia de los factores psicológicos en el origen y mantenimiento del insomnio crónico y demás trastornos del sueño.

DIARIO DEL SUEÑO

Llevar un diario del sueño es una herramienta muy útil tanto en el diagnóstico como en el seguimiento y valoración del efecto del tratamiento, pues ayuda a identificar patrones y condiciones que pueden estar afectando al sueño. También sirve para que el paciente sea más objetivo en cuanto a la valoración de su propio insomnio.

Durante 15 días consecutivos, debemos ir anotando la hora a la que nos acostamos, cuánto hemos tardado en dormirnos, el número de despertares nocturnos, la hora a la que nos levantamos por la mañana y las siestas o periodos de sueño diurno. Además, también anotaremos los fármacos que tomamos y la dosis.

Para facilitar la tarea, lo más apropiado es que, por la mañana, rellenemos la información correspondiente a la noche y, por la noche, antes de acostarnos, la información correspondiente al día.

ESTUDIO DEL SUEÑO (POLISOMNOGRAFÍA)

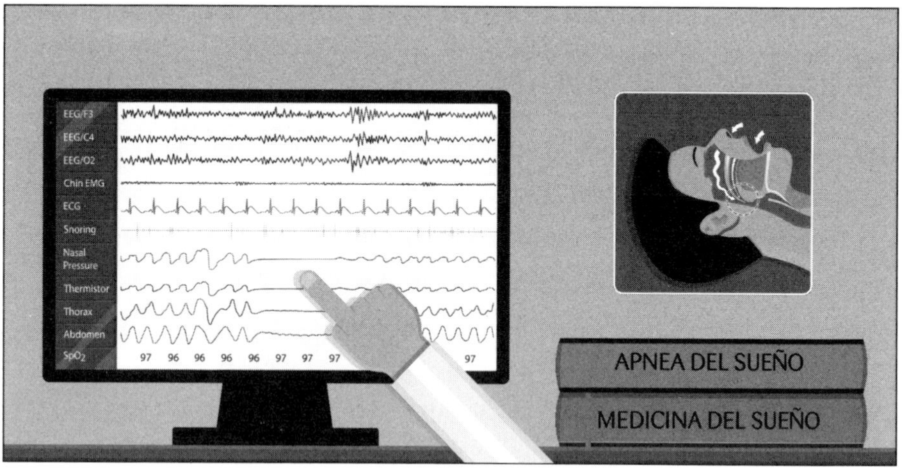

Estudio del sueño

Los estudios del sueño son una serie de pruebas que registran lo que le sucede a nuestro cuerpo mientras dormimos. Se trata de averiguar la causa de nuestro trastorno del sueño, en caso de padecerlo. Estos estudios se realizan en la Unidad del Sueño del hospital o centro especializado en trastornos del sueño. Esta unidad cuenta con un amplio equipo médico formado por neurofisiólogos, neumólogos, neurólogos, psiquiatras, otorrinolaringólogos, psicólogos y pediatras, coordinados por un especialista en trastornos del sueño.

Los estudios del sueño más comunes son la polisomnografía, la prueba de latencia múltiple del sueño y la prueba de mantenimiento de la vigilia.

Polisomnografía (PSG)

La polisomnografía (PSG) es una técnica neurofisiológica que estudia el sueño mediante el registro de múltiples parámetros fisiológicos. Mientras el paciente duerme, el polígrafo va registrando y almacenando diferentes señales fisiológicas: actividad cerebral, movimientos oculares, niveles de oxígeno y dióxido de carbono en sangre, frecuencia y ritmo cardiacos, frecuencia y ritmo respiratorios, flujo de aire a través de la boca y la nariz, ronquidos, movimientos musculares del cuerpo y movimientos del pecho y del abdomen.

Aunque la mayoría de las veces la polisomnografía se realiza por la noche en la unidad del sueño, puede hacerse también durante el día en el caso de los trabajadores por turnos que habitualmente duermen durante el día.

Mediante esta prueba se puede descartar o confirmar insomnio, apnea del sueño, síndrome de piernas inquietas, movimientos periódicos de las piernas, parasomnias, narcolepsia, hipersomnias, crisis epilépticas nocturnas, sospecha de alteraciones irritativas en el electroencefalograma de las personas epilépticas, que no son evidentes durante la vigilia, etc. Pero, además de diagnosticar un trastorno del sueño, la polisomnografía también se emplea para iniciar o ajustar el tratamiento correspondiente al mismo.

Básicamente, durante la polisomnografía al paciente se le colocan unos electrodos para captar la corriente eléctrica que emite su cuerpo, que están conectados a un aparato llamado polígrafo. Los electrodos actúan como pequeños micrófonos que recogen las variables biológicas y la actividad cerebral mientras dormimos o intentamos conciliar el sueño.

Estos electrodos se ponen en el cráneo para mirar la actividad eléctrica del cerebro, en el canto de los ojos para seguir los movimientos oculares, en el tórax para medir el ritmo cardiaco y valorar si se producen taquicardias y bradicardias, bajo la rodilla para medir las posibles sacudidas de las piernas y en la barbilla para controlar la actividad muscular.

Además, al paciente se le coloca una pinza en el dedo índice, que va conectada a un oxímetro, para medir la saturación de oxígeno, y unas sondas bajo la nariz y delante de la boca para controlar la respiración naso-bucal.

Por último, también se le coloca un cinturón en el abdomen para registrar los movimientos respiratorios del diafragma y el tórax.

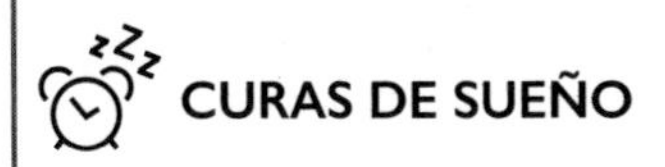

Aunque erróneamente hemos llegado a creer que las curas de sueño, muy de moda en las décadas de los 60 y 70 del siglo xx, consistían en que la persona se pasaba una semana en la cama con el fin de recuperar fuerzas, estas en realidad consistían en aportar al paciente las condiciones idóneas para conseguir un sueño reparador. Actualmente, existen clínicas que ofrecen terapias de relajación (yoga, meditación, etc.) y, en los casos necesarios, tratamientos con fármacos. No se trata de recuperar las horas perdidas de sueño, ya que esto es imposible de conseguir.

Prueba de latencia múltiple del sueño (TLMS)

El test de latencia múltiple de sueño (TLMS) es la prueba que se utiliza habitualmente para la valoración de la somnolencia. La noche previa a la prueba se realiza una polisomnografía nocturna que ya hemos visto (PSG), para documentar la calidad y cantidad de sueño. A la mañana siguiente es cuando se hace el test de latencia múltiple del sueño. Es necesario que el paciente al que le van a realizar la prueba haya dormido antes seis horas, como mínimo. El TLMS consiste en el registro de cuatro o cinco siestas, de unos 40 minutos cada una, que se realiza cada dos horas desde que el paciente se despierta de la PSG. Entre las siestas, al paciente no le está permitido dormir ni fumar. Normalmente se utiliza como ayuda para el diagnóstico de la narcolepsia y también para poder diferenciar la narcolepsia de hipersomnia idiopática.

Prueba de mantenimiento de la vigilia (MWT)

Esta es la prueba más eficaz para registrar si nos podemos mantener o no despiertos durante un tiempo en el que normalmente se debería estar despierto.

La prueba consiste en que el paciente deberá pasar por supuesto la noche, pero también parte del día siguiente, en la unidad de trastornos del sueño del hospital. Durante la prueba, el paciente intentará mantenerse despierto sin dormir siestas durante el día.

Tratamiento farmacológico

Actualmente, disponemos de muchos fármacos para dormir, incluso algunos se venden en farmacias libremente, sin necesidad de ninguna prescripción médica. Como cualquier otro medicamento, todos tienen ventajas e inconvenientes que debemos tener en cuenta. Además, si bien nos ayudan a dormir, no son una cura para el insomnio, sino más bien un tratamiento sintomático, de manera que solo sirven puntualmente, pero no curan la patología.

A veces, los fármacos para dormir enmascaran otro trastorno diferente. Esta es la razón por la que el insomnio tiene que estar bien evaluado por un especialista antes de prescribir una medicación.

En resumen, los fármacos para el insomnio, aunque eficaces, no son la panacea y deberían ser el último recurso. Antes que acudir a ellos tendríamos que realizar cambios en nuestro estilo de vida y hábitos de sueño, así como recurrir a terapia psicológica.

Efectos secundarios

Lamentablemente, además, los medicamentos para dormir pueden tener efectos secundarios graves y volverse menos efectivos a largo plazo. Por ejemplo,

ACTIGRAFÍA Y RITMO CIRCADIANO

Si el médico cree que podemos tener un trastorno del sueño a causa nuestro trabajo por turnos o cualquier otro problema relacionado con el reloj interno del cuerpo (ritmo circadiano), nos prescribirá una actigrafía.

Esta prueba consiste en llevar un dispositivo en la muñeca o en el tobillo parecido a un reloj de pulsera. El dispositivo mide nuestros movimientos durante el sueño y también cuando estamos despiertos, proporcionando una información de la estructura de nuestro sueño a través de la actividad física y movimientos.

La actigrafia se realiza sobre todo en pacientes con trastornos del ritmo sueño-vigilia: *jet lag*, síndrome de retraso de fase, insomnio o síndrome de piernas inquietas.

interrumpen el proceso natural de sueño-vigilia y es fácil que creen dependencia. De hecho, sus beneficios pueden verse a veces superados por los efectos secundarios negativos, por lo que conviene conocer esos riesgos antes de tomar una decisión. Los efectos secundarios más frecuentes son:

- Generan dependencia.
- Producen aturdimiento y somnolencia diurna.
- Favorecen la pérdida de memoria.
- Pueden crear un estado de confusión y menor conciencia.
- En ocasiones favorecen el sonambulismo.
- Provocan pérdida de equilibrio.
- Existe el efecto rebote al suspender la medicación.

Fármacos para dormir

Recurrir a los somníferos o pastillas para dormir puede parecernos una forma fácil y eficaz de tratar los trastornos del sueño, pero como pueden tener efectos secundarios importantes que no debemos ignorar, siempre será el médico quien nos indique el tratamiento más adecuado para nosotros. Lo ideal es que un fármaco para dormir actúe rápidamente, que sus efectos se mantengan durante toda la noche y que, al día siguiente, nos levantemos despejados y totalmente descansados para afrontar los quehaceres del día.

TIPOS DE FÁRMACOS PARA DORMIR

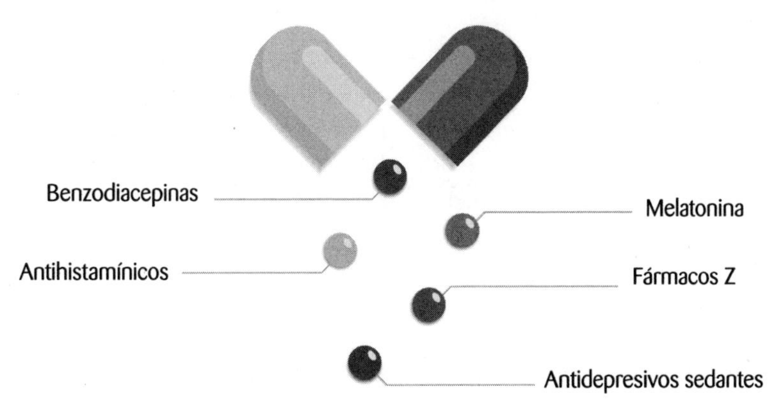

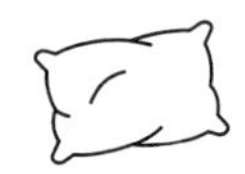

UN DATO MÁS

Los campos eléctricos y electromagnéticos pueden interferir en la producción de la melatonina. Un ambiente libre de ellos ayuda a un descanso más reparador. Se puede instalar un desconectador eléctrico automático, que se activa cuando no hay ningún aparato ni luz encendidos, para evitar la tensión en el cableado de la instalación, que emite un campo eléctrico.

Actualmente, los fármacos más empleados para tratar el insomnio son los hipnóticos: benzodiacepinas y ciclopirrolonas.

Benzodiacepinas

Son los somníferos que más se recetan, los más populares. Se empezaron a recetar en los años 60 del siglo XX, utilizados como fármacos ansiolíticos, hipnóticos, relajantes musculares y anticonvulsivantes.

Estos fármacos ayudan a conciliar el sueño rápidamente y a dormir durante más tiempo. Son los más seguros, pues aunque los hipnóticos no benzodiazepínicos crean menos dependencia, pueden generar confusión y pérdida de memoria. De ahí, que sean los más recetados para el insomnio, aunque es importante tomar la mínima dosis y a corto plazo (el tratamiento no debe alargarse más de cuatro semanas) para evitar una dependencia. Desde luego, tampoco se pueden dejar de tomar de un día para otro, ni mezclar con otros fármacos. También hay que tener en cuenta los posibles efectos secundarios, entre los que cabe mencionar confusión al levantarse, apatía o atontamiento y pérdida de memoria y concentración.

Análogos de las benzodiacepinas o fármacos Z

Últimamente son los somníferos que más se recetan, porque son una alternativa más segura y con menos afectos adversos que las benzodiacepinas. Sin embargo, los fármacos Z (zolpidem, zaleplón y zopiclona) también pueden tener efectos adversos, como pérdida de memoria y de equilibrio o fatiga.

Antihistamínicos

Los fármacos antihistamínicos, al tener un efecto hipnótico, se recomiendan para el tratamiento a corto plazo del insomnio. Aunque se venden sin receta médica en la farmacia, no son inocuos y pueden tener efectos secundarios, como alteraciones cognitivas o estreñimiento. Por esa razón, si los tomamos durante más de una o dos semanas deberíamos consultarlo con el médico.

Antidepresivos sedantes

Aunque se toman durante el día, los antidepresivos sedativos se recetan, además de por sus propiedades sedantes y ansiolíticas, porque favorecen el inicio del sueño. Todos precisan receta, ya que, de este modo, el médico puede controlar mejor su buen uso.

Melatonina

La melatonina, neurohormona secretada durante la noche por la glándula pineal, sincroniza el ritmo circadiano y favorece el buen funcionamiento del ritmo sueño-vigilia. Durante la infancia es cuando hay una mayor producción de melatonina, que irá disminuyendo con la edad.

Según varios estudios los suplementos de melatonina pueden ser útiles para tratar los trastornos del sueño, sobre todo en los adultos mayores de 55 años, pues mejora el tiempo en quedarse dormido y la calidad del sueño. Como consecuencia, mejora la calidad de vida. Además, la melatonina, al no alterar la arquitectura del sueño, no disminuye el sueño profundo ni el sueño en fase REM.

En líneas generales, la melatonina hace que sea más fácil conciliar el sueño en el insomnio primario; es decir, cuando no está relacionado con ninguna otra condición médica o psicológica. También resulta muy eficaz para regular los trastornos del ritmo circadiano y aliviar las molestias producidas por el *jet lag*.

En cuanto a efectos secundarios, la melatonina es muy segura si se toma durante un corto plazo de tiempo y siempre que no se supere la pauta de los 2 mg diarios. Aunque volverse dependiente de la melatonina es poco probable, su efecto puede disminuir si se consume con frecuencia. También podemos tener dolor de cabeza, mareos, náuseas y somnolencia durante el día. Además, puede interactuar con medicamentos anticoagulantes, anticonvulsivos, anticonceptivos, inmunodepresores y para el tratamiento de la diabetes. Cuestión a tener muy cuenta a la hora de tomar un suplemento.

Terapia psicológica

Si la vida fuera un viaje organizado en el que todo estuviera previsto sin margen de errores, no sería la vida. Todo recorrido existencial tiene sus baches, sus atajos, sus cuestas, sus encrucijadas y sus obstáculos. Estas son las condiciones intrínsecas de la vida y tenemos que asumirlas.

Una de las decisiones más personales que podemos tomar es la dejarnos ayudar cuando creemos que lo necesitamos. Hay situaciones en las que la dificultad no estriba tanto en la intensidad de un problema en sí como en la desorientación general que nos crea. Por eso lo más sensato es no aguantar esperando que la tormenta escampe, sino ponerse en movimiento para ir a buscar, cuanto antes, un chubasquero o un paraguas. Estamos hablando de tomar la decisión de acudir a una terapia psicológica.

¿Cuándo se aconseja acudir a un profesional y a cuál? Se recomienda visitar a un especialista cuando algo, en este caso el insomnio o cualquier otro trastorno del sueño, nos impide descansar, lo cual influye negativamente en nuestra vida diaria (mental y físicamente), se convierte en un problema que nos afecta en el día a día tanto física como laboralmente y nos vemos incapaces de solucionarlo solo por nosotros mismos.

¿Beneficios? Múltiples. Nos obliga a concretar el problema, tomando conciencia de él y verbalizándolo, evita que nos aislemos, nos permite aprender e impide que se haga crónico, tomando el control del problema. Es la manera de empezar por tanto a solucionarlo.

Terapia cognitiva conductual

Creada por el doctor Aaron T. Beck en la década de 1960, la terapia cognitiva conductual es uno de los tratamientos más eficaces, no solo en el trastorno del insomnio, sino también de la depresión, el trastorno obsesivo compulsivo (TOC) y la ansiedad.

A diferencia de los somníferos, la terapia cognitiva conductual para el insomnio trata las causas de fondo, en lugar de solo aliviar los síntomas momentáneamente; va más allá, por lo que resulta más eficaz a medio y largo plazo y nunca va a tener los efectos secundarios de los fármacos. Sin embargo, esta terapia requiere mucho más tiempo y un mayor esfuerzo y paciencia por parte del paciente para que funcione.

Si sufrimos un insomnio crónico, no es extraño que muchas veces nos sintamos fuera de control, incluso al borde de perder los nervios. Con esta terapia, mediante una serie de estrategias prácticas, identificaremos los pensamientos negativos y los reemplazaremos por otros positivos, así como cambiaremos los malos hábitos. De esta manera, podremos gestionar mucho mejor nuestra vida, tanto de día como de noche. Como resultado, conciliaremos mejor el sueño y se reducirán las veces que nos despertamos por la noche en detrimento del sueño. En definitiva, con la puesta en práctica de estas estrategias lograremos que irnos a dormir no se convierta en una pesadilla.

¿Cómo funciona?

Como su propio nombre indica, la terapia cognitiva conductual está divida en dos partes, ambas fuertemente cohesionadas entre sí. Mediante la parte cognitiva, aprendemos a reconocer y cambiar las creencias que afectan a nuestra capacidad para dormir, además de controlar o eliminar los pensamientos negativos y las preocupaciones que nos mantienen despiertos.

La parte conductual es la que nos ayuda a desarrollar buenos hábitos de sueño y, en consecuencia, también a evitar los comportamientos y hábitos que nos impiden dormir bien.

Dependiendo de cuáles sean nuestras necesidades, el terapeuta se inclinará más por una determinada técnica.

- **Control del estímulo:** este método nos ayuda a eliminar los factores que condicionan nuestra mente para oponer resistencia al sueño. Se trata de volver a asociar la cama y el propio dormitorio con el sueño, mediante una serie de medidas. Por ejemplo, podemos establecer un horario fijo para acostarse y levantarse, evitar las siestas, utilizar la cama solamente para dormir y mantener relaciones sexuales, salir de la habitación si no se puede conciliar el sueño antes de los 20 minutos y solo cuando se comience a estar somnoliento. Esta técnica es muy adecuada para las personas que pasan mucho tiempo dando vueltas en la cama sin poder dormir.

- **Restricción del sueño:** con esta segunda técnica se modifica el tiempo total de sueño en función de la eficiencia del sueño (es decir, el tiempo dormido con respecto al tiempo en la cama). Al reducir el tiempo que pasamos en la cama, se produce una privación parcial del sueño y por tanto aumenta el cansancio la noche siguiente. Una vez que se logra dormir mejor, se aumenta gradualmente el tiempo que se pasa en la cama.

- **Higiene del sueño:** esta técnica trata de cambiar hábitos de vida básicos que influyen en el sueño, como por ejemplo fumar, beber alcohol o tomar demasiada cafeína en las últimas horas del día o no realizar ejercicio regularmente. Habrá que analizar el caso particular y actuar para corregir los malos hábitos.

- **Mejora del entorno para dormir:** se trata de enseñar a crear un entorno lo suficientemente cómodo para dormir, como puede ser mantener el dormitorio ordenado, ventilado, tranquilo y oscuro, no tener la televisión ni otras pantallas en la habitación u ocultar el reloj de la vista.

- **Entrenamiento de relajación:** aquí se utilizan técnicas como la meditación, la visualización guiada o la relajación muscular, con las que se consigue calmar y relajar tanto la mente como el cuerpo.

- **Intención paradójica:** este apartado hace referencia al hecho de no preocuparse por no poder dormir y, al mismo tiempo, evitar cualquier esfuerzo para quedarse dormido. Es decir, preocuparse por no poder dormir puede, paradójicamente, mantenernos despiertos. Pero si dejamos de preocuparnos, nos relajaremos y nos resultará más fácil conciliar el sueño.

Trastornos del sueño

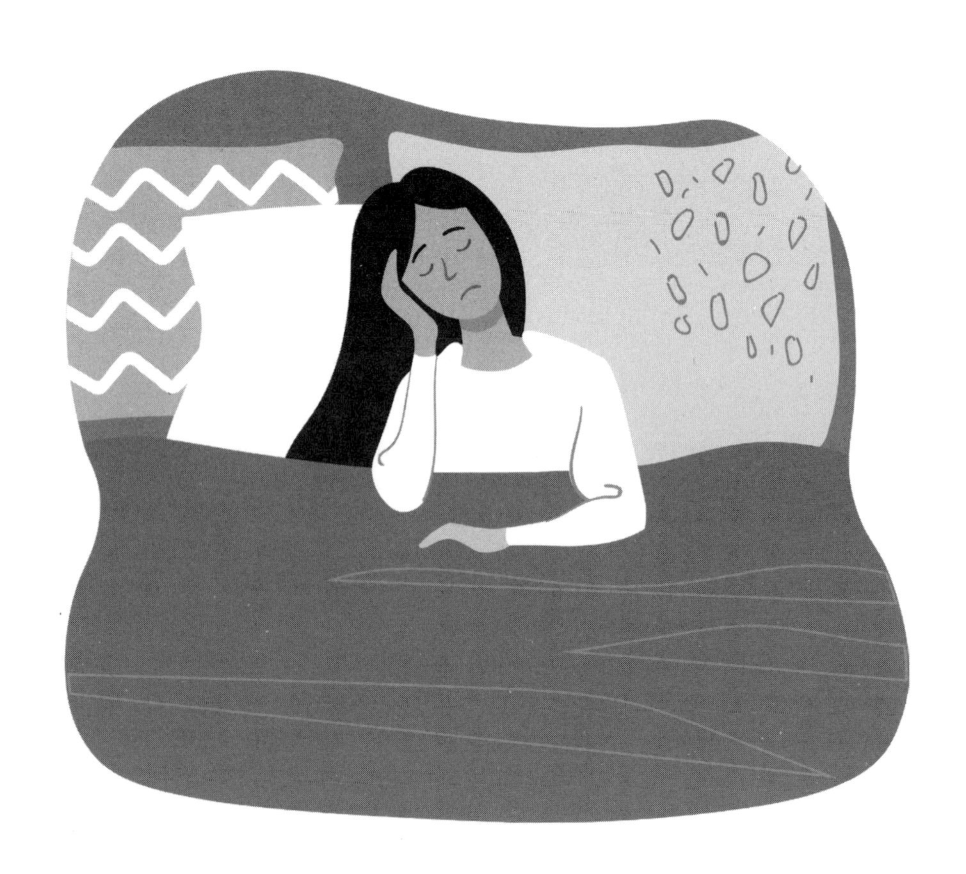

«No turbes, pues, mi paz con tus discursos, amigo: mucho sabes;
pero mi sueño sabe más... ¡Aléjate! No quiero gloria ni heredad ninguna:
yo lo que tengo, amigo, es un profundo deseo de dormir».
Amado Nervo

Tipos de trastornos

La Organización Mundial de la Salud (OMS) reconoce 88 tipos diferentes de trastornos del sueño, siendo el insomnio el más habitual. Junto al insomnio, que ocupa el primer lugar, los desórdenes más frecuentes son el síndrome de apnea del sueño, los terrores nocturnos, el sonambulismo y el síndrome de piernas inquietas. Las causas pueden ser físicas (trastornos metabólicos, cardiovasculares, respiratorios, etc.) o psicológicas (estrés, depresión, ansiedad...). Afortunadamente, gracias a los avances científicos, los trastornos del sueño se diagnostican con facilidad y tienen un tratamiento eficaz.

Primarios y secundarios

Los trastornos del sueño se clasifican en primarios y secundarios. De los primarios, el insomnio es el más frecuente. En este grupo también incluiríamos la hipersomnia o sueño excesivo, las pesadillas, el sonambulismo y las disfunciones provocadas por los cambios de turno laboral o viajes.

Los trastornos del sueño secundarios son los que están relacionados con enfermedades, como la apnea del sueño o el síndrome de piernas inquietas.

Apnea del sueño

La apnea del sueño, también llamada síndrome de apnea-hipopnea del sueño, es uno de los trastornos más comunes en los adultos mayores. Esta patología obstruye las vías respiratorias y relaja los músculos de la garganta, generando sensación de asfixia. La apnea del sueño ocasiona pausas de respiración mientras la persona está dormida, pudiendo causar, en el más grave de los casos, la muerte súbita.

Hay personas que padecen apnea del sueño durante más de 15 veces en una hora, incluso ha habido casos en los que se ha dejado de respirar unas 60 veces por hora. Es como si nos asfixiaran 10 segundos por cada minuto de sueño. ¡Cómo estas personas no se van a levantar completamente exhaustas!

LA APNEA EN MUJERES

Aunque es un trastorno típicamente masculino, pues la incidencia en hombres es 2,5 veces superior a la de las mujeres, a partir de la menopausia aumenta también en las féminas.
El problema surge a la hora de diagnosticarlo, ya que los síntomas son algo diferentes a los de los hombres. Al ser el sonido de los ronquidos más suave y los episodios de apnea más cortos, casi imperceptibles, resulta más complicado su diagnóstico y, por tanto, su tratamiento.
Los factores que influyen en la aparición de la apnea en las mujeres están fundamentalmente relacionados con su estilo de vida, como la obesidad, el síndrome metabólico, la resistencia a la insulina y el sedentarismo, o debido a otras enfermedades, como hipertensión arterial o enfermedad obstructiva pulmonar. También es frecuente que se produzcan episodios de apnea durante el embarazo, ya que el crecimiento del útero eleva el diafragma.

Lo más habitual es que ronquidos y apneas se den al unísono. De hecho, una de las características de la apnea es que las pausas respiratorias se intercalan entre los aparición de la apnea se debe a un colapso total o casi total en el interior de la faringe. Al cesar la respiración, se origina una caída transitoria en los niveles de oxígeno en sangre. Por ese motivo, si las apneas son muy frecuentes, la persona afectada permanecerá buena parte de la noche con concentraciones de oxígeno en sangre bajas.

Otra de las consecuencias de la apnea es la fragmentación del sueño. Después de una pausa respiratoria, se produce un alertamiento de varios segundos. Debido a estos microalertamientos, la persona que tiene apneas se despierta con la sensación de no haber descansado bien. Además, al despertarse puede dolerle la cabeza y tener la boca seca. Durante el día se siente cansada y somnolienta. También puede estar irritable o tener depresión, bajo rendimiento, falta de concentración y ligeras pérdidas de memoria. Cuando la apnea es severa, puede provocar hipertensión arterial, con el consiguiente riesgo de cardiopatía isquémica y accidentes cerebro vasculares.

Diagnóstico

La polisomnografía es la prueba más precisa para diagnosticar la apnea del sueño y también la que más información aporta. Requiere pasar una noche en un centro de especialización. Mientras el paciente está dormido, se realiza una medición del flujo respiratorio, del esfuerzo que hace para respirar, del nivel de oxigenación de la sangre, del funcionamiento del corazón y de la calidad del sueño.

Tratamiento

Al igual que ocurre con los ronquidos, quienes padecen apnea del sueño suelen tener obesidad o sobrepeso, por lo que la primera medida sería eliminar los kilos de más.

TIPOS DE APNEAS

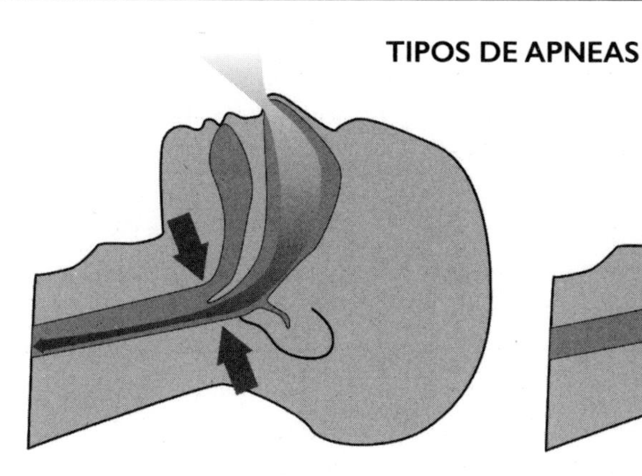

La vía aérea está abierta

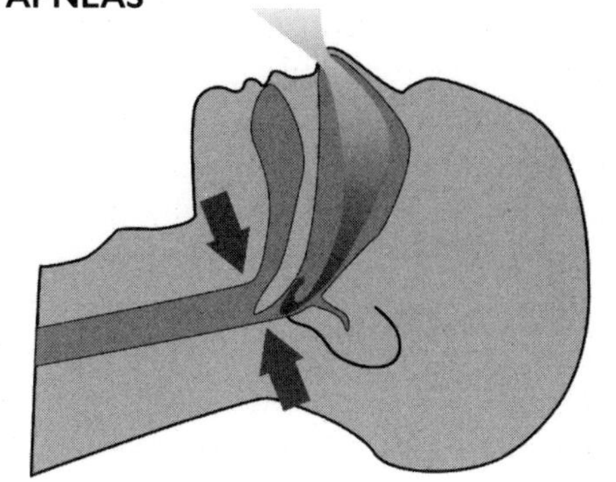

La vía aérea está cerrada

Hay tres tipos principales de apnea:

- **Apnea obstructiva del sueño:** la más frecuente. Se origina cuando la parte posterior de la garganta bloquea las vías respiratorias y la persona hace esfuerzo por respirar, pero no se llega a despertar. La respiración puede llegar a suspenderse cientos de veces a lo largo de la noche, en periodos de 10 segundos o más.
- **Apnea central del sueño:** es menos frecuente y se produce por un fallo del cerebro al enviar señales a los músculos y que estos produzcan los movimientos de la respiración. La persona que sufre este tipo de apnea se despierta porque las concentraciones de oxígeno en la sangre disminuyen bruscamente.
- **Apnea del sueño mixta:** combinación de las dos anteriores.

Hay que intentar no dormir sobre la espalda y evitar el consumo de alcohol, tranquilizantes o tabaco. Conviene realizar ejercicio moderado.

Junto a estas medidas higiénico-saludables, el tratamiento más habitual es la utilización de una mascarilla nasal o nasobucal con presión positiva continua del aire (CPAP por sus siglas en inglés), al irse a dormir. Esta mascarilla está conectada por un tubo a un pequeño compresor de aire. El aparato emite una corriente de aire que se respira y que evita que la vía aérea se colapse, permitiendo respirar con normalidad toda la noche. Aunque su efectividad es muy alta (superior al 90 %), hay que tener en cuenta que el tratamiento no es curativo y solo es útil mientras se utiliza. Además, requiere de una cierta disciplina por parte del paciente, ya que, al ser algo incómoda, muchas personas no se la ponen habitualmente o acaban por desecharla.

En cuanto a las medidas quirúrgicas para casos más severos, será el otorrinolaringólogo quien, tras una exploración detallada de las vías aéreas, decida si es necesario operar y qué tipo de operación llevar a cabo.

Bruxismo del sueño

El bruxismo del sueño es una alteración neuromuscular que produce movimientos rítmicos de la mandíbula asociados a una intensa excitación neuronal o microdespertares. La forma más frecuente del bruxismo del sueño es el *rechineo*, que produce sonidos desagradables de rozamiento entre los dientes, aunque también puede aparecer (aislado o combinado) un apretamiento silencioso de los dientes.

Este trastorno del sueño suele aparecer durante la fase más ligera de sueño y en los momentos de transición entre distintas fases, especialmente en los momentos de transición al sueño REM. Previamente al bruxismo y sin que la persona sea consciente, el sueño se vuelve más superficial y aumenta la actividad simpática, produciéndose movimientos corporales y taquicardia.

Al despertar, son habituales las molestias en los dientes y la articulación temporomandibular, así como dolores de cabeza, fatiga y tener la sensación de no haber descansado bien.

Las causas

Aunque los mecanismos del bruxismo nocturno no se conocen por completo, sí hay algunos factores que lo favorecen: alteraciones neurológicas y metabólicas, estrés o problemas dentales, como una mala oclusión dental.

Tratamiento

En primer lugar, conviene revisar la higiene del sueño (fumar, horarios irregulares, trasnochar...). También hay que tener en cuenta que a veces el bruxismo puede ser un efecto secundario de ciertos fármacos, como antipsicóticos, antidepresivos inhibidores de la recaptación de serotonina o bloqueadores de los canales de calcio.

En caso de tener algún problema dental, tendremos que acudir al odontólogo para que valore el tratamiento más adecuado. En muchas ocasiones, el bruxismo se puede solucionar con la utilización de una férula dental para dormir.

Por lo que respecta a la terapia farmacológica, no existen fármacos específicos para el tratamiento del bruxismo. Las benzodiacepinas o relajantes musculares alivian, pero cuando dejan de tomarse el problema reaparece. A nivel psicológico, la rejalación y reducción del estrés, así como la hipnosis, suelen ser bastante efectivos.

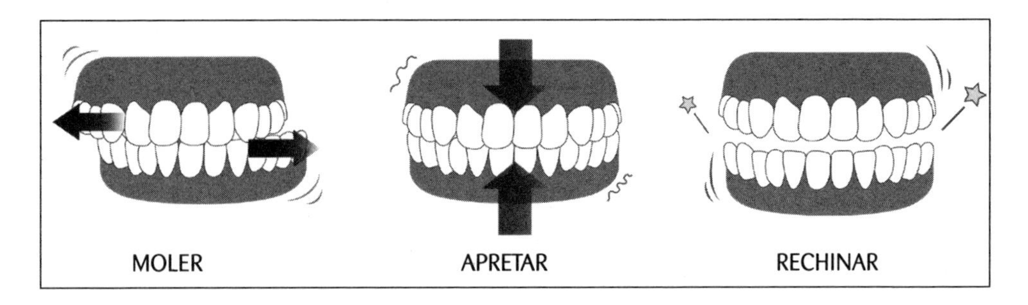

Enuresis nocturna

La enuresis nocturna es la micción involuntaria que ocurre cuando se está dormido, después de una edad en la que la incontinencia nocturna no es lo habitual (la micción involuntaria que ocurre durante el día recibe el nombre de enuresis diurna).

Existen dos tipos de enuresis nocturna:

- Las personas con **enuresis nocturna primaria** llevan «mojando la cama» desde que eran bebés. Se trata del tipo más frecuente de enuresis.

- La **enuresis secundaria** es una afección que se desarrolla, como mínimo, seis meses después (o incluso varios años después) de haber aprendido a controlar la vejiga. Las causas pueden ser:

  - **Trastornos hormonales:** la hormona antidiurética hace que el cuerpo fabrique menos orina por la noche, pero las personas que sufren enuresis nocturna no producen la cantidad suficiente de esta hormona, lo que origina que produzcan demasiada orina mientras duermen.

  - **Problemas en la vejiga:** un exceso de espasmos musculares en la vejiga puede impedir que este órgano retenga una cantidad normal de orina.

  - **Genética:** los adolescentes con enuresis nocturna suelen tener un padre o una madre que tuvo el mismo problema a la misma edad.

  - **Problemas de sueño:** hay niños y adolescentes que duermen tan profundamente que no se despiertan cuando necesitan orinar.

  - **Problemas psicológicos:** el estrés puede estar asociado a la enuresis nocturna.

Tratamiento

Si la exploración física y el historial médico no sugieren la presencia de un problema médico, y los análisis de orina dan resultados negativos, la enuresis se puede tratar con la aplicación de unas pautas de conducta, como controlar lo que se come y se bebe antes de acostarse. Además, es conveniente orinar justo antes de ir a la cama.

Nicturia

La nicturia es el término que describe las micciones frecuentes; es decir, tener que levantarse una o más veces por la noche para orinar.

Generalmente, las micciones frecuentes pueden indicar que el cuerpo produce más orina por cambios en la producción de ciertas hormonas, problemas renales, enfermedades o como reacción a una medicación.

Causas habituales

Nuestro cuerpo cambia con el paso del tiempo.Uno de estos cambios es la mayor necesidad de ir al aseo para orinar. Una persona joven puede retener hasta medio litro de orina, pero con la edad suele reducirse a casi la mitad, dado que los músculos de la vejiga se vuelven menos elásticos.

Otro factor que causa la necesidad urgente de orinar durante la noche tiene que ver con la menor capacidad de concentración de orina por las noches. Esto provoca grandes cantidades de orina diluida. La producción total de orina en un periodo de 24 horas en teoría sigue siendo la misma, pero cuando nos hacemos mayores se produce más orina por las noches en comparación con edades más jóvenes.

La nicturia también puede aparecer cuando el cuerpo produce demasiada orina. A este trastorno se le denomina poliuria y consiste en la producción anómala o eliminación excesiva de orina independientemente de la hora del día. De media, un adulto sano produce entre uno y dos litros de orina cada 24 horas, en función de la ingesta de líquidos o alimentos y la cantidad de humedad que libera su cuerpo. En el caso de la persona que tiene poliuria, esta cantidad se eleva a los 2,8 litros o más.

En el hombre, la próstata suele agrandarse con la edad, y como esta glándula rodea la uretra, una próstata agrandada puede presionarla. Esto impide que la vejiga se vacíe correctamente y provoca micciones más frecuentes durante la noche.

Las personas que tienen problemas de corazón tienen una circulación más deficiente y uno de los síntomas es la hinchazón de la parte inferior de las piernas. Cuando la persona afectada se acuesta o pone los pies en alto, el fluido concentrado en la parte inferior de las piernas penetra el torrente sanguíneo y se elimina a través de los riñones. En consecuencia, aumenta la necesidad de ir al aseo por la noche.

Los niveles altos de azúcar en sangre, propios de la diabetes, aumentan la sensación de sed, y al ingerir más líquido, también se aumenta la necesidad de

LA IMPORTANCIA DE LA LUZ

Si por la mañana la luz del sol activa nuestro sistema para hacer frente a los desafíos del día, la oscuridad nocturna nos prepara para descansar. Cuando empieza a oscurecer, nuestro reloj interno avisa a la glándula pineal de que es hora de producir melatonina, la hormona del sueño. Exponernos a la luz solar, lo más temprano posible, hará que sintamos la noche más oscura y podamos conciliar mejor el sueño. Si el sol no es una opción para nosotros, una lámpara de 10 000 lux puede servirnos.

orinar. Los niveles altos de azúcar en sangre hacen que los riñones liberen azúcar en la orina y aumente su producción, lo cual, a su vez, crea la necesidad de orinar con más frecuencia.

Tratamiento

- **Reducir la ingesta de líquidos** antes de irse a dormir. Hay que procurar no beber demasiado a última hora de la tarde.

- **Limitar el consumo de café, té y bebidas que contengan cafeína**, ya que pueden irritar la vejiga y alterar el sueño.

- **Revisar la medicación**, pues algunos fármacos pueden provocar el aumento de la producción de orina.

Insomnio

Si nos cuesta bastante dormirnos o solo dormimos durante periodos cortos, estando despiertos la mayor parte de la noche y, al despertarnos, la mayoría de las veces demasiado temprano, sentimos como si no hubiéramos dormido nada, está claro que sufrimos insomnio, en mayor o menor grado.

El insomnio es el trastorno del sueño más habitual. Puede afectar a personas de todas las edades, independientemente de su estado físico, laboral o social. De hecho, es uno de los problemas médicos más extendidos, pues alrededor de un tercio de la población lo padece. De los afectados, el 50 % padece insomnio crónico; es decir, por lo menos llevan durmiendo menos de cinco horas diarias durante dos meses consecutivos. De este numeroso grupo, tan solo el 10 % sigue tratamiento. El otro 50 % sufre un insomnio transitorio o de corta duración, que viene a durar entre dos y 21 días. La mayoría de los casos de insomnio tienen un inicio agudo, que coincide con situaciones de estrés, y tienden a cronificarse en el 60 % de los casos.

Las causas

Las causas por las que una persona puede convertirse en insomne son muy diferentes. En función de su origen (orgánico, patológico o por cambio del ciclo vigilia-sueño), se clasifican en tres tipos: externas, internas y circadianas.

Causas externas

Malos hábitos, como cenar cada día a una hora diferente y de forma pesada, hacer ejercicio físico justo antes de irse a la cama o acostarse cada día a una hora distinta son algunas maneras de boicotear un correcto hábito del sueño.

Por otro lado, el ruido, la luz, el calor y el frío también pueden ser los culpables del insomnio.

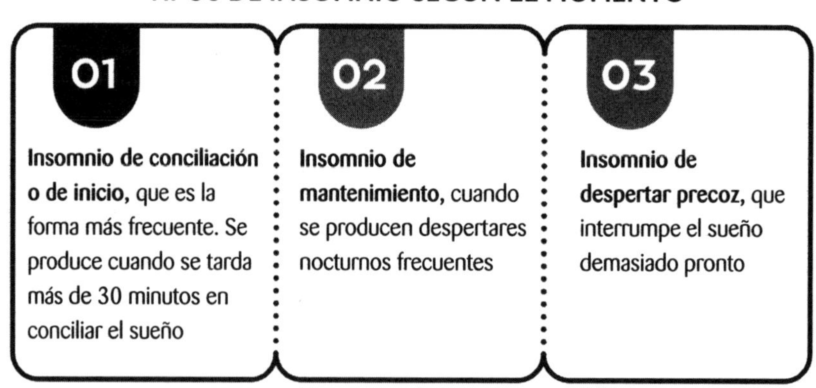

Además, también hay que tener en cuenta la altitud (el mal de altura causa fuertes dolores de cabeza, mareos e insomnio) y el consumo de drogas, cafeína y bebidas de cola o cacao, en exceso, inciden negativamente en el sueño.

A todo esto hay que añadir el consumo habitual de ciertos fármacos que tienen un efecto directo sobre el proceso del sueño, por lo que conviene consultar con el médico si hemos notado algún cambio en nuestros hábitos de sueño por la ingesta de estos medicamentos.

Causas internas

Sueño insuficiente, falta de hábito de sueño, síndrome de piernas inquietas, movimientos periódicos de las piernas, apnea del sueño, miedo a dormir mal, nervios, ansiedad y diversas enfermedades (reumáticas, cardiacas, endocrinas, metabólicas, infecciosas, neurológicas, respiratorias, digestivas, psiquiátricas) suponen un importante impedimento para tener un sueño reparador.

Causas circadianas

La alteración del ritmo circadiano se puede producir por sueño retrasado (aparece entre las personas que adelantan las fases del ciclo sueño-vigilia; se despiertan y duermen con horarios coherentes aunque retrasados), *jet lag* (desincronización debida al cambio horario que se produce al viajar a otras latitudes), cambio de horarios en el trabajo o trabajo nocturno (las personas que trabajan en horarios nocturnos sufren frecuentemente trastornos en su ciclo de sueño-vigilia).

Tipos de insomnio

El **insomnio agudo** dura varios días o semanas y suele estar provocado por un episodio estresante que no se logra controlar a tiempo. Por lo general se resuelve cuando se soluciona lo que motivó el estrés o la persona se ha adaptado a la situación. Cuando el insomnio dura más de tres meses, se trataría de un **insomnio crónico.** La mayoría de los casos de insomnio crónico son el síntoma o el efecto secundario de otro problema, como ciertas enfermedades, el consumo de algunos medicamentos, estar deprimido, tener mucho estrés, llevar un estilo de vida sedentario, trabajar de noche o con cambios de horarios o viajar largas distancias con cambios de husos horarios. Además, la cafeína, el tabaco y el alcohol también pueden ser el origen del insomnio crónico.

Ya sea agudo o crónico, el insomnio puede producir somnolencia diurna, falta de energía, ansiedad, irritabilidad, depresión y problemas de concentración. Aunque no podemos acabar con este trastorno de un día para otro, si adoptamos una serie de cambios en nuestro estilo de vida y practicamos una buena higiene de sueño, junto con tratamiento psicológico, estaremos mucho más cerca de solucionarlo.

Solo si es absolutamente necesario y siempre bajo supervisión médica, podemos tomar ciertos medicamentos que nos ayuden a dormir.

En el **insomnio paradójico,** también conocido como pseudoinsomnio o mala percepción del sueño, el paciente se queja de padecer insomnio grave, aunque sus pruebas de polisomnografía no muestran evidencia de ello.

El **insomnio idiopático** es un tipo de insomnio crónico que surge en la infancia o en la juventud sin que se reconozcan causas que lo justifiquen.

Cuando dormimos mal durante varias noches, podemos empezar a preocuparnos por no ser capaces de dormir, hasta el punto de convertirse en una obsesión y, lo que es aún peor, dar lugar a un tipo de insomnio llamado **insomnio aprendido.** El proceso de ir a la cama se convierte en una experiencia angustiosa, ya que de antemano pensamos que no vamos a poder dormir. Para salir de ese círculo vicioso tendremos que mejorar nuestros hábitos de sueño, si es necesario con la ayuda de un terapeuta que nos enseñe una serie de técnicas específicas fundamentalmente encaminadas a reducir la ansiedad.

TRASTORNO AFECTIVO ESTACIONAL

Si con el cambio de estación, nos invade la tristeza, el pesimismo, la apatía o la falta de interés en actividades que antes solíamos disfrutar y, además, tenemos poca energía, padecemos insomnio o dormimos demasiado y nos entran más ganas de lo habitual de comer carbohidratos, lo más probable es que tengamos trastorno afectivo estacional o depresión estacional, un tipo de depresión que va y viene con las estaciones, aunque generalmente comienza a finales de otoño y desaparece durante la primavera.

Aunque se desconocen las causas exactas de este trastorno, parece que puede deberse a un desequilibrio de serotonina, unido a un aumento de la melatonina y un déficit de vitamina D.

El tratamiento habitual es la fototerapia (terapia de luz) para reemplazar la falta de luz solar durante los meses de otoño e invierno. La terapia de conversación puede reducir los síntomas del trastorno afectivo estacional, ya sea sola o combinada con fototerapia.

Más edad, más riesgo de insomnio

A medida que envejecemos, el insomnio se hace más frecuente. Al tener un sueño más ligero y menos tranquilo, cualquier ruido hace que nos despertemos. Además, con la edad, nuestro reloj interno suele adelantarse, por lo que nos cansamos más temprano por la noche y nos levantamos más temprano por la mañana. La falta de actividad durante el día también puede ocasionar que nuestro sueño nocturno no sea tan reparador como debiera.

El dolor crónico, la necesidad de de orinar más veces durante la noche, la apnea del sueño y el síndrome de piernas inquietas son más frecuentes en las personas mayores. Además, si tenemos en cuenta que en esta etapa de la vida se toman más medicamentos, aumenta la probabilidad de tener insomnio asociado a los fármacos.

Cataplejia

Las personas que padecen narcolepsia sufren a menudo crisis de hipotonía muscular o cataplejia. Se trata de episodios de descenso brusco del tono muscular, sin pérdida de conciencia, ante una emoción fuerte como la risa o la ira. Durante el ataque, la cabeza cae hacia adelante, la mandíbula baja y las rodillas se pueden doblar. Pueden durar desde varios segundos hasta dos minutos.

Los episodios de cataplejia pueden afectar a cualquier músculo del cuerpo, a veces de forma imperceptible, como una sensación de flojera, o ser de mayor intensidad. La persona puede caerse al suelo y quedarse paralizada varios minutos.

Narcolepsia

El término narcolepsia, que deriva de los vocablos griegos *narké* «somnolencia» y *lepsis,* «ataque o crisis», fue usado por primera vez, en 1880, por el neurólogo francés Gelineau para designar un estado patológico definido por episodios irresistibles de sueño de corta duración.

La narcolepsia es una enfermedad neurológica que se caracteriza por una somnolencia extrema durante el día, con ataques repentinos de sueño y dificultad para mantenerse despierto durante largos periodos, con las consiguientes alteraciones en la rutina diaria de quienes padecen este trastorno.

La narcolepsia puede producir una pérdida súbita del tono muscular (cataplejía), debida a una emoción intensa, así como parálisis del sueño, sueño fragmentado, parasomnias (pesadillas, sonambulismo o episodios de agitación psicomotriz) y alucinaciones hipnagógicas (percepciones irreales auditivas, visuales o táctiles).

Aunque todos estos trastornos merman la calidad de vida, el principal problema de las personas que padecen narcolepsia son los ataques repentinos de sueño que sufren diariamente. Estos ataques pueden durar desde minutos hasta horas, presentándose de forma progresiva, o brusca, como ataques de sueño irresistibles.

Aproximadamente en la mitad de los casos, alguna circunstancia estresante o un cambio en los horarios con falta de sueño actúan como desencadenantes de los síntomas. Pero lo habitual es que no exista ninguna razón específica a la que podamos culpar del inicio de la enfermedad.

Tratamiento

Si bien la narcolepsia no tiene cura, los síntomas se pueden controlar con medicamentos y cambios en el estilo de vida. Una vez ya diagnosticada, el médico indicará qué tratamiento seguir, teniendo en cuenta factores como la edad, otras enfermedades, estilo de vida y repercusión sobre la calidad de vida del paciente.

Teniendo en cuenta que la narcolepsia no es una patología psicológica o psiquiátrica, ni tampoco un tipo de epilepsia, lo habitual es que el médico, en principio, opte por una serie de recomendaciones respecto a la higiene del sueño. Por ejemplo, las siestas diurnas programadas. El paciente debe echarse cada tres o cuatro horas, durante 10 o 15 minutos.

En cuanto al tratamiento farmacológico, el médico puede recetar estimulantes del sistema nervioso central, que mejoran el estado de vigilia. Y para la cataplejia, fármacos como la imipramina e inhibidores de la captación de la serotonina, como la fluoxetina.

En cuanto al estilo de vida, es esencial:

- Acostarse y despertarse a la misma hora todos los días.
- Aumentar el número de horas de sueño nocturno y realizar siestas cortas programadas durante el día.
- Mantener el dormitorio oscuro y a una temperatura confortable, asegurándose de que la cama y almohadas sean cómodas.
- Evitar el alcohol, la cafeína y las cenas pesadas. No fumar.
- Hacer algo relajante antes de irse a la cama. Se puede tomar un baño o una ducha caliente. También es aconsejable leer un libro.
- Hacer ejercicio físico todos los días.

Hipersomnia

La hipersomnia es un trastorno del sueño que se caracteriza por dormir más tiempo del que se necesita para recuperarse de la fatiga diaria.

La hipersomnia produce una sensación de somnolencia casi continua y crisis o ataques intensos e irresistibles de sueño en diversos intervalos a lo largo del día. La somnolencia excesiva puede estar provocada por múltiples enfermedades sistémicas, neurológicas o del control del ritmo sueño-vigilia. Además la toma de ciertos fármacos (sedantes, hipnóticos, antidepresivos, ansiolíticos, antihistamínicos, antiepilépticos, antihipertensivos, neurolépticos, agonistas dopaminérgicos) pueden alterar el estado normal de vigilancia y producir somnolencia diurna.

Una vez eliminados los fármacos que pueden producir hipersomnia, hay que averiguar si hay una enfermedad asociada que pueda causar este trastorno. Si se descarta que exista otra enfermedad causante de la hipersomnia, se trataría de un trastorno propio del sueño.

¿Insuficiente o fragmentado?

La causa más común de la hipersomnia es un sueño insuficiente, debido a una pobre higiene del sueño o a la privación de sueño, ya sea de forma voluntaria o impuesta. Suele ocurrir en personas con trabajos de responsabilidad que duermen cinco horas o menos cada noche, tienen dificultad para levantarse por las mañanas y experimentan episodios de somnolencia brusca durante el día.

La continuidad es el factor más importante para que el sueño sea reparador. El sueño puede fragmentarse por periodos de vigilia obvios para el paciente o acompañante y también pueden ocurrir breves despertares o fragmentaciones más ocultas que pueden pasar desapercibidas.

Tipos de hipersomnia

Dependiendo de cómo afecte a la persona que la sufre, podemos diferenciar tres tipos de hipersomnia:

- **Recurrente**: episodios de somnolencia durante el día y sueño excesivo. Estos episodios duran un mes como mínimo y pueden generar ansiedad, falta de energía, pérdida de memoria, irritabilidad, lentitud mental y dificultad para memorizar.

- **Idiopática con sueño nocturno reducido**: las personas que sufren este tipo de hipersomnia no tienen episodios de cataplejia ni de parálisis del sueño. Se las puede despertar con facilidad.

- **Idiopática con sueño nocturno prolongado:** es un trastorno severo. Las personas que sufren este tipo de hipersomnia pueden tener episodios de parálisis del sueño o de cataplejia, una somnolencia excesiva, constante y diaria durante al menos tres meses. El sueño nocturno se prolonga durante unas 12-14 horas, con ningún o muy pocos despertares. Durante el día el paciente puede realizar siestas de tres o cuatro horas de duración, sin que le resulten reparadoras.

Ni poco, ni demasiado

Los recién nacidos necesitan dormir 20 horas, mientras que los adolescentes requieren entre siete y nueve horas y los adultos de seis a ocho horas como máximo. Dormir nos ayuda a recargar y recuperarnos de las fatigas del día, pero cuando nos excedemos de este tiempo caemos en un sueño ligero, no constante ni reparador. Dormir demasiado es tan perjudicial como dormir muy pocas horas.

Según la Organización Mundial de la Salud, no es aconsejable dormir más de ocho horas, ya que dormir en exceso:

- Incide en el estado de **ánimo**. De hecho, alteraciones como la depresión están relacionadas con el sueño.
- Aumenta el riesgo de desarrollar **diabetes**, pues cuando se duerme demasiado se elevan los niveles de azúcar en la sangre.
- Incrementa el riesgo de sufrir **enfermedades cardiovasculares.**
- Disminuye la concentración y la correcta actividad del **cerebro** durante el día.
- Produce **alteraciones metabólicas** al hacer menos actividad física y comer fuera de los horarios correspondientes.

Roncopatía

Tradicionalmente siempre hemos creído que roncar era sinónimo de dormir a pierna suelta. Sin embargo, nada más lejos de la realidad. Cuanto más roncamos, peor dormimos. Los ronquidos no son meramente una molestia para la persona que duerme al lado del roncador. Si están relacionados con la apnea obstructiva del sueño, quien ronca puede sufrir complicaciones más serias.

Hay dos tipos de ronquidos: el continuo y el intermitente. En el continuo, el ruido suena igual y no reviste ningún peligro. Sin embargo, en el ronquido intermitente el ruido sube y baja con frecuentes intervalos de silencio. Son precisamente esos silencios los que hay que vigilar estrechamente, pues ahí es donde se producen las apneas obstructivas del sueño.

Las cifras no engañan

Roncar es uno de los trastornos del sueño más frecuentes. De hecho, el 95 % de la población ronca en algún momento de su vida.

- Alrededor del 57 % de los hombres y el 40 % de las mujeres roncan, aunque la mayoría de las veces no son conscientes de sus ronquidos.

- Más de un tercio de los adultos ronca con frecuencia. De ellos, un 45 % son hombres y un 30 %, mujeres.

- A partir de los 35 años el ronquido aumenta progresivamente en ambos sexos y se estabiliza en torno a los 65 años.

- El 19 % de la población ronca todas las noches. Aproximadamente, el 60 % de los hombres y el 40 % de las mujeres.

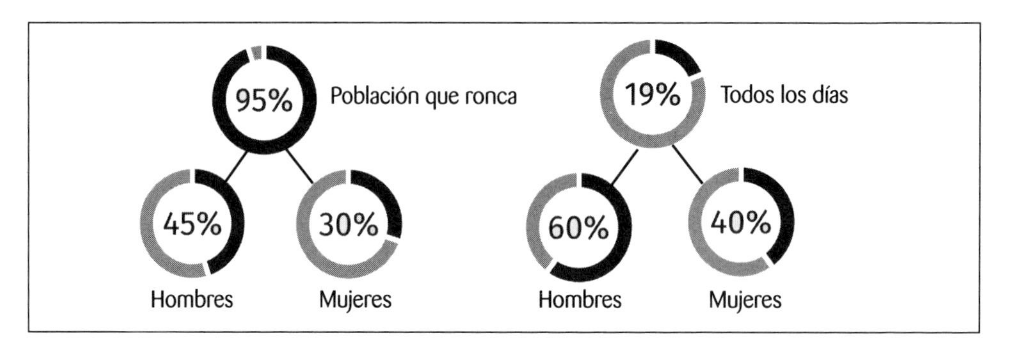

Causas frecuentes

Los ronquidos son debidos al aleteo de los tejidos blandos de la garganta, sobre todo los del velo del paladar. Al relajarse estos tejidos mientras estamos durmiendo, se estrechan las vías respiratorias superiores y aumenta la tendencia al aleteo.

Cuanto más se estrechan las vías respiratorias, más fuerza genera el flujo de aire, aumenta la vibración y el ruido.

Los siguientes factores pueden afectar las vías respiratorias y causar ronquidos:

- Tener el **velo del paladar blando bajo y grueso** puede estrechar las vías respiratorias. Además, **el sobrepeso** y la obesidad agravan el problema, ya que la acumulación de grasa en los músculos del cuello y en la parte posterior de la garganta estrecha la vía aérea y dificulta la salida de aire. Lo mismo sucede si la **campanilla de la garganta** está alargada. Puede obstruir el flujo de aire y aumentar la vibración.

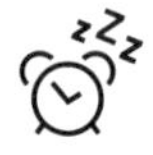

REMEDIOS CASEROS

Un remedio casero muy efectivo para disminuir los ronquidos consiste en realizar gárgaras con menta antes de acostarnos. Tenemos que agregar unas gotas de aceite esencial de menta en un vaso de agua fría y, posteriormente, realizar las gárgaras. Otra alternativa son las irrigaciones nasales con una solución a base de agua (una taza, a temperatura ambiente), media cucharada de sal y un poco de bicarbonato de sodio.

TAPONES PARA DORMIR SIN RUIDOS

Si la persona con la que dormimos es roncadora, lo más probable es que nuestro sueño también se vea afectado, llegando incluso a no poder dormir. Una buena opción para mitigar el ruido de los ronquidos es utilizar tapones para los oídos. Los tapones para los oídos pueden ser de:

- **Silicona blanda:** son perfectos si tratamos de dormir con ruido. Están preparados para que se adapten al interior del oído. Permiten dormir cómodamente.
- **Espuma blanda:** al ser moldeables, una vez dentro del oido la espuma se ensancha, adaptándose al conducto auditivo. Perfectos para que ningún ruido nos moleste.
- **Cera:** son hipoalergénicos, moldeables y muy cómodos. Se adaptan perfectamente al oído y son perfectos para dormir.

- La **congestión nasal crónica**, tener **pólipos** en la nariz o desviación del tabique nasal o sufrir **rinitis** también favorecen los ronquidos.

- Las personas que tienen **la barbilla** echada hacia atrás o muy pequeña tienden a roncar pues su mentón, al relajarse con el sueño, se desplaza hacia atrás y tapona la entrada de aire.

- Los ronquidos son más frecuentes y fuertes cuando una persona **duerme boca arriba.** Esto se debe al efecto que tiene la gravedad sobre la garganta, que hace que se estrechen las vías respiratorias.

- Los ronquidos también pueden producirse más frecuentemente cuando se ha bebido demasiado **alcohol** antes de irse a dormir. La causa es que el alcohol relaja los músculos de la garganta y con ello disminuye las defensas naturales que tenemos contra la obstrucción de las vías respiratorias.

- La **edad** es importante. Con el paso de los años, la vía aérea se hace más estrecha y se pierde tono muscular en la garganta.

El tratamiento más eficaz

Cuando la causa del ronquido es el sobrepeso, el tratamiento más eficaz es perder los kilos de más. Con tan solo una pérdida de 3 kg los ronquidos pueden reducirse a la mitad, y si adelgazamos alrededor de 7 kg y hacemos ejercicio al menos cuatro horas a la semana, los ronquidos pueden desaparecer por completo.

Junto con la pérdida de los kilos de más en caso de tener sobrepeso, seguir una serie de pautas higiénico-saludables puede mitigar los ronquidos. Es aconsejable:

- **No dormir boca arriba,** ya que la lengua y otros tejidos se van hacia atrás y pueden constreñir la vía aérea.

- Mantener un **ambiente humidificado** en el dormitorio. Así evitaremos la sequedad que puede inflamar la mucosa de las vías aéreas.

- Asegurarse de no tener ningún tipo de **alergia** alimentaria o ambiental que pueda causar inflamación y estrechamiento en las vías aéreas.

- Reducir el consumo de **tabaco y alcohol.** El tabaco irrita la mucosa de la vía aérea y el alcohol relaja los músculos de la boca y de la garganta y dificulta la respiración. Además de reducir su ingesta, hay que procurar no beber a partir de las últimas horas de la tarde.

- Dormir con **una férula dental** de avance mandibular. Al obligar al maxilar superior a avanzar sobre el inferior, se aumenta el espacio retrolingual.

- Las **tiras adhesivas nasales** de dilatación también ayudan a abrir los conductos nasales, pero no son tan eficaces.

Gimnasia bucal

Hacer gimnasia con la boca antes de dormir puede llegar a reducir un 36 % la frecuencia de los ronquidos y un 59 % la potencia.

1. Pegar la punta de la lengua al paladar y arrastrarla hacia atrás.

2. Pegar la lengua al paladar y presionar.

3. Mantener la lengua en el suelo de la boca mientras que la punta está en contacto con los dientes delanteros de la mandíbula inferior.

4. Levantar el paladar blando y la campanilla pronunciando la vocal A.

Somnifobia

Para algunas personas, el sueño, a pesar de ser una necesidad básica para vivir, se convierte en una auténtica pesadilla. La somnifobia, también denominada hipnofobia, clinofobia y oneirofobia, es un tipo de insomnio que sufren los que tienen miedo a dormir o, simplemente, a tumbarse en la cama, en cualquier lugar u horario. En realidad, el miedo a dormir va unido estrechamente a otro tipo de terror: el miedo a morir y, más específicamente, el miedo a tener una muerte súbita.

Aunque hasta el momento se desconocen las causas de este trastorno, se cree que la somnifobia podría deberse a una experiencia traumática o ser la proyección de un trastorno de ansiedad o depresión.

Origen

La fobia a dormir puede aparecer en cualquier edad, pero lo más habitual es que se presente en la edad adulta, tanto en hombres, como en mujeres.

No nacemos con esta fobia, el miedo a dormir es consecuencia de un aprendizaje. Puede que hayamos vivido algún acontecimiento o situación negativa relacionada con el dormir, como pesadillas, terrores nocturnos, parálisis del sueño, enuresis o momentos críticos de salud durante el sueño. Incluso, aunque no hayamos vivido alguna de estas situaciones o similares, es suficiente con alguna información que nos haya llegado. Estas situaciones han promovido que asociemos dormir con malestar, con algo negativo, con amenaza y peligro e incluso con la muerte.

Como el resto de fobias, el miedo a dormir es un miedo irracional y desmesurado hacia algo que nos produce sensaciones desagradables. En el caso del miedo a dormir llega a convertirse en un trastorno que afecta a nuestra vida cotidiana, puesto que la falta de sueño es perjudicial para nuestra salud física y mental.

El miedo a dormir no solo provoca pánico y ansiedad, los somnifóbicos presentan además una serie de síntomas:

SÍNTOMAS SOMNIFÓBICOS

01
La respiración se vuelve entrecortada.
02
Se produce una sudoración constante.
03
Se siente falta de aire o hiperventilación.
04
Presenta cansancio diurno.
05
El sistema inmunológico está débil.
06
Se observa tensión muscular.
07
Produce dolor de cabeza.
08
Dificultad para concentrarse y prestar atención.

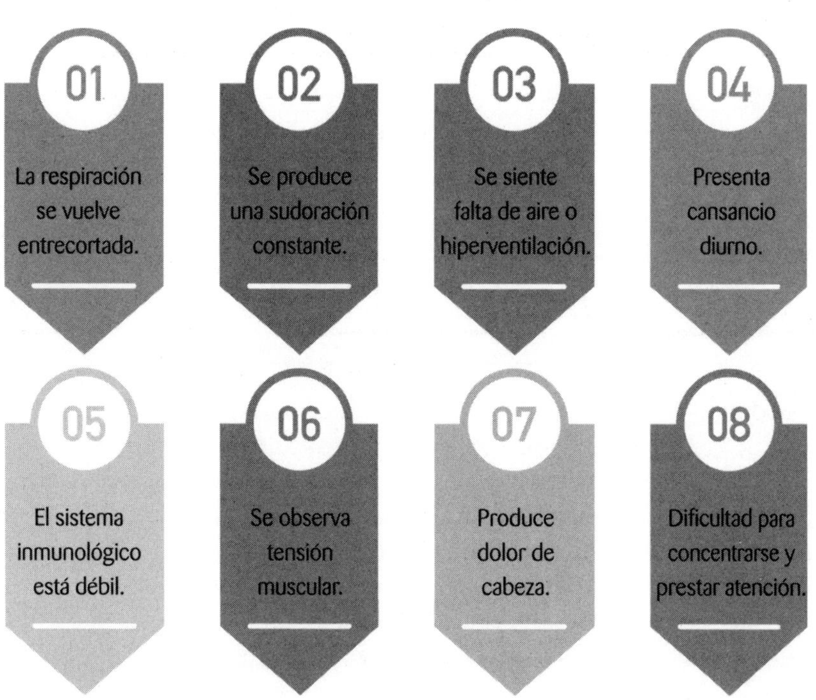

Tratamiento físico y psicológico

El tratamiento de la somnifobia o miedo a dormir suele ser bastante complejo, debido a la variedad de factores que inciden en este trastorno. De ahí que se deba abordar tanto en el plano físico como en el psicológico.

La psicoterapia es fundamental en el tratamiento de este trastorno. Ayuda a eliminar la ansiedad y a descubrir qué factores provocan ese miedo. Las terapias de reducción del estrés, así como el aprendizaje de técnicas de relajación son también fundamentales, junto con una adecuada higiene del sueño.

Sonambulismo

El sonambulismo es un trastorno del sueño que se caracteriza porque las personas caminan o realizan alguna actividad, como vestirse, ir al baño o salir a la calle, estando todavía dormidas. Suele producirse durante la fase REM del sueño y es más frecuente en niños que en adultos.

Los episodios pueden ser muy breves (cuestión de segundos o minutos) o durar hasta 30 minutos o más. Si no le perturbamos, el sonámbulo regresará a dormir a su cama, aunque a veces puede quedarse dormido en un lugar diferente al habitual.

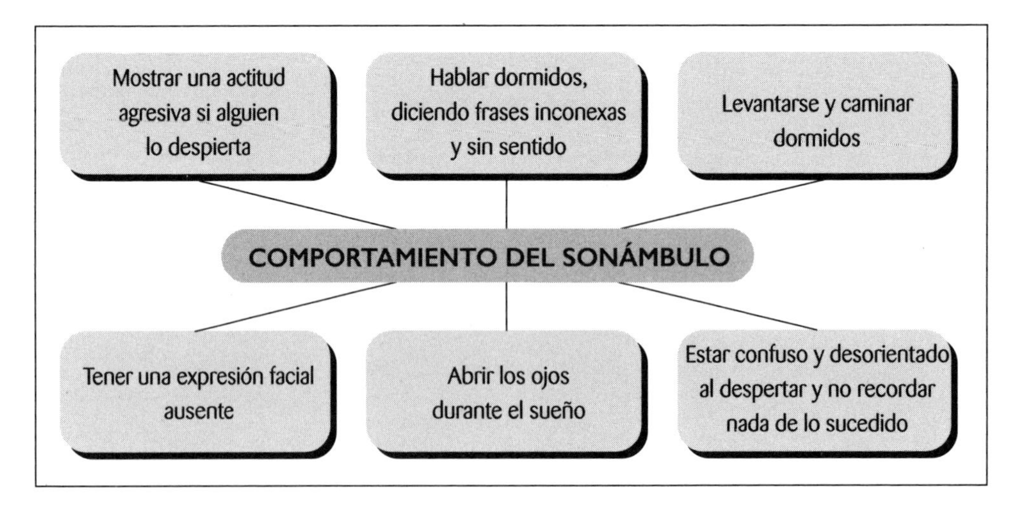

¿A qué se debe?

Todavía se desconocen las causas exactas que provocan los episodios de sonambulismo, aunque se sospecha que puede ser hereditario. De hecho, el 80 % de los niños con sonambulismo tiene algún familiar con este problema. Por lo general, el sonambulismo infantil está asociado con falta de sueño, fatiga y ansiedad, mientras que en los adultos las principales causas son el consumo de alcohol, determinados medicamentos, enfermedades o trastornos mentales. En los ancianos puede deberse a un trastorno del comportamiento vinculado con el sueño REM.

¿Plácido o violento?

El niño sonámbulo suele sentarse en la cama con los ojos abiertos y una expresión de admiración o sorpresa. Si sale de la cama, lo hará de una manera tranquila y lo más probable es que no recuerde nada al despertar.

Por el contrario, el sonambulismo en los adultos sí conlleva una conducta problemática, pues frecuentemente se dan comportamientos físicos potentes o, incluso, violentos, con el consiguiente peligro de lesiones tanto para quien lo padece como para quien se encuentra a su alrededor. Los adultos, a diferencia de los niños sí recuerdan el contenido de sus sueños. Estos suelen ser violentos y con frecuencia empujan a un huida inmediata, lo que provoca que la persona salte de la cama violentamente.

Sonambulismo infantil

En el caso de los niños se pueden distinguir dos tipos de sonambulismo: incompleto y completo. En el sonambulismo incompleto, el niño se incorpora en la cama, se frota los ojos, mueve las sábanas y se vuelve a tumbar en la cama para continuar el sueño.

En el sonambulismo completo, el niño sale de la cama y puede caminar por su dormitorio o el resto de la casa. Aunque está dormido, puede tener los ojos abiertos y realizar actividades de forma automática. Cuando despierta, no recuerda nada de lo que ha ocurrido.

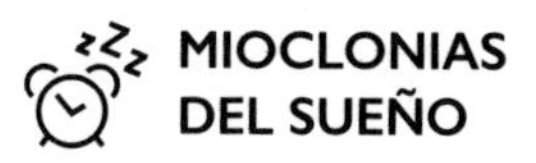

MIOCLONIAS DEL SUEÑO

La mioclonias del sueño, también denominadas sacudidas hípicas, consisten en movimientos bruscos de las piernas, de flexión y extensión, que se producen a intervalos de 20 a 40 segundos, en forma de brotes, durante la fase de inicio del sueño. Las piernas pueden moverse al unísono o de forma independiente. Estos movimientos producen un ligero despertar y, como consecuencia, la fragmentación del sueño. Si bien hay formas de mioclonia cuyo origen puede ser un trastorno del sistema nervioso, una enfermedad metabólica o la reacción a un medicamento, la mioclonia fisiológica se presenta en personas sanas y rara vez requiere tratamiento. Eso sí, debemos tener en cuenta que empeoran con el consumo de cafeína, el estrés, la falta de sueño y un ejercicio excesivo.

Junto a los hábitos saludables de sueño y descanso, quienes viven o duermen con el niño deben tomar una serie de medidas para que se sienta más seguro y, además, no se lastime. Es conveniente:

- Crear un **entorno seguro,** libre de cables, objetos o muebles con los que pueda tropezar. Además, bloquear las escaleras con una valla, cerrar bien las ventanas y la puerta de entrada a la casa.

- Convertir su habitación en **un lugar tranquilo** y confortable, con la adecuada temperatura y libre de ruidos y luces molestas.

- Mantener fuera de su alcance **objetos** con los que pueda cortarse, pincharse o quemarse.
- No dejar que duerma en **una cama alta,** como, por ejemplo, el piso superior de una litera.
- Guiarle **con delicadeza** a la cama y no despertarle.
- Asegurarnos de que duerme las **horas suficientes** y evitar que se active antes de acostarse.
- Suprimir la ingesta de **excitantes** como el chocolate o bebidas con cafeína.
- Procurar que no se acueste con **la vejiga llena.**
- Fijar un **rutina** relajante para antes de que se vaya a la cama.

Prevención y tratamiento

Aunque los episodios de sonambulismo en los niños suelen remitir a medida que van creciendo, es aconsejable adoptar unos hábitos saludables de sueño, tanto por parte del niño como de los padres. Es muy importante regular el periodo de tiempo para dormir estableciendo un horario fijo y ponerlo en práctica diariamente.

En muchos adultos, los episodios de sonambulismo desaparecen cuando cambian sus costumbres habituales. Es recomendable dormir ocho horas diarias, así como reducir el estrés y el consumo de alcohol.

¿Es peligroso despertar a un sonámbulo?

Una de las falsas creencias sobre el sonambulismo es que no debemos despertar al sonámbulo porque puede ser peligroso. En realidad, el problema es que al intentar despertarlo, el sonámbulo se encuentra en un estado de confusión y puede asustarse y ponerse nervioso. En ese caso algunos pueden reaccionar agresivamente, pero no es lo habitual. Lo mejor es hablar al sonámbulo suavemente y conducirle de nuevo a la cama sin despertarle, pues lo habitual es que no se acuerde al día siguiente.

Síndrome de piernas inquietas

Este síndrome, también llamado enfermedad de Willis-Ekbom, es un trastorno de origen neurológico que se caracteriza por producir malestar e incomodidad en las piernas cuando estamos sentados o dormidos, hasta el punto de sentir la necesidad imperiosa de levantarnos y mover las extremidades. Normalmente, con el movimiento, las sensaciones desagradables se alivian o desaparecen. Este trastorno, descrito por primera vez por el médico inglés Thomas Willis en el siglo XVII, afecta tanto a hombres como a mujeres y puede aparecer a cualquier edad, siendo más frecuente a partir de los 40 años. Además de una predisposición familiar, en el 20 % de los casos hay otros situaciones médicas como anemia, insuficiencia renal, polineuropatía, embarazo o fármacos.

Como los síntomas empeoran a últimas horas de la tarde o por la noche, quienes padecen el síndrome de piernas inquietas tienen dificultades para iniciar o mantener el sueño. Durante el día las molestias desaparecen o persisten con menor intensidad. Aunque todavía no está del todo claro, las últimas investigaciones sugieren que el síndrome de piernas inquietas se debe a un trastorno en el funcionamiento de la dopamina, una sustancia presente en el sistema nervioso que está encargada de la regulación del movimiento.

Al mismo tiempo, la dopamina precisa del hierro para funcionar correctamente. De hecho, en los pacientes que sufren SPI suele haber un mal funcionamiento del hierro o disminución de los depósitos.

Medidas higiénicas

Es recomendable tener un horario de sueño regular, realizar ejercicio físico moderado y reducir el consumo de café, tabaco y alcohol. También hay que evitar ciertos fármacos que pueden empeorar los síntomas (antihistamínicos, algunos sedantes que bloquean la dopamina, y ciertos antidepresivos).

Tratamiento farmacológico

Si la persona que padece síndrome de piernas inquietas tiene déficit de hierro, habrá que reponer los depósitos de hierro, vía oral o intravenosa. Pero si el hierro está en los niveles correctos, el médico puede prescribir una serie de fármacos (antagonistas dopaminérgicos, antiepilépticos y opioides).

Calambres nocturnos

Los calambres nocturnos son espasmos musculares dolorosos que se producen en la pantorrilla, el muslo y el pie, fundamentalmente por la noche, y durante unos segundos o varios minutos. Aunque afectan a cualquier persona, las mujeres embarazadas son las que más los sufren.

Las causas suelen ser la deshidratación y la falta de electrolitos (sodio, potasio, magnesio y calcio), esenciales para el buen funcionamiento de los nervios y los músculos.

Es básico asegurarnos de que nuestro cuerpo está bien hidratado y comer más alimentos ricos en potasio, como el plátano. Los suplementos de magnesio son un magnífico relajante del sistema nervioso y muscular.

HUSOS HORARIOS

La Tierra está organizada en 24 zonas horarias distintas. Cada zona se extiende del Polo Norte al Polo Sur. El tiempo avanza en el sentido de las agujas del reloj en dirección este, de modo que a medida que nos movemos el horario cambia, aunque nuestro reloj interno y nuestro cerebro no lo hagan. Esto nos va a ocasionar una serie de molestias, dependiendo del número de husos horarios que sobrepasemos. Cuantos más sean los husos, más notaremos las molestias, aunque también dependerá de la sensibilidad de cada persona.
Los husos horarios son una guía para el manejo del tiempo. Nos permiten calcular el tiempo en cada país del mundo, sumando o restando una hora, conforme a la cantidad de zonas horarias que nos separen de él.
Cada nación del planeta ha elegido el huso horario por el cual regirse, a menudo determinado por el que corresponda a su capital.

Somniloquía

El hecho de hablar dormido parece ser hereditario. Por lo tanto, si sus padres u otros miembros de la familia hablaron mucho mientras dormían, es posible que usted también esté en riesgo de hacerlo. Del mismo modo, se cierra el círculo y si habla mientras duerme y tiene hijos, puede notar que sus hijos también hablan mientras duermen.

Aunque nos llame la atención, hablar mientras dormimos no es una situación rara en absoluto. La somniloquía no es una enfermedad sino una forma de liberarse en sueños de la tensión diaria. Suele aparecer en la niñez y en muchos casos desaparece después de los 25 años.

Los episodios de somniloquía suelen durar segundos o pocos minutos. El contenido del habla suele ser ininteligible, aunque a veces se pueden emitir palabras o frases con sentido e incluso pequeños monólogos.

La intensidad con la que se habla puede ir desde susurros hasta gritos y también reír o llorar.

Los niños que hablan dormidos no tienen que ser necesariamente sonámbulos. Algunos estudios han descubierto que los niños que hablan en sueños tiene una actividad cerebral más frenética que el resto.

En el caso de los adultos, la somniloquía se vincula a otros trastornos del sueño como pueden ser el sonambulismo, los terrores nocturnos o el síndrome de apnea obstructiva del sueño, que ya hemos visto. También puede aparecer por consumo de estupefacientes o alcohol, malos hábitos alimenticios, descanso insuficiente, en estados febriles, por dormir junto a dispositivos electrónicos y en épocas de mucho estrés.

Desajustes del ritmo circadiano

Dormirse o despertarse unas horas antes no es un problema si es algo que sucede puntualmente, pero puede derivar en un trastorno importante cuando se convierte en algo habitual y somos incapaces de despertarnos o no podemos, por ejemplo, permanecer despiertos en el trabajo o cuando estamos conduciendo. Si interrumpe nuestra actividad habitual poniéndonos en peligro o cambiando nuestro modo de vida, debemos pensar que hay un problema.

Los trastornos del ritmo circadiano del sueño, también denominados trastornos del ritmo sueño-vigilia, se caracterizan por una incapacidad para dormir o estar despiertos debida al desajuste entre el marcapasos cerebral que controla el ritmo circadiano del sueño y el horario de sueño-vigilia deseado o necesario.

Síndrome de fase de sueño avanzada

Cuando el ritmo circadiano opera en un horario anterior al que tienen la mayoría de las personas, estaríamos hablando del síndrome de fase de sueño avanzada o adelantada. A las personas que lo padecen les entra el sueño antes de las ocho de la tarde y suelen despertarse, como muy tarde, a las cinco de la mañana. Este síndrome es mucho más frecuente en los ancianos. La exposición a luz brillante por la tarde y el uso de gafas protectoras de la luz por la mañana resultan un tratamiento muy eficaz, sin olvidarnos de mejorar nuestros hábitos diarios de sueño.

¿A quién afecta más?

El síndrome de fase de sueño avanzada afecta sobre todo a personas con enfermedades neurodegenerativas (Alzheimer, Parkinson, Huntington) o con daño cerebral debido a accidentes cerebrovasculares, así como a quienes tienen trastorno bipolar, depresión, trastorno obsesivo compulsivo, esquizofrenia o autismo.

También son muy propensos a sufrir este tipo de trastorno los ancianos, los trabajadores con jornadas especiales o quienes cambian frecuentemente los hábitos de sueño. Por el contrario, el síndrome de fase retrasada se da con mayor frecuencia en niños y adolescentes.

Síndrome de fase de sueño retrasada

En el síndrome de fase de sueño retrasada, el patrón de sueño se retrasa dos horas o más en comparación con un patrón de sueño normal y, como consecuencia, quien lo padece se duerme y se despierta más tarde. Este trastorno crónico generalmente aparece en los primeros años de la niñez o en la adolescencia, y suele desaparecer al llegar a la edad adulta, aunque en algunos casos puede permanecer toda la vida.

Una vez diagnosticado, en principio el tratamiento habitual consiste en mejorar los hábitos de sueño. Es decir, mantener un horario regular para dormir y levantarse, evitar la cafeína y las actividades estimulantes cerca de la hora de acostarte, no fumar ni tomar alcohol, y utilizar el dormitorio solo para dormir o para tener relaciones

A LA VUELTA DE LAS VACACIONES

Durante las vacaciones, los horarios varían sustancialmente porque dedicamos tiempo a las actividades que más nos gustan. Pero, desgraciadamente, cuando ya nos habíamos acostumbrado a una vida libre y sin tensiones, hay que volver a la rutina.

Pereza y nostalgia aparte, nuestro organismo necesita una puesta a punto progresiva, por lo que deberemos ser pacientes y asumir nuevamente todas las normas de higiene del sueño. En resumen: horarios regulares, ejercicios de estiramientos y tomárnoslo con tranquilidad durante el día para poder dormir bien por la noche.

Desde el primer día, tendremos que marcarnos un horario fijo para levantarnos y acostarnos, incluso en el fin de semana. Además, debemos levantarnos con suavidad, desperezarnos y entrar en el baño sin prisas. A partir de ahí, mantener una actitud optimista y mucha paciencia, haciendo las pausas necesarias para llegar a la noche con la mejor predisposición para dormir.

sexuales. En cuanto al ejercicio, mejor hacerlo durante la mañana y, en caso de tener que practicarlo a última hora de la tarde, siempre debe ser suave.

A veces, el médico puede recetar un suplemento de melatonina para ayudar a ajustar el ritmo circadiano. También dan muy buenos resultados la fototerapia y la cronoterapia, además de exponerse a la luz del día lo más posible, evitando el sol de la tarde.

Por medio de la cronoterapia, retrasaríamos la hora de ir a dormir de una a dos horas y media cada seis días, hasta llegar a alcanzar el horario deseado para irnos a dormir. Una vez establecido, es imprescindible mantenerlo. En cuanto a la luminoterapia, se trataría de estar expuestos a una luz brillante, al menos una o dos horas nada más levantarnos. La intensidad de la luz debe ser de 2.500 lux. Aunque este tratamiento se suele realizar en consulta, existen lámparas especiales para el tratamiento de luminoterapia en casa.

Síndrome del *jet lag*

El *jet lag* es un trastorno temporal del sueño que puede afectar a cualquier persona que durante un viaje pase rápidamente por varios husos horarios. Esto se debe a la confusión que experimenta nuestro ritmo circadiano a las diferentes señales de la nueva zona horaria.

Nuestro cuerpo tiene su propio reloj interno (ritmo circadiano) que nos indica cuándo debemos permanecer despiertos y cuándo tenemos que dormir. El desfase horario se produce porque el reloj de nuestro cuerpo está todavía sincronizado con nuestro huso horario original, en lugar del uso horario al que hemos viajado. Cuantos más husos horarios crucemos, mayor es la probabilidad de que experimentemos desfase horario.

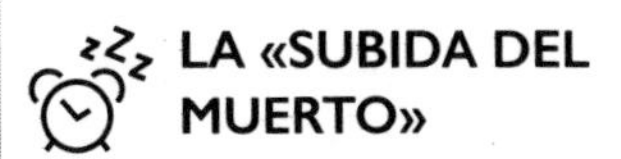

LA «SUBIDA DEL MUERTO»

Aunque técnicamente se lo denomine parálisis del sueño, en algunos países de Latinoamérica se llama a este trastorno la «subida del muerto». ¿A qué se debe esta denominación? Muchas de las personas afectadas por este trastorno tienen alucinaciones visuales o auditivas, incluso hablan de la presencia de personas u objetos en su entorno. Además, tienen la sensación de que el colchón se hunde o bien de que flotan. De ahí que a este trastorno del sueño se le llame la «subida del muerto» y tradicionalmente también se le vincule con la presencia de espíritus o viajes astrales.

Aunque el desfase horario es temporal, puede provocar efectos secundarios incómodos, como fatiga diurna, malestar general, cambios de ánimo, dificultad para mantenerse alerta y problemas gastrointestinales. Afortunadamente, los síntomas del *jet lag* desaparecen en uno o dos días, dependiendo del número de husos horarios que hayamos cruzado. Sin embargo, se necesitan de una a dos semanas para que la hormona del despertar, el cortisol, y la regulación de la temperatura corporal se adapten. La luz es nuestro mejor aliado para adaptar y resetear nuestro reloj biológico.

Prevención y tratamiento

Para prevenir y tratar el síndrome de *jet lag* lo más aconsejable es:

- **Descansar** mucho antes de viajar, ya que si comenzamos el viaje con falta de sueño, el desfase horario empeorará. Conviene ir adaptando los horarios de sueño y de comidas desde unos días antes del viaje en función del destino.

- Si nos dirigimos **hacia el este,** evitaremos la iluminación brillante nocturna, nos acostaremos temprano y pondremos antes el despertador. Conviene no levantarse inmediatamente y, si es posible, hacer algo de ejercicio al aire libre para despejarse.

- Si se viaja **hacia el oeste,** mantener una luz brillante durante la noche e irse a la cama más tarde de lo habitual. Si se aterriza de noche, levantarse a la hora que se suele hacer y salir inmediatamente al aire libre para que nos dé la luz solar.

- Es muy importante **configurar el reloj** y las alarmas a la nueva hora local nada más subir al avión.

- Hacer **comidas ligeras,** hidratarse bien y evitar el alcohol mientras estamos viajando. Durante el vuelo descansaremos todo lo posible, evitaremos alimentos que produzcan digestiones pesadas (es preferible hacer comidas ligeras) y nos hidrataremos bien. Hay que evitar el consumo de bebidas alcohólicas y la cafeína.

- Durante el vuelo es aconsejable **levantarse** de vez en cuando y caminar un poco. Además, podemos usar máscaras para los ojos y tapones para los oídos para minimizar las posibles interrupciones del sueño.

Síndrome del cambio de horario

Aunque fue Benjamin Franklin, quien, en 1784, planteó la idea de adelantar el reloj durante el verano para que no se gastasen tantas velas por la tarde, no fue hasta la Primera Guerra Mundial cuando se decretó este cambio de hora con la única intención de ahorrar combustible.

Desde entonces, se sigue realizando ese cambio para propiciar el ahorro energético. En total son 86 los países que toman esta misma medida. Es decir, adelantar una hora en marzo y retrasarla en octubre para regular el ahorro energético. Al atrasar una hora el reloj, optimizamos mejor el uso de la luz solar y reducimos el consumo de energía eléctrica.

Pero ¿afecta este cambio a nuestra salud y descanso? Para minimizar los efectos, la Sociedad Española de Neurología aconseja fraccionar la hora de diferencia en nuestros horarios de alimentación y sueño de forma progresiva, e intentar mantener un horario regular a la hora de dormir para no alterar nuestro descanso.

Síndrome del trabajo a turnos

Más de un 20 % de los trabajadores de los países desarrollados trabajan a turnos; es decir, su trabajo lo realizan fuera del horario convencional: en horario nocturno, en turnos cambiantes o rotatorios (mañana, tarde o noche) o con horarios irregulares.

- **Contrario al ritmo circadiano.** La actividad laboral fuera de un horario diurno constante y rutinario va en contra del ritmo circadiano (ritmo de alrededor de 24 horas) del ciclo sueño- vigilia, ya que la persona que está sujeta a este tipo de horarios intenta mantener un mayor rendimiento y atención en las horas que fisiológicamente el organismo tiende a dormir, y además intenta dormir cuando su organismo está en condiciones de permanecer despierto.

- **Déficit de sueño.** El insomnio es algo habitual en las personas que trabajan de noche o cambian constantemente su horario laboral. La rutina de un sueño saludable se convierte en algo prácticamente imposible. Todos estos trabajadores tienen una importante falta de horas de sueño, ya que el sueño diurno es mucho más fragmentado y menos reparador que el nocturno.

- **Peor calidad de vida.** Casi el 70 % de las personas que trabajan a turnos lo sufre y, lo que es peor, al cabo de varios años de seguir este ritmo de trabajo, comienzan a tener fatiga crónica, dolores de cabeza, vértigos, problemas oculares, trastornos digestivos, angustia o depresión. Además, es frecuente que padezcan enfermedades cardiovasculares o diabetes.

A estos trastornos hay que añadir el aumento de la ingesta de alcohol para mitigar el estrés y también el consumo indiscriminado de sedantes e hipnóticos.

¿Es perjudicial trabajar de noche?

Según la Organización Internacional del Trabajo, si una persona trabaja durante 15 años en horario nocturno, envejecerá cinco años de forma prematura. Por esa razón, no es aconsejable trabajar en ese horario si se tienen más de 35 años.

El principal problema asociado a los trabajos nocturnos son las alteraciones del sueño, sobre todo el insomnio, pues fuerza al organismo a dormir cuando tiene que estar despierto y a estar alerta cuando le entra el sueño. ¿Consecuencia? Cansancio, mal humor, síntomas depresivos, fatiga crónica, estrés laboral o malos hábitos alimenticios.

RECOMENDACIONES A TENER EN CUENTA

Es evidente que trabajar de noche no es lo más aconsejable para la salud, pero también es cierto que la mayoría de las veces no es posible evitarlo. Entonces, ¿qué podemos hacer? Según la Sociedad Española del Sueño (SES), es importante:

- Exponerse a unos 45 minutos de **luz blanca** entre 1.000 y 10.000 lux antes de ir a trabajar.
- Utilizar las **siestas** como medida para evitar la fatiga y mejorar el rendimiento y seguridad en el trabajo durante los periodos de trabajo nocturno. Hacer una siesta antes del horario de trabajo y, si en el trabajo está permitido, otra siesta corta hacia las cuatro de la mañana. Evitar la siesta si contribuye a una mayor dificultad para dormir por la noche o a un sueño más fragmentado y corto.
- Mantener un **horario regular de comidas** y evitar comidas copiosas durante el turno de noche.
- Tomar una **bebida estimulante** (como café) al principio de la noche, pero sin abusar de esta bebida a lo largo del turno de trabajo.
- Evitar la exposición a **la luz intensa** de la mañana. Llevar gafas de sol oscuras a la salida del trabajo hasta llegar a casa y no quitárselas hasta acostarse.
- Evitar ingerir **líquidos** antes de ir a dormir durante el día. La vejiga se llena de orina cuatro veces más rápido de día que de noche.
- Reproducir ciertas **rutinas de desconexión** y relajación al llegar a casa por la mañana: hacer una cena ligera o tomar un tentempié, darse una ducha, siempre con luz tenue.
- **Mejorar el entorno** y las condiciones del dormitorio durante el periodo de sueño: silencio, oscuridad y temperatura adecuados. Cubrirse los ojos con un antifaz y utilizar tapones para los oídos, y desconectar el teléfono y el timbre de casa.
- Tomar **melatonina** (3 mg) antes de acostarse por la mañana, tras volver de un turno de trabajo nocturno.

Parálisis del sueño

La parálisis del sueño es un trastorno en el que la persona es incapaz de realizar cualquier movimiento voluntario por un breve periodo de tiempo. Se produce en un estado de consciencia entre el sueño y la vigilia. La sensación es como si la mente se despertara, pero el cuerpo siguiera dormido. Este trastorno aparece entre la transición del sueño a la vigilia, en plena fase REM, cuando el cerebro está despierto, pero los músculos no. La persona que lo sufre solo puede ver y oír lo que ocurre a su alrededor, pero no puede moverse ni pedir ayuda. Es como si estuviese muerta, pero consciente y genera una gran sensación de angustia.

Durante la parálisis del sueño también se pueden tener alucinaciones o la sensación de tener cerca personas que no conocemos.

Causas frecuentes

Aunque de momento se desconocen las causas exactas de este trastorno, las últimas investigaciones se refieren a una falta de coordinación entre algunas áreas del cerebro y la parte del sistema nervioso encargada de mandar las órdenes a los músculos que pueden ser controlados voluntariamente. Es decir, aunque la persona ha recobrado la consciencia y se ha despertado, sus músculos siguen sin estar conectados al cerebro, ya que continúan inertes, como durante la fase REM del sueño.

Angustiosa, pero inocua

Aunque los episodios son muy breves, ya que duran entre unos pocos segundos y hasta tres minutos, tras los que se recupera el control de los movimientos y la consciencia, la mayoría de los afectados experimentan una profunda angustia y terror, en especial cuando es la primera vez que sufren el trastorno. Afortunadamente, pese a que es una sensación muy desagradable, es totalmente inocua, ya que no afecta a funciones vitales como la respiración, aunque parezca que nos falta el aire y no podemos respirar.

Vamping

La realidad hoy es que más de la mitad de los niños entre ocho y 12 años ya tienen un teléfono móvil, cifra que se incrementa muy considerablemente a partir de los 12 años. Sociabilizar a través del móvil es una práctica habitual entre los más jóvenes y no se puede considerar algo malo. El problema surge cuando pasan parte de la noche enganchados a los dispositivos electrónicos (no solo el teléfono móvil, sino también la tablet o el ordenador), ya sea chateando, buscando alguna información en internet o disfrutando de una serie.

Al uso rutinario de estos dispositivos antes de irse a dormir o durante la noche se le denomina *vamping*, término inglés que es una combinación de las palabras *vampire*, alegando a la actividad nocturna de estos seres fantásticos, y *texting*, que se refiere a escribir mensajes de texto a través de los dispositivos electrónicos.

Pero, aunque los adolescentes son los principales practicantes del *vamping*, no solo ellos han sido los atrapados por esta nueva moda. También están enganchados los adultos y los niños, aunque en menor medida. Son varias las razones por las que los adolescentes practican *vamping*: falta de tiempo durante el día, intimidad para relacionarse o consumir contenidos que les interesan, necesidad de sentirse parte de un grupo…

Además de los efectos negativos de la falta de sueño sobre nuestra salud, la luz azul de onda corta que emiten los dispositivos electrónicos inhibe la producción de melatonina, la hormona del sueño. Y como consecuencia, aparece el insomnio.

Pero este no es el único problema que se asocia al *vamping*. Además, se ha demostrado que la luz de los dispositivos electrónicos aumenta el apetito e influye en la ganancia de peso. Al bajar la producción de melatonina, aumenta la producción de neuropéptidos, que es lo que estimula el apetito, sobre todo de alimentos grasos y dulces. Así que además de padecer insomnio, tendrán sobrepeso, dos condiciones generales de mala salud.

Por tanto, hay que concienciarse de que los más jóvenes utilicen los dispositivos electrónicos de un modo racional y como tener el móvil o la tablet en la mesita de noche es una tentación muy fuerte, lo mejor sería mantener estos dispositivos lejos de la cama a la hora de dormir. En realidad, lo ideal sería dejarlos siempre fuera de la habitación durante la noche.

LIMITAR EL USO DE LA TECNOLOGÍA

Las nuevas tecnologías no representan un problema por sí mismas, sino que el problema radica en cómo se utilizan. Limitar el tiempo dedicado a los dispositivos electrónicos disminuye el riesgo de sufrir complicaciones como el *vamping*, la adicción o la fatiga visual.

Aunque cualquier prohibición no es lo más aplaudido, limitar el uso del móvil y otros dispositivos en determinadas situaciones, como reuniones y comidas, reforzará las relaciones sociales y disminuirá su dependencia.

«El médico competente, antes de dar una medicina a su paciente, se familiariza no solo con la enfermedad que desea curar, sino también con los hábitos y la constitución del enfermo».
Marco Tulio Cicerón

Terapias alternativas

Junto a la medicina tradicional, a la hora de mejorar nuestro sueño o solucionar algún trastorno relacionado con él podemos acudir a las terapias alternativas, aunque sería mejor llamarlas complementarias, ya que en realidad son un complemento de los tratamientos médicos tradicionales. Estas terapias nos pueden ayudar a recuperar el equilibrio, la fuerza, la energía, el rendimiento, la vitalidad y, por supuesto, el sueño. Existe una amplia gama de tratamientos y técnicas, muchos de los cuales se basan en sistemas medicinales antiguos, que vienen aplicándose desde hace miles de años.

Beneficios contrastados:

- No tienen efectos secundarios relevantes
- Complementan otros tratamientos.
- Mejoran la salud en general.
- Alivian las infecciones e inflamaciones.
- Ayudan en las enfermedades crónicas.
- Disminuyen el estrés y mejoran los estados de ansiedad.

Acupuntura

Componente fundamental de la medicina tradicional china, la acupuntura es un procedimiento terapéutico, desarrollado hace más de tres mil años, que consiste en la inserción de agujas muy finas en puntos específicos en la superficie del cuerpo, denominados «puntos de acupuntura». Estos puntos tienen una constitución anatómica y neurológica especial y, por eso, al punzarles se producen efectos fisiológicos en el organismo.

Los puntos de acupuntura se encuentran situados en una serie de canales o meridianos, a través de los cuales fluye y se distribuye el Qi o energía vital, formando una red totalmente comunicada. Cada meridiano principal se correlaciona a su vez con un órgano interno, del que recibe el nombre. Existen más de 365 puntos de acupuntura, cada uno de ellos con determinadas características y aplicaciones.

El beneficio que nos da la acupuntura es que libera los opiáceos sintéticos o químicos de origen natural en el cerebro que pueden inducir el sueño, por lo que puede resultar una terapia muy eficaz contra el insomnio. Por esta razón, desde 1979, la Organización Mundial de la Salud (OMS) reconoce la eficacia de la acupuntura en el tratamiento de múltiples patologías entre las que se encuentran los trastornos que impiden un sueño reparador.

Además de reforzar el sistema inmunológico, la acupuntura se emplea en el tratamiento de algunos trastornos y enfermedades, como por ejemplo:

- Tratamiento eficaz contra el **insomnio.**
- Tratamiento del dolor después de la extracción de dientes o **gingivitis**.
- **Sinusitis,** rinitis, asma o bronquitis.
- **Conjuntivitis** y cataratas.
- Dolor de cabeza o **migraña**.
- Exceso de **acidez** en el estómago, **úlcera** duodenal y estreñimiento.
- **Ciática**, lumbago o artritis reumatoide.

Sin efectos secundarios

La acupuntura regula la neuroquímica cerebral en la misma línea que los fármacos, pero tiene la ventaja de no provocar sus efectos secundarios. Además, tampoco interacciona con otros tratamientos y es totalmente inocua siempre que esté aplicada por un buen acupuntor.

La acupuntura afecta a la química del cerebro positivamente. Lo hace mediante la liberación de neurotransmisores (que son sustancias bioquímicas que estimulan o inhiben nuestros impulsos nerviosos) y neuro-hormonas (que son sustancias químicas de origen natural que afectan la actividad de un órgano del cuerpo en concreto). Así se consigue disminuir o aliviar la ansiedad, la depresión y las alteraciones del sueño.

BOTIQUÍN DE ACEITES ESENCIALES

- **Para el estrés:** bergamota, lavanda, limón, menta, ylang ylang y pino.
- **Para la ansiedad y el nerviosismo:** lavanda, rosa, manzanilla romana, sándalo, bergamota, salvia y limón.
- **Para el insomnio:** mejorana, lavanda, benjuí, neroli, rosa, sándalo y jazmín.
- **Para la apatía:** pimienta negra, cardamomo, clavo de olor, salvia y cítricos.
- **Para la depresión:** menta, lavanda, jazmín, naranja y manzanilla.

Aromaterapia

El uso de los aceites esenciales para mejorar la salud de manera integral y aumentar nuestra calidad de vida es lo que se conoce como aromaterapia. Su nombre no podría ser más acertado. Es la fusión de dos palabras: «aroma», que significa olor dulce, y «terapia» o tratamiento diseñado para curar.

Al igual que nuestros antepasados, practicamos la aromaterapia de forma instintiva. El olfato actúa como uno de los mayores protectores de nuestra salud, una especie de aviso temprano contra sustancias desagradables o peligrosas.

La aromaterapia es una práctica que consiste en la inhalación o absorción por la piel de aceites esenciales, cuyos componentes activos penetran directamente en el organismo. Esto provoca el efecto de equilibrar y armonizar el cuerpo a través de los meridianos energéticos y la circulación sanguínea y linfática. Los aceites esenciales pueden ser usados tanto por vía interna, como externa o aérea.

Esta terapia no solo produce importantes beneficios terapéuticos sino también cambios mentales y de humor, ya que los aceites esenciales trabajan tanto a nivel físico como sobre la mente y las emociones. Un buen ejemplo de esta polivalencia es el aceite esencial de lavanda, ya que produce un efecto calmante y regenerador sobre la piel, pero al mismo tiempo actúa a nivel mental, armonizando y equilibrando las emociones.

Aroma y memoria

En 1989, Joseph LeDoux, profesor del Center for Neural Science de la Universidad de Nueva York (Estados Unidos), sugirió que la amígdala que forma parte del sistema límbico (la principal sección del cerebro responsable de la motivación y la memoria), estaba relacionada con el almacenamiento de los recuerdos de las experiencias terroríficas. Por tanto, estimular la amígdala mediante los olores podría ser como una especie de llave para abrir recuerdos traumáticos. Quizás sea esa una de las razones por las que la famosa aromaterapeuta Valerie Ann Worwood describió los aceites esenciales como «minúsculas llaves que pueden abrir nuestros mecanismos físicos y mentales».

Una terapia milenaria

El uso de aromas y aceites vegetales comenzó aproximadamente unos 3 500 años antes de Cristo. En la antigua civilización egipcia destilaban los aceites esenciales de las plantas calentándolos en unas ollas de arcilla cuya boca era recubierta con filtros de lino. El vapor que subía a través de la boca impregnaba el filtro, el cual era estrujado para obtener el aceite esencial que, posteriormente, sería utilizado en tratamientos medicinales y en ritos religiosos.

Los egipcios quemaban resinas por la mañana, mirra al mediodía y *kyphi* al atardecer como ofrenda a Ra, dios del Sol. Se creía que el *kyphi*, una mezcla de 16 aceites esenciales, aumentaba la consciencia espiritual de los sacerdotes.

Tiempo después, los griegos, continuando con las experiencias egipcias, purificaron el sistema de destilación, preservando la fragancia y pureza de los aceites, pues para ellos las plantas aromáticas constituían una forma de vida que incorporaban al baño, alimentos, ritos y magia, o en forma de ungüentos para preservar la salud física y mental (Hipócrates afirmaba que el baño y los masajes con aceites esenciales aseguraban la longevidad).

Los árabes, en el siglo XI, perfeccionaron el arte de la destilación introduciendo el sistema de refrigeración, método que se atribuye a Avicena (médico, astrónomo, matemático y filósofo árabe).

Ya en el siglo XX, fue el químico francés René Maurice Gatefosse, conocido con el sobrenombre de «el padre de la aromaterapia moderna», el que incorporó la aromaterapia a la medicina naturista y, posteriormente, el Dr. Paolo Rovesti, de Milán (Italia), comenzó a tratar algunos casos de depresión y estados de ansiedad haciendo oler a sus pacientes trocitos de algodón embebidos en aceite esencial para estimular el sistema límbico.

Años más tarde, el médico y cirujano Jean Valnet aportó la mayor contribución a la aromaterapia moderna al utilizar aceites esenciales para curar las heridas y quemaduras de los soldados durante la Segunda Guerra Mundial.

OLFATO Y EMOCIONES

La aromaterapia actúa sobre nuestro sentido del olfato y mediante la absorción al torrente sanguíneo. Aproximadamente, el 15% del aire que inhalamos se dirige al techo de la nariz, donde los receptores olfatorios transportan los olores directamente a una parte del cerebro llamada sistema límbico. Es la parte relacionada con la memoria y las emociones. De hecho, el 70% de nuestras emociones se generan gracias a los olores que nos rodean.

Fue una mujer, la bioquímica Margueritte Maury (1895-1968), quien impulsó la aromaterapia y el uso de los aceites esenciales.

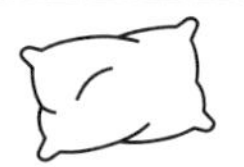

UN DATO MÁS

En Grecia, médicos como Galeno o Hipócrates aprovechaban las ventajas de las hierbas aromáticas para tratar a sus pacientes. En la Edad Media, en Europa, se utilizaban para combatir enfermedades. Durante el Renacimiento, la reina Isabel I de Inglaterra apoyaba su uso. Apoyo que permanece hoy día: en Reino Unido existen colegios oficiales que regulan la profesión de aromaterapéuta.

Aceites esenciales que calman

Los aceites esenciales, además de revitalizar, purificar y potenciar la energía, ejercen también una acción sedante y equilibrante, que es una buena aliada para combatir el estrés y la ansiedad. Utilizados para darnos un masaje, como ambientador, añadiendo unas gotas a un pañuelo, en incienso y también para diluir en el agua del baño, son un remedio natural excelente contra los bajones físicos y mentales que se producen a lo largo del día, y para caer en los brazos de Morfeo, ya que su efecto es inmediato.

Para dormir a pierna suelta

Así como hay aceites esenciales que sirven para la limpieza, el tratamiento de múltiples dolencias o el cuidado de la piel, también hay otros que son conocidos por sus efectos relajantes. Mediante el uso de aceites esenciales con propiedades relajantes, es posible crear un ambiente propicio para el descanso que puede ayudarnos a generar una buena noche de sueño.

Dentro de la gran variedad de aceites esenciales calmantes y relajantes, los más adecuados para conseguir un sueño reparador son:

- **Bergamota:** el refrescante aceite de bergamota ayuda a aliviar las tensiones tanto físicas como mentales.Es un magnífico antídoto contra el estrés y la ansiedad, proporcionando tranquilidad y armonía. Como curiosidad, para fabricar el té Earl Grey se añade aceite esencial de bergamota al té negro.

- **Hierbaluisa:** potente calmante, resulta muy útil en caso de hiperexcitación, angustia o ansiedad.

- **Incienso:** calma la mente, relaja, aplaca miedos y ansiedades y favorece la meditación.

- **Lavanda:** sin duda, es la estrella de la aromaterapia. Ya los romanos la añadían al agua del baño. Contiene moléculas calmantes, relajantes y sedantes, resulta muy eficaz para conciliar el sueño. Además, tranquiliza la mente y purifica la energía corporal. La lavanda puede emplearse como preparación para la meditación, ya que equilibra la mente y el cuerpo, favoreciendo una sensación de quietud.

- **Limón:** originario de China e India, fue introducido en España por los mercaderes árabes y, en el resto de Europa, por los cruzados durante el siglo XI. El aceite esencial de limón relaja y mitiga la ansiedad.

- **Manzanilla:** al igual que la lavanda, el aceite esencial de manzanilla o camomila aporta equilibrio emocional, eliminando la ansiedad. Además, tranquiliza y elimina las vibraciones negativas después de un disgusto o discusión. Este aceite esencial está especialmente indicado para personas hipersensibles y los niños, sobre todo cuando los más pequeños tienen un buen berrinche. Según cuenta la tradición, la manzanilla fue una de las nueve plantas sagradas que el dios Woden entregó a los anglosajones.

- **Menta:** es la elección perfecta en los momentos en que los niveles de concentración y energía se desploman. El aceite esencial de menta fortalece los nervios y tranquiliza la mente. El término menta deriva de Minthe, la ninfa de la mitología grecorromana que fue transformada en una hierba aromática para ser pisoteada. En muchos países era tradición cubrir con menta los suelos de las casas y templos para que al caminar se liberara su aroma purificante.

- **Petit Grain Mandarino:** su efecto terapéutico se parece al de la manzanilla, aunque es mucho más potente. Además es un relajante muscular, idóneo para quienes no logran dormir por estar muy tensos.

- **Sándalo:** sedante y antiestrés, favorece el sueño, alivia la ansiedad y quita el miedo.

- **Valeriana:** aunque se emplea fundamentalmente en infusión, el aceite esencial es igual de efectivo para relajar y tener un buen descanso.

- **Ylang ylang:** conocido popularmente por sus propiedades afrodisiacas, este aceite esencial tiene muchas propiedades y beneficios que los simplemente sexuales. Es el aceite del buen humor, la euforia y el bienestar. Resulta un remedio muy eficaz en caso de estrés, angustias o frustraciones. Es el aceite de las personas que no son capaces de desconectar fácilmente del trabajo o de pensamientos negativos. Su poder sedante y armonizador ayuda a conciliar el sueño.

Ayurveda

El ayurveda, que es la medicina tradicional de la India con más de cinco mil años de historia, considera que existen tres tipos de energías o humores *(doshas)* que dominan el funcionamiento del cuerpo y que son: *vata* (aire y espacio), *pitta* (fuego y agua) y *kapha* (tierra y agua). Cada persona presenta una combinación diferente

SHIRODHARA PARA REEQUILIBRAR

El tratamiento ayurvédico shirodhara es uno de los más empleados para aliviar el insomnio, la mente hiperactiva, el estrés y los desequilibrios hormonales. Después de un masaje en la cara, el cuello y el cuero cabelludo, el masajista vierte lentamente sobre la frente un chorro fino y continuo de aceite tibio infusionado con hierbas y aceites esenciales. Este masaje restaura el equilibrio de la mente y el sistema nervioso, además de mejorar el sueño y la memoria.

de los tres *doshas*, aunque uno suele ser el dominante. Por lo tanto, cada persona requiere un tratamiento ayurvédico personalizado para mantener los tres *doshas* en equilibrio.

Las personas con dominancia *vata* son las que tienen el sueño más ligero por naturaleza. Les cuesta dejar de hacer cosas antes de irse a dormir. Tienden al insomnio, debido al movimiento y la energía que hay en su mente y cuerpo. Necesitan seguir una rutina nocturna para relajarse y apaciguar su mente.

En general, los *pitta* tienen sueño moderado, pero muy muy profundo. Como no les cuesta quedarse dormidos, si se despiertan logran conciliar el sueño de nuevo con facilidad. Suelen dormir de cinco a siete horas. Tienen que evitar un exceso de actividad estimulante y no exponerse a una iluminación brillante a la hora de acostarse. En lo que respecta a los *kapha*, duermen como un tronco. Es el *dosha* más sedentario y dormilón pero también es el que menos lo necesita. Pasarían 12 horas durmiendo, pero no deben pasar de las ocho horas y siempre levantarse antes de la salida del sol.

Los «puntos marma»

Según el ayurveda, el cuerpo tiene 108 «puntos marma», uno en la mente y los otros 107 en el resto del cuerpo. También tenemos 72 000 canales energéticos, conocidos como *nadis*, que circulan por todo el cuerpo.

Estos «puntos marma» son los puntos donde la fuerza vital (*prana*) entra al cuerpo y sale de los *nadis*. Los problemas de salud pueden impedir que la energía fluya libremente a través de los «puntos marma» e interrumpir los procesos naturales o la curación, lo que puede provocar, por ejemplo, trastornos del sueño.

La terapia de «puntos marma» es similar a la acupuntura. Alivia la tensión muscular, la ansiedad, la inflamación y los problemas hormonales y digestivos, todos relacionados con los problemas de insomnio. La terapia de «puntos marma» despeja los bloqueos de energía, revitalizando el cuerpo y la mente y favoreciendo un sueño profundo y reparador. Los aceites con infusión de hierbas, el *ghee* y el aceite de sésamo o de coco se utilizan a menudo para masajear los «puntos marma» en un movimiento circular en el sentido de las agujas del reloj para estimular el flujo de energía o en sentido contrario para lograr relajar y calmar.

Presentamos a continuación una rutina diaria basada en el ayurveda que puede servir para estimular el sueño:

- **De 6:00 a 10:00:** puede ser muy positivo comenzar el día con una ducha caliente y haciendo algún ejercicio que sea estimulante. Este momento es el periodo *kapha*.

- **De 10:00 a 14:00:** es el mejor momento para trabajar. Lo que no se pueda hacer debe quedar para el día siguiente. No debemos llevarnos nuestras preocupaciones a la noche. Es el periodo *pitta*.

- **De 14:00 a 18:00:** podemos dedicar este tiempo a actividades creativas. Es el periodo *vata*.

- **De 18:00 a 22:00:** en este momento el ciclo de *kapha* comienza de nuevo. Un baño caliente, los estiramientos suaves y el automasaje prepararan el cuerpo para dormir.

- **De 22:00 a 2:00:** algunas personas se sienten motivadas en estas horas y se ponen a trabajar, estudiar o curiosear, pero es mejor dirigir la energía de *pitta* hacia la recuperación que acompaña el sueño.

- **De 2:00 a 6:00:** en algunas tradiciones budistas e hinduistas se aprovechan estas horas para realizar meditaciones profundas, ya que el sueño profundo tiene lugar en este periodo. Así que, si nos desvelamos, podemos aprovechar para meditar. Es el periodo *vata*.

Hierbas ayurvédicas para dormir

En los tratamientos ayurvédicos para dormir, las hierbas más utilizadas son *ashwagandha, brahmi, jatamansi* y cardamomo porque tienen propiedades calmantes, relajantes y equilibrantes. Estas se pueden consumir en infusión o en polvo, ya que se comercializan en ambas presentaciones, pero también pueden inhalarse como aceite esencial o aplicarse directamente en los «puntos marma» mediante el masaje.

La *leche dorada,* preparada con cúrcuma, hierbas y especias, es una bebida relajante que se toma caliente antes de acostarse para conseguir un sueño más tranquilo y reparador.

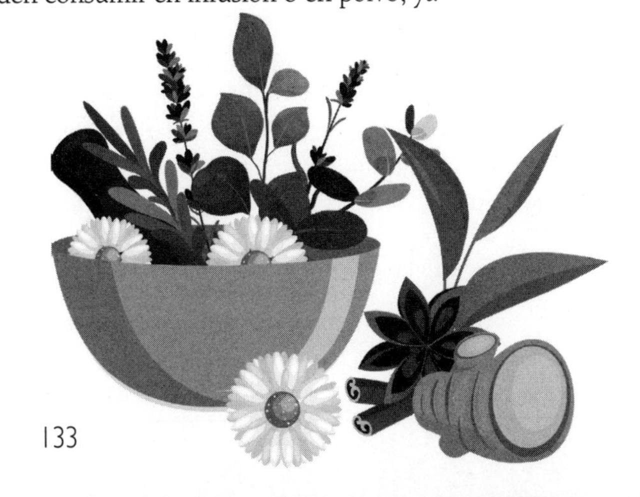

Fototerapia

Por naturaleza, la vida diaria se inicia al amanecer y acaba cuando se pone el sol. La sociedad moderna exige diferentes horarios, por lo que con frecuencia tenemos que levantarnos antes del amanecer y continuar con nuestras actividades mucho después de que se ponga el sol. Sin embargo, estos cambios graduales naturales de la oscuridad a la luz y vuelta a la oscuridad son señales importantes para el óptimo funcionamiento del cuerpo.

La luz es el sincronizador más potente de los ritmos biológicos, y es básica para un correcto funcionamiento de nuestro ritmo circadiano. La luz provoca la producción o inhibición de la melatonina, neurohormona que regula los ritmos biológicos de temperatura y vigilia-sueño. Si estamos en un ambiente con luz, nuestro cerebro inhibe la producción de melatonina y nos mantenemos despiertos. La oscuridad, por el contrario, impide este mecanismo del cerebro y permite la segregación de melatonina, provocándonos sueño.

Desde que se inventó la luz eléctrica, la cantidad de luz que recibimos durante el día se ha modificado y recibimos menos luz natural de la necesaria. Sin embargo, durante las horas previas al sueño e incluso durante este nos sobra luz artificial. Es decir, nos faltan horas de oscuridad nocturna, lo que provoca alteraciones del sueño.

La fototerapia o luminoterapia consiste en la exposición a luz blanca brillante superior a 10 000 lux un mínimo de 30 minutos, durante al menos dos semanas. La terapia lumínica mejora los trastornos del ritmo circadiano, la depresión estacional o postparto, la fibromialgia y enfermedades como el Alzheimer y el Parkinson.

Hidroterapia

Las culturas antiguas ya utilizaban el agua para tratar enfermedades y dolencias. En la India, concretamente en los libros sagrados Vedas y Manu, se prescribe el agua para tratamiento de dolencias y en Persia perfeccionaron el sistema de baños, mientras en Egipto las aguas del Nilo eran adoradas por su capacidad de sanación. Algunos estudiosos van más allá. Creen que, desde los anales de la Historia, el agua ha estado vinculada con deidades (en la caso de la consagración de fuentes minerales a la diosa Minerva) o con poderes sobrenaturales.

Siglos después, en la antigua Grecia y en Roma se empleaba la hidroterapia con fines medicinales y espirituales. Era un tratamiento habitual para aliviar la ansiedad y el estrés y, también, para los trastornos del sueño.

Desde entonces, la hidroterapia, terapia que emplea el agua de forma térmica, mecánica o química, se ha venido utilizando para el tratamiento de múltiples dolencias, ya que sus beneficios son ampliamente reconocidos:

- Mejora la circulación vascular periférica.

- Estimula el sistema inmunitario.

- Alivia las contracturas musculares.
- Reduce el estrés y la ansiedad y, por tanto, influye positivamente en el tratamiento de trastornos del sueño como el insomnio.
- Facilita la respiración.

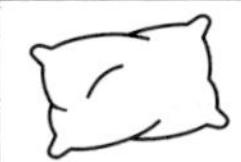

UN DATO MÁS

Una de las primeras menciones sobre el uso del agua como curación se remonta a Hipócrates (siglo v a. C). que no solo utilizaba el agua para reducir la fiebre y tratar enfermedades, sino que recomendaba el baño a diferentes temperaturas: el agua fría para dolores musculares y el agua de mar para erupciones cutáneas

Mecánica o térmica

Cualquiera de estas dos maneras de administrar la hidroterapia es eficaz en el tratamiento del insomnio. En la hidroterapia mecánica se combinan diversos procedimientos: empuje (sumergir el cuerpo en el agua para ejercitar los músculos), compresión (se aplica el agua con fuerza sobre el cuerpo; se utiliza como método de relajación) y presión (el agua se aplica a través de duchas o chorros; sirve para la relajación o la estimulación del sistema nervioso).

La base de la hidroterapia térmica es la aplicación de agua caliente, templada o fría. El agua caliente tiene fundamentalmente un efecto relajante, pero también sirve como sedante y como analgésico. Para efectos sedantes se emplea sobre todo el agua templada, mientras que el agua fría estimula el sistema circulatorio y aumenta el ritmo cardiaco. También se utiliza como tratamiento complementario en determinadas patologías psiquiátricas.

CONTRAINDICACIONES PARA LA HIDROTERAPIA

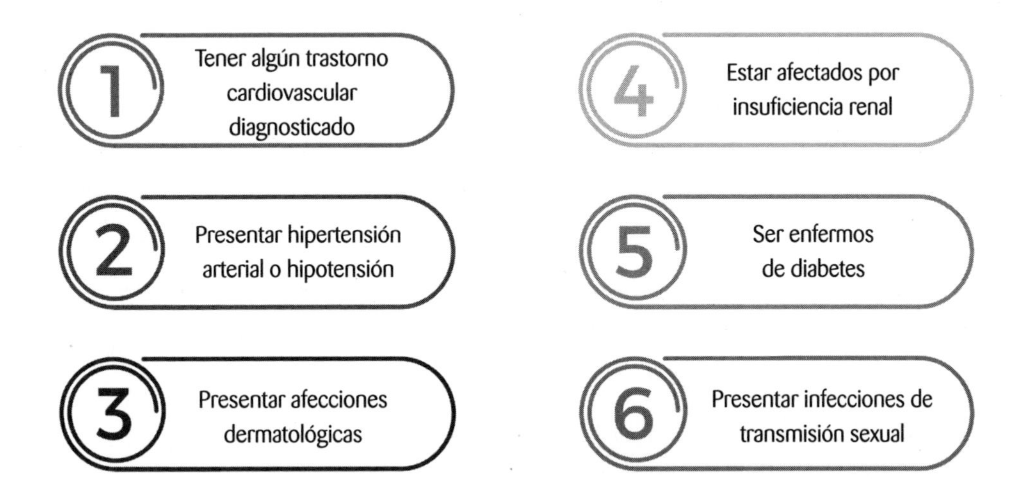

Terapia de tanques flotantes

¿Podemos imaginarnos flotando dentro de una bañera, como si no existiera la gravedad, alejados del ruido y la luz, sin sentir ni frío ni calor y, sobre todo, sin tener que realizar ningún esfuerzo para aguantar el peso de nuestro cuerpo? La terapia de tanques flotantes consiste precisamente en eso, en sumergirse en un tanque de flotación dentro de una cámara de aislamiento sensorial, cerrar los ojos, soltarnos y flotar.

Fue John Lilly, un neurofisiólogo estadounidense, quien inventó la cámara de aislamiento sensorial, llamada también tanque de flotación o flotario. Este tanque de flotación es una especie de caja, que nos recuerda a una nave espacial, de unos 2,5 m de largo por 1,6 m de ancho, que contiene una solución compuesta por 600 litros de agua y 300 kilos de sales de Epsom (sulfato de magnesio) que, al crear una densidad similar al mar Muerto, hace que nuestro cuerpo flote sin esfuerzo y pierda la noción de su propio peso. Además, al eliminar la luz, el sonido, la gravedad y el tacto (la temperatura del agua es de 36 °C, como la del cuerpo), conseguimos aislar la mente y el cuerpo de los estímulos externos, eliminando el 90 % de las señales enviadas desde el sistema nervioso al cerebro y, por tanto, generando de inmediato un estado profundo de relajación física, nerviosa y mental.

Aunque es probable que en la primera sesión necesitemos un periodo de adaptación y no podamos cerrar la puerta de la bañera hasta que ganemos confianza (se puede flotar con la puerta abierta, además de con luz y música), enseguida perderemos el miedo a sentir claustrofobia y podremos disfrutar de este maravilloso oasis acuático. Sin embargo, conviene que tengamos en cuenta que, aunque la cámara de aislamiento sensorial es beneficiosa para la mayoría de las personas, está desaconsejada en caso de epilepsia, esquizofrenia, trastornos agudos de piel, infecciones graves de oído y si se tienen heridas aún por cicatrizar.

Los beneficios de flotar

- **Reduce el estrés,** la tensión muscular, la segregación de adrenalina, el ritmo cardiaco y respiratorio, el pulso, el insomnio, la depresión, la ansiedad, el dolor premenstrual, la fatiga, el *jet lag* y los dolores y trastornos crónicos (migrañas, asma, dolor de espalda, artritis, trastornos gastrointestinales y cardiovasculares), pues mientras estamos flotando nuestro cuerpo emite endorfinas, particularmente betaendorfina, tanto o más potente que la morfina.

- **Mejora la circulación sanguínea** y linfática, el metabolismo celular, la capacidad de aprendizaje y la concentración.

- **Estimula la creatividad** e imaginación, ya que se reduce la actividad en el hemisferio izquierdo del cerebro (el lado lógico) y se incrementa la actividad en el hemisferio derecho (el lado creativo).

- **Refuerza el sistema inmunológico,** la confianza en uno mismo y la sensación de bienestar general.

- **Acelera la recuperación física** después de hacer deporte (el plusmarquista Carl Lewis, que ganó cuatro medallas de oro en los Juegos Olímpicos de 1984, usaba el tanque de flotación después de cada prueba), la rehabilitación de lesiones y enfermedades y la superación de hábitos nocivos, fobias y adicciones, como por ejemplo, el tabaco y el alcohol.

Homeopatía

La homeopatía es un enfoque alternativo natural que se utiliza para una amplia gama de condiciones de salud. Fue inventado en el siglo XVIII por un médico alemán llamado Samuel Hahnemann, cuya teoría medicinal clave era que «lo similar cura lo similar», lo que significa que un agente o sustancia que causa síntomas específicos también puede eliminarlos y curar la enfermedad relacionada. Su segundo principio era que tales sustancias deberían diluirse a una dosis infinitesimal, haciéndolas casi indetectables, pero increíblemente potentes.

Muchos médicos tradicionales siguen siendo escépticos sobre la homeopatía, pensando que funciona debido a un efecto placebo: los pacientes se curan porque creen en el tratamiento, más que por sus propiedades. Sin embargo, los remedios homeopáticos parecen ayudar a algunas personas con insomnio y afecciones psicoemocionales como el estrés, la ansiedad y la depresión, y como resultado pueden ayudar con los problemas del sueño.

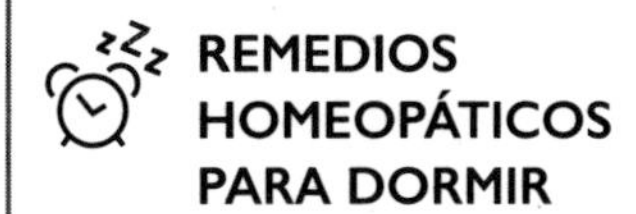

REMEDIOS HOMEOPÁTICOS PARA DORMIR

- Si nos despertamos hacia las tres de la mañana: Nux vomica, Thuya.
- Si sentimos cierta agitación: Arsenicum, Gelsemium, Zincum.
- Si tenemos palpitaciones cardiacas: Spigelia (antes de medianonoche), Phosphorus (después de medianoche), Arsenicum.
- Si sentimos sobresaltos al dormirnos: Gelsemium, Lachesis, Ignatia.
- Si tenemos falta de sueño por haber experimentado emociones agradables en el día: Coffea.

Tratamiento a base de microdosis

Un tratamiento homeopático típico consiste en administrar microdosis de sustancias relevantes debajo de la lengua, ya sea en forma de gránulos o tabletas que se disuelven o en forma líquida; luego se absorben en el torrente sanguíneo.

Dependiendo del país y la escuela de pensamiento, los médicos pueden recomendar un tratamiento «complejo», lo que significa que será una combinación de sustancias vegetales, minerales o animales que trabajan sinérgicamente en varios niveles de concentración, generalmente bajo cuando se tratan condiciones físicas y más alto para condiciones emocionales y psicológicas. Otros médicos pueden recetar un único remedio a la vez para determinar cuál es el más eficaz para usted. Los medicamentos homeopáticos que se venden en las farmacias suelen ser «complejos» y contienen varios agentes para tratar una afección específica a corto plazo, pero generalmente no están diseñados para tratar dolencias a largo plazo. Es por eso que siempre es mejor consultar con un médico homeopático, quien puede crear un plan de tratamiento holístico personalizado.

Masaje

La terapia de masaje se ha practicado en todo el mundo durante miles de años por una amplia gama de razones: reduce el estrés, alivia la tensión muscular y el dolor, aumenta la movilidad y la flexibilidad, mejora la circulación sanguínea, relaja la mente y el cuerpo, cura y rejuvenece.

Del francés *massage*, consiste en frotar, presionar o golpear con un cierto ritmo. Hay masajes para todas las necesidades: terapéuticos (que mejoran la circulación, contribuyen a recuperar la movilidad y reducen las dolencias), masajes fisiológicos (alivian el cansancio), masajes deportivos (preparan al deportista para la competición), masajes relajantes (brindan confort y regulan la tensión), masajes preventivos (relajan una zona tensa que puede derivar en una lesión).

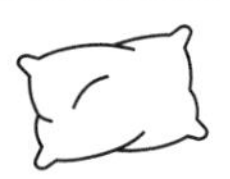

UN DATO MÁS

- 60 minutos de masaje tienen el mismo efecto que siete a ocho horas de buen sueño.
- Hay aproximadamente cinco millones de receptores táctiles en la piel.
- El masaje disminuye la frecuencia y la gravedad de los dolores de cabeza tensionales.
- Cada vez que nos tocan o cuando recibimos un masaje, nuestro cuerpo libera endorfinas, que actúan como analgésicos naturales.
- La terapia de masaje puede reducir los niveles de ansiedad y depresión, y es un eficaz tratamiento contra el insomnio.

Masajes relajantes

Indicado en personas con tensión, ansiedad, estrés y problemas para conciliar el sueño, el masaje relajante consiste en la realización de maniobras superficiales en las que la intensidad de la presión es suave y el ritmo lento y reiterativo, de manera que se pierde la sensación de dolor y los músculos se relajan. Junto con las maniobras propias del masaje, se realizan también ejercicios de respiración.

Los beneficios del masaje relajante van más allá de conseguir un profundo bienestar, tanto físico como mental. Este tipo de masaje también reduce el dolor de espalda y de cabeza por causa tensional, combate la rigidez corporal, disminuye los niveles de cortisol, reduce la presión sanguínea, mejora la circulación, combate la ansiedad y la depresión, favorece la eliminación de toxinas, disminuye la tensión muscular, favorece la flexibilidad y reduce las molestias del síndrome premenstrual.

Masaje facial contra el insomnio

Con este masaje conseguimos bajar el nivel de cortisol en nuestro cuerpo, que en numerosas ocasiones nos impide conciliar el sueño con facilidad.

1. Tumbados en la cama, nos tapamos los ojos. Esto nos ayudará a aislarnos de lo que ocurre a nuestro alrededor.

2. Intentamos relajar cuerpo y mente mediante una respiración pausada.

3. Nos frotarnos las sienes y algunos puntos de nuestra frente con movimientos circulares. Utilizaremos el dedo índice de ambas manos, frotando suavemente.

4. Volvemos al paso 2, y seguimos relajándonos mediante la respiración.

5. Por último, pasamos nuevamente al paso 3, y repetimos el masaje unas tres veces.

Automasaje para dormir

También existe la opción del automasaje. Se puede hacer en la cama, justo antes de conciliar el sueño. Masajear el cuero cabelludo, el cuello, los hombros, la espalda, los antebrazos, las manos y los pies es bueno para dormir, ya que tendemos a mantener la mayor tensión alrededor de estos importantes puntos de curación, que promueven el sueño cuando se activan.

Durante cinco o 10 minutos, realizaremos un masaje por el cuero cabelludo. Lo más importante aquí es hacerlo con suavidad, presionando las yemas de los dedos sobre la cabeza y que el movimiento vaya desde la frente hasta la nuca.

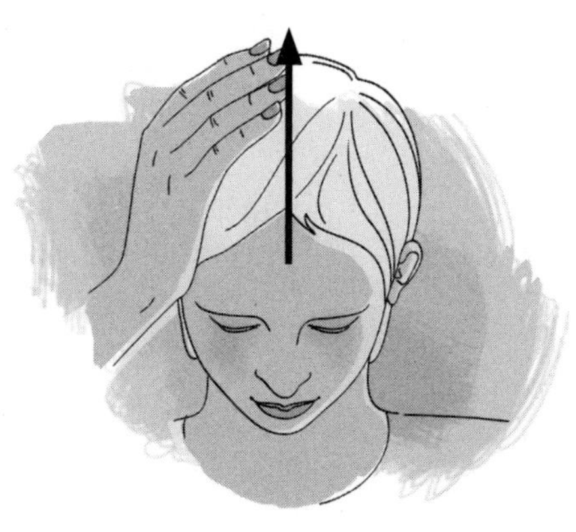

A continuación y centrándonos en nuestra respiración, nos sentaremos en el borde la cama, con la espalda recta y los hombros hacia atrás. Con los ojos cerrados, cogeremos aire en tres tramos y lo echaremos por la boca en otras tres veces. Por último, desde esa misma posición, moveremos los pies y las manos en círculos, hacia fuera y hacia dentro.

Meditación

Practicada desde hace más de 3000 años, la meditación es un estado de reposo que tiene lugar de forma natural. Es descansar dentro de uno mismo, mientras permanecemos despiertos y en alerta. Consiste en un entrenamiento mental mediante el cual superamos las negatividades, obstrucciones y aflicciones de la mente, clarificamos su visión, aprendemos a controlar los impulsos neuróticos, y ampliamos la comprensión y el autoconocimiento. El principio básico de la meditación es centrar la atención en el momento presente mientras nos relajamos. Hay que dejar que los pensamientos fluyan y se vayan solos, sin forzarlos.

Cada vez más personas, incluidos médicos y psicólogos, reconocen los beneficios de la meditación, tanto a nivel físico como mental. Y quienes la practican asiduamente saben que es el método más efectivo para hacernos conscientes de lo que ocurre dentro de nosotros mismos y para poder disfrutar de ser quienes somos. Si se practica con paciencia y de modo regular, se experimenta una placentera sensación de serenidad y relajación. Además, la mente se vuelve lúcida y espaciosa, se reduce el estrés y la ansiedad, y mejora la salud de manera integral.

Facilita el sueño

Buena para el cuerpo y la mente, la práctica regular de la meditación puede reducir la tensión arterial, hacer descender el nivel de ansiedad, controlar el estrés, mejorar el sistema inmunológico, incrementar la vitalidad y ayudarnos a dormir bien. La meditación nos enseña a controlar nuestra propia atención. En vez de dirigirla hacia pensamientos que nos desagradan y nos obsesionan o hacia situaciones existenciales que creemos irresolubles, la centra en el presente. Como la mente no puede concentrarse en dos cosas a la vez, si prolongamos el nivel máximo de concentración durante la meditación todas las preocupaciones y tensiones que nos dominaban en ese momento se atenúan y acaban por desaparecer.

Meditación consciente

Cada persona debe encontrar su forma de meditar idónea, la que mejor se avenga con su carácter, naturaleza mental y aspiraciones. No hay una sola técnica para todo el mundo, pero todas son buenas. La que denominamos meditación consciente o de atención plena se centra en la respiración como modo de entrar en la mente para permanecer en el momento presente.

Una vez sentados cómodamente, colocaremos las manos en el regazo y las plantas de los pies bien apoyadas en el suelo (si lo hacemos en una silla). Si estamos sentados en el suelo, cruzaremos las piernas. Cuando nos vengan pensamientos a la cabeza, seremos conscientes de ellos, pero después dejaremos que se vayan. La mente, por lo general, actúa como un mono, saltando continuamente de una cosa a otra. Tenemos que apaciguarla por medio de la respiración hasta que notemos que vamos rompiendo las cadenas de asociaciones de ideas. Después, utilizaremos la respiración para centrar nuestra atención en el momento presente.

Comenzaremos practicando esta técnica durante cinco minutos e incrementaremos el tiempo hasta llegar, por lo menos, a 15 minutos al día.

Meditación y relajación muscular progresiva

Si permanecer despiertos mientras meditamos nos supone, en muchas ocasiones, un auténtico desafío, podemos aprovechar ese hándicap para conciliar el sueño. Una de las más efectivas consiste en la práctica de la meditación mediante la relajación muscular progresiva, denominada relajación muscular progresiva de Jacobson.

- Acostarnos, dejando que las piernas descansen en una postura cómoda, al ancho de las caderas.

- Prestamos atención a la respiración, notando cómo el abdomen sube y baja, y el aire sale por la nariz y la boca.

- Cuando los pensamientos nos lleguen, reconocerlos y dejarlos ir. Sin sentirnos atrapados por la frustración o el miedo que puedan surgir, observar que solo son pensamientos y volver a sentir la respiración, una y otra vez.

- Dirigir la atención a las sensaciones que experimenta nuestro cuerpo. Llevar nuestra atención a los pies, sintiendo su temperatura y la presión que ejercen sobre la cama en la que estamos acostados.

MEDITAR EN LA CAMA

- Sentados en la cama, cerraremos los ojos y centraremos nuestra atención en la energía de nuestro cuerpo, explorando y sintiendo cada parte de él.
- Comenzaremos a respirar profunda y lentamente, tapando la fosa nasal derecha con la mano derecha, de manera que respiremos solo por la fosa nasal izquierda. En la exhalación, imaginaremos cómo las tensiones físicas, emocionales y mentales del día son arrastradas, poco a poco, por el aire de la exhalación hacia fuera.
- Al mismo tiempo, imaginaremos que soltamos la mente como si fuera un globo de helio, que vuela más y más lejos de nosotros. Observaremos cómo se aleja, dejándolo irse. Daremos permiso a nuestro cuerpo para soltar su peso. Sintiendo su ligereza, nos dejaremos sostener por la sensación acogedora de la cama.

- Desde los pies, sentir la parte inferior de las piernas y, poco a poco, deslizarnos, a través de las rodillas, hasta llegar a la parte superior de las piernas. Si notamos tensión, relajarnos, dejándonos llevar.

- A continuación, situarnos en las nalgas, la pelvis, el vientre y el abdomen (por este orden). Observar si nos sentimos incómodos y, si es así, relajarnos con la respiración. Si nos hemos distraído, volver hacia atrás y comenzar de nuevo.

- Dirigirnos ahora a la espalda, bajar los hombros y sentir los brazos y las manos. Observar si estamos en tensión, respirar y soltar.

- Recorrer el cuello y los músculos de la cara. Relajar y, en ese momento, tomar conciencia de todas las sensaciones que siente nuestro cuerpo.

- Ahora, si todavía estamos despiertos, volver de nuevo nuestra atención a la respiración. Podemos contar las respiraciones que realizamos y, cuando lleguemos a 10, comenzar de nuevo. Si nos distrae tener que contar las respiraciones, simplemente sentir la respiración, notando cómo entra y sale el aire del cuerpo.

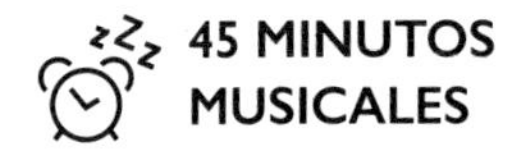

45 MINUTOS MUSICALES

La Fundación Nacional del Sueño (FNS), de Estados Unidos, recomienda irse a la cama con música, en particular aquellas personas que tienen problemas para conciliar el sueño. Según la FNS, la música tiene importantes ventajas en comparación con los fármacos para dormir: no tiene efectos secundarios, no genera adicción y es más barata. Afirma que los adultos que escuchan 45 minutos de música relajante antes de acostarse descansan mejor, ya que se duermen rápidamente, durante más tiempo y se despiertan menos por la noche.

Musicoterapia

La música es un potente medicamento para el alma: varía sutilmente las ondas cerebrales, la respiración, el ritmo cardiaco, el tono muscular, la temperatura corporal, la percepción del espacio y del tiempo.

Tal y como asegura el ingeniero y músico Jordi Jauset, al oír música lenta aumentan los niveles en sangre del ácido gamma amino butírico, un neurotransmisor que reduce la actividad del cerebro y del sistema nervioso. Y esto hace que las ondas cerebrales pasen del estado beta (vigilia) a las alfa y theta (relajación). El ritmo cardiaco y respiratorio también disminuye y baja la tensión.

Recientes estudios científicos respaldan la utilización de la música para mejorar la calidad del sueño en las personas con insomnio crónico. La música ejerce un efecto sobre el sistema nervioso parasimpático, haciendo que los músculos se relajen.

Además, puede ralentizar la respiración, disminuir la presión arterial, calmar el sistema nervioso y aumentar la serotonina y la oxitocina, al mismo tiempo que disminuye el cortisol, la hormona del estrés. De hecho, las tradicionales nanas o canciones de cuna, que se cantan a los niños y bebés, forman parte de la rutina de relajación vespertina que le indica al cerebro que es hora de acostarse y que puede conciliar el sueño.

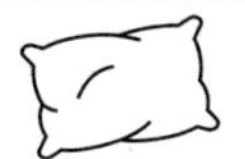

UN DATO MÁS

Desde antes de nacer, con la musicoterapia prenatal para embarazadas, hasta los últimos instantes de la vida, aplicándola en los cuidados paliativos, la música puede ejercer un efecto terapéutico en cualquier persona, produciendo cambios sustanciales a diferentes niveles.

La música instrumental lenta y suave, con patrones repetitivos, es la mejor para conciliar el sueño porque el cerebro responde a los sonidos que escucha y trata de alinearse con ellos. Pero, puesto que nada hay más subjetivo que la música, debemos ser nosotros quienes organicemos nuestro propio repertorio musical para combatir el insomnio. Independientemente del gusto personal, es aconsejable evitar la música que pueda provocarnos emociones fuertes y recuerdos estresantes.

Beneficios de la música

- **Aumenta los niveles de serotonina,** nuestro humor mejora y nos sentimos más felices. Un buen motivo para disfrutar de un sueño reparador.

- **Neutraliza los estímulos externos** que puedan perturbar el sueño, pues su sonido reemplaza los ruidos de fondo molestos.

- **Elimina el estrés,** ayudándonos a dejar la mente en blanco y así olvidarnos de los problemas del día a día.

- **Calma la mente.** Nuestros pensamientos dejan de dar vueltas y vueltas en nuestra cabeza y, poco a poco, caeremos rendidos al sueño.

Reflexología

Nuestro cuerpo es una inmensa red energética. Los pies y las manos, en los extremos del cuerpo, concentran el conjunto de las vías por donde circulan esas energías. Cuando estas se bloquean, todo el organismo sufre las consecuencias.

Una de las terapias más efectivas para desbloquear las energías estancadas es la reflexología, que trabaja sobre el supuesto de que los pies son zonas de integración de los reflejos de nuestro cuerpo. Allí confluyen muchos nervios, y estimulando

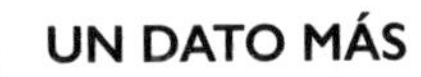

UN DATO MÁS

Aunque la reflexología podal está cada vez más incluida en nuestra sociedad, y parece algo novedoso, realmente los inicios de esta terapia se remontan al antiguo Egipto, donde ya se practicaba. Los primeros grabados se encontraron en la tumba de un médico y corresponden al año 2330 a. C.

determinados puntos con un masaje podal, conseguiremos efectos positivos sobre problemas de salud concretos y sobre nuestro estado de ánimo y bienestar general.

Auto reflexología podal

Darse un masaje relajante de pies antes de dormir favorece el sueño y combate el síndrome de piernas inquietas. Antes de comenzar el automasaje, es conveniente tener en cuenta que la habitación donde vayamos a realizarlo tenga una temperatura agradable y la luz sea tenue. También podemos poner una música relajante. Una vez hayamos adoptado una postura cómoda (lo mejor es sentado en una silla), realizaremos dos o tres respiraciones lentas y profundas y nos frotaremos las manos entre sí para calentarlas, para que tocar nuestros pies sea más agradable.

A continuación, calentaremos un poco de aceite relajante con las manos y las deslizaremos desde el tobillo hasta la punta del pie. Después, pasaremos el pulgar por el surco superior y masajearemos los dedos con el índice y el pulgar.

Haciendo círculos con el dedo pulgar, presionaremos la punta y la soltaremos. Por último, pasaremos los nudillos por la planta del pie presionando con firmeza las zonas de tensión. Para terminar, masajearemos los pies suave y lentamente, manteniendo los ojos cerrados.

Reiki: energía en nuestras manos

El reiki es una técnica curativa ancestral que consiste en la imposición de manos sobre una persona para facilitar la transmisión de la energía curativa que procede del Universo. El acto de imposición de manos sobre el cuerpo humano para confortar o aliviar el dolor es tan antiguo como el propio instinto pues, ante la sensación de dolor, de forma instantánea colocamos las manos en el lugar dolorido. Durante la práctica del reiki, los pacientes reciben energía básicamente a través de las manos del terapeuta. Esta energía es percibida por la persona que la recibe, y utilizada como mejor la necesita.

La energía reiki es energía «luz», que penetra en el organismo a través de los siete chakras principales, localizados desde la base de la columna a la parte superior de la cabeza, y que la distribuyen a todo el organismo, reequilibrándolo. En una sesión de reiki, la cantidad de energía recibida por el paciente está determinada por el propio paciente, pues el terapeuta reikiano se limita a dirigir la energía haciendo de intermediario.

Múltiples beneficios

El reiki, al actuar de manera holística sobre los niveles físico, mental y emocional, equilibrando los centros energéticos del cuerpo, no solo alivia rápidamente los dolores físicos sino que produce bienestar y felicidad.

- **Relaja la mente y el cuerpo,** ayudándonos a alcanzar el estado alfa de sueño profundo y máxima relajación.
- **Disminuye la estática** o contaminación electromagnética de nuestra mente y nuestro cuerpo.
- **Armoniza** el funcionamiento orgánico.
- **Equilibra** la energía emocional.
- **Libera** estancamientos energéticos en nuestro cuerpo.
- **Desintoxica** el cuerpo y la mente.
- **Restaura** nuestras frecuencias cerebrales.

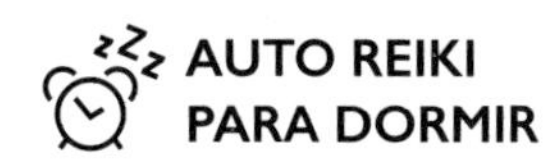

El reiki no solo nos ayuda a conciliar el sueño, también hace que sea profundo y reparador, sin despertares nocturnos y cumpliendo todas las fases del sueño. Aunque lo ideal es acudir a un terapeuta profesional, para relajarnos nos basta con nuestras propias manos.

Tumbados en la cama, con los ojos cerrados y respirando profundamente, colocaremos una mano en la frente y otra en el estómago. Centrándonos en la respiración, lenta y acompasada, sentiremos el movimiento que hace nuestro estómago al respirar. Normalmente, en unos 15 minutos deberíamos estar relajados, tranquilos y dispuestos para un sueño reparador.

Relajación

La relajación es un proceso curativo, un remedio para combatir los efectos del estrés y restaurar el equilibrio entre el cuerpo y la mente. Al mirar hacia nuestro interior es posible recobrar la calma y sintonizar con los ritmos corporales. Los enemigos de la relajación son la ansiedad y la impaciencia. Para vencerlos debemos concentrarnos en nuestra respiración: inspirando y espirando lentamente, y disfrutando de cada instante de tranquilidad que nos proporciona.

Respiración profunda y controlada

La respiración no solo nos proporciona oxígeno, sino también energía vital. Todas las investigaciones han venido a confirmar que una respiración profunda y controlada es una manera sencilla pero eficaz de conciliar el sueño. Pero esto solo se consigue respirando con los cinco sentidos. Su función es relajarnos, pero también regenerarnos e incrementar nuestras fuerzas.

Inhalar por la nariz, lenta y profundamente en el área abdominal y exhalar aún más lentamente a través de la garganta y la boca, en particular, envía señales de relajación al cerebro, lo que ayuda a aliviar la tensión física, mental y emocional, además de disminuir la frecuencia cardiaca. Al respirar profundamente antes de acostarnos, estamos imitando los patrones de respiración más lentos que ocurren cuando estamos dormidos.

Dar tiempo a la relajación

Querer estar absolutamente relajados de entrada es un error, además de ser imposible. Tenemos que dar tiempo a la relajación. Empezaremos con 10 minutos. Al comienzo del día, para enfrentarnos serenamente a todo lo que acontezca y, al final de la jornada, para conciliar el sueño. Aunque al principio nos resulte complicado, con un poco de práctica podemos conseguir relajarnos profundamente. Para ello tenemos que seguir los siguientes pasos:

- Elegir una habitación tranquila y suavemente iluminada.

- Tenderse de espaldas sobre una manta o alfombra.

- Apoyar cómodamente la cabeza, colocando los brazos a ambos lados del cuerpo, y las piernas ligeramente separadas.

- Con los ojos cerrados, respirar lenta y pausadamente por la nariz.

- Sentir y soltar el aire, tomando contacto con cada parte del cuerpo y dejar que las tensiones se vayan alejando.

- No luchar contra los pensamientos negativos. Observarlos desde fuera como si fueran nubes que se alejan.

Practicar la autohipnosis

Todos tenemos un potencial mental mucho mayor del que utilizamos normalmente. La autohipnosis (hipnosis practicada a uno mismo) nos permite descubrir esa parte oscura del inconsciente para utilizarla en nuestro beneficio. En estado hipnótico, además de destensar todo el cuerpo, conseguimos un profundo estado de sosiego interior y exterior.

Aunque exige un poco de práctica, no resulta difícil y los beneficios merecen la pena. Sentados en un sillón frente a una pared o tumbados en la cama o en el suelo mirando el techo, localizamos un punto. Mirándolo fijamente, los párpados nos comenzarán a pesar. Dejamos que nuestros ojos se cierren, mientras pensamos: «Mi fin es levantarme descansado y optimista».

Poco a poco, iremos relajándonos y nuestra respiración se hará más lenta. Disfrutando de la sensación de comodidad y bienestar del momento, experimentaremos con sugestiones placenteras, dejando que las imágenes fluyan solas, al mismo tiempo que pensamos en sentirnos completamente renovados al abrir los ojos. Cuando queramos salir del estado de autohipnosis, contaremos hasta tres y abriremos los ojos.

Respiración 4-7-8

Desarrollado por el Dr. Andrew Weil, este patrón de respiración está basado en el pranayama, una antigua técnica yóguica y, según el propio Weil, induce a tal relajación que podemos quedarnos dormidos en 60 segundos. Aunque la afirmación nos parece demasiado contundente, sí es cierto que a través de esta respiración podemos alejar de nuestra mente los pensamientos que nos generan estrés y nos impiden conciliar el sueño. Esta técnica respiratoria se realiza en cuatro pasos:

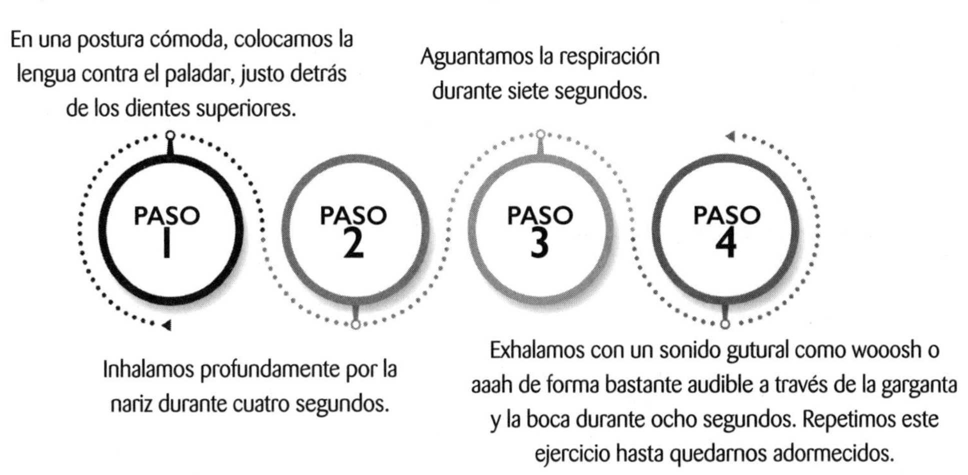

Visualización creativa

La visualización es una técnica que combina los poderes de la imaginación, la concentración y la relajación mediante una serie de ejercicios que nos ponen en contacto con algunas partes no del todo conscientes de nuestro cerebro y que afectan a nuestra vida. Por medio de la visualización creamos una realidad subjetiva; es decir, imaginamos nuestra vida como queremos que sea y la trasladamos al momento presente.

A través de instrucciones verbales, se induce al organismo a experimentar mentalmente estados de tranquilidad, sosiego y relajación mental. Está recomendada en casos de ansiedad y estrés, para aliviar el dolor, en la preparación para actividades que requieren esfuerzo y enfrentarse a situaciones estresantes y para combatir el insomnio.

Su funcionamiento es sencillo, pues mediante esta técnica se desarrolla el lado derecho del cerebro, que es intuitivo, además de ser la sede de la pasión, de forma que deja a un lado la inhibición que produce el hemisferio izquierdo, más temático y racional. Los beneficios de la visualización son múltiples:

- Ayuda a combatir los **bloqueos** e inhibiciones ante situaciones difíciles.
- Permite experimentar con **formas de comportamiento** que no son las habituales.
- Ayuda a **concentrarse** para resolver las situaciones problemáticas.
- **Agudiza los sentidos** para comprender lo que sentimos y por qué lo sentimos.
- Se puede utilizar en cualquier momento para combatir el miedo y el **estrés**.
- Sirve para **corregir hábitos** o comportamientos.

Yoga

Practicado desde hace miles de años, trabaja la armonía cuerpo-mente y el equilibrio de la actividad física y mental. El resultado no tiene nada que envidiar

VISUALIZARSE DORMIDO

A través de la visualización creativa provocamos que nuestro objetivo y la realidad pasen a ser la misma cosa.

- Acostados en la cama, con la espalda recta y los hombros y el abdomen relajados, cerramos los ojos y dejamos que se vayan los pensamientos. Si no conseguimos que se alejen todos, los dejamos flotar como en una nube.
- Ponemos las manos encima del vientre, a la altura del ombligo. Comenzamos a respirar profundamente, centrándonos en el movimiento del abdomen hacia arriba y hacia abajo. Inhalamos lentamente por la nariz y exhalamos despacio por la boca.
- Sentimos cómo estamos acostados y apretamos los músculos tanto como nos sea posible, para después relajarlos.
- Ahora nos imaginamos que estamos en nuestro lugar favorito, donde nos sentimos relajados, sin tensiones ni obligaciones. Miramos a nuestro alrededor: dónde estamos, qué vemos, cómo nos sentimos, cómo huele, qué escuchamos, etc.
- Hacemos una respiración profunda y nos sumergimos en el ambiente de su lugar favorito, disfrutando de cada sensación. Poco a poco, comenzaremos a sentirnos relajados y nos invadirá el sueño.

a las técnicas psicológicas, porque yoga y terapia persiguen lo mismo: la paz interior como el estado más cercano a la felicidad.

Asanas contra la ansiedad

Con la práctica del yoga conseguiremos dormir mejor, porque aumenta los niveles de serotonina y la producción de melatonina.

Las posturas o asanas otorgan quietud a la mente, tienen un poder ansiolítico y sedativo, pacifican las emociones y desarrollan las funciones mentales. Las posturas simultanean estiramientos y masajes, así como presión sobre diferentes puntos vitales. Los estiramientos alargan el músculo, lo flexibilizan y lo fortalecen, lo irrigan de sangre, lo mantienen en buen tono y lo desbloquean. Por su parte, los masajes cuidan los órganos internos. La postura aporta sangre a todas las zonas del cuerpo

El yoga cuenta con un conjunto de técnicas para equilibrar y perfeccionar cuerpo y mente, y actualizar potenciales energéticos y anímicos aletargados. Otorga sosiego, contento, vitalidad y plenitud, y como técnica de relajación y tranquilización es insuperable. Contribuye a superar los trastornos psíquicos y lo recomiendan muchos psicoterapeutas porque favorece el proceso de recuperación psicológica. La práctica asidua produce innumerables beneficios, como:

- **Reducir tensiones físicas y mentales** y prevenir los trastornos psicosomáticos.
- **Reducir la ansiedad,** la angustia y la agitación. Producir un profundo y reparador estado de relajación y desarrollar la atención mental.
- Fortalecer la voluntad y **cambiar la actitud mental**, armonizando las emociones.
- **Aumentar la vitalidad** y el vigor, mejorar el control neuromuscular y provocar un estado de bienestar generalizado.

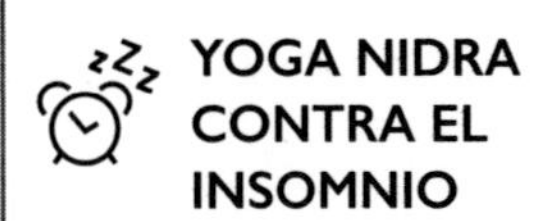

YOGA NIDRA CONTRA EL INSOMNIO

El yoga Nidra es una técnica ancestral de meditación de la India. Se practica en posición horizontal, boca arriba (savasana o postura del cadáver), mientras se escucha una narración que lleva a un estado de relajación profundo. La narración la puede realizar un instructor o mediante un audio. Dura entre 20 minutos y una hora.

Aunque el nombre significa sueño yóguico, el objetivo no es esencialmente dormirse. La meta es concentrarse en la voz guía y entrar en estados más profundos de consciencia. Sin embargo, el estado que se alcanza permite conciliar el sueño.

Es un eficaz tratamiento contra el insomnio crónico y mejora los niveles de dopamina, la hormona del bienestar, alivia patologías como dolor de espalda, artritis reumatoide, diabetes tipo 2 o estrés y aumenta la creatividad.

«Contra cada padecimiento crece una planta».
Paracelso

Remedios naturales

Muchos de los remedios caseros que usaron nuestros antepasados e, incluso, los nuevos descubrimientos de sustancias que hoy son utilizados para la preparación de medicamentos, provienen de las plantas.

Fitoterapia

Las plantas medicinales tienen propiedades curativas que ya eran conocidas en la antigüedad, aunque también se han añadido al arsenal terapéutico otras plantas cuya utilidad ha sido descubierta recientemente.
Hasta el desarrollo de la química y, particularmente, de la síntesis de compuestos orgánicos a lo largo de los siglos XIX y XX, las plantas medicinales eran prácticamente la única fuente de principios activos empleados para devolver la salud de las personas, por lo que podemos decir que eran la única medicina conocida.

Cómo prepararlas

Las plantas medicinales se pueden preparar de varias maneras, dependiendo de que su uso sea interno o externo, del trastorno que se busca curar y de las características de la planta. Tanto para tratar el insomnio, como la ansiedad y el estrés, las preparaciones se hacen en infusión, cocción y maceración.

- **Infusión:** hay que poner una cucharadita de la planta seca, de sus hojas u otras partes frescas de la planta, en una taza en la que posteriormente se vierte agua hirviendo. Se deja reposar de cinco a 20 minutos, se cuela y endulza, preferiblemente con miel.

- **Cocimiento o decocción:** colocar una cucharadita del material (hojas, flores, raíces, ya sean secas o frescas) en un cacito esmaltado que no sea de aluminio, con una taza de agua fría. Hervir de cinco a 10 minutos a fuego lento. Colar y endulzar.

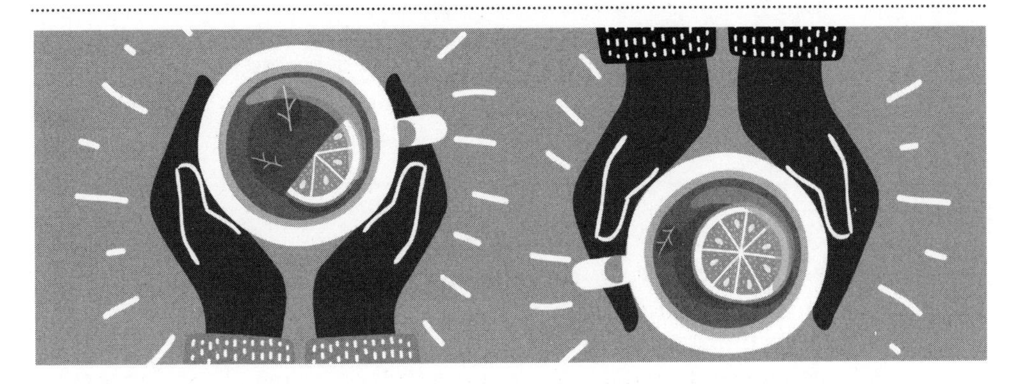

- **Maceración:** poner una cucharadita de hierbas secas o frescas en una taza de líquido, ya sea agua, alcohol o vino, y dejar reposar de ocho a 12 horas, a temperatura ambiente. Luego, mezclar, calentar ligeramente, colar y endulzar.

Infusiones para dormir

Dentro del amplio grupo de plantas medicinales, algunas están específicamente indicadas para combatir el insomnio y otros trastornos del sueño. Las más empleadas para la elaboración de infusiones son:

- **Tila**

Clásica infusión para calmar los nervios y relajarse. Además de facilitar el sueño, al reducir la tensión nerviosa y muscular, favorece la eliminación de toxinas y tiene propiedades antiinflamatorias y analgésicas. Es la más adecuada si sufrimos frecuentes episodios de estrés o ansiedad y nos cuesta relajarnos por las noches. No es conveniente tomarla si tenemos la tensión baja. Con dos tazas al día es suficiente, pues en exceso puede causar náuseas.

- **Pasiflora**

Con propiedades sedantes, hipnóticas y ansiolíticas, la infusión de pasiflora está indicada en caso de insomnio, ansiedad, nerviosismo, taquicardia, irritabilidad, etc. Además, contiene flavonoides, por lo que es un estupendo antioxidante.

Ayuda a dormir profundamente, evitando que nos despertemos en mitad de la noche. No se puede tomar si estamos en tratamiento con antidepresivos, antiepilépticos o medicamentos contra el insomnio. Tampoco se recomienda tomarla durante el embarazo y la lactancia. Es importante no tomarla más de nueve días seguidos y alternarla con otras plantas. Con dos tazas al día es suficiente.

- **Lúpulo**

Sedante y tranquilizante, el lúpulo también tiene propiedades antiespasmódicas y es un eficaz relajante muscular. Por todo ello, se recomienda para tratar la tensión, la agitación y los trastornos del sueño.

Al ser rico en fitoestrógenos, la infusión de lúpulo está desaconsejada si se ha tenido cáncer de mama o uterino relacionado con los estrógenos. Tampoco lo pueden tomar las mujeres embarazadas o las personas que tomen sedantes farmacológicos.

• Melisa

Los efectos de la melisa contra el insomnio son más suaves que los de la tila, la valeriana o la pasiflora. Perfecta cuando se tiene el ánimo un poco decaído y esta situación nos causa dificultades para conciliar el sueño. Además, la infusión de melisa es digestiva y diurética. Se pueden tomar hasta cuatro tazas diarias.

Evitar si se está tomando antidepresivos, antiepilépticos o somníferos. Tampoco es recomendable durante el embarazo y la lactancia.

• Lavanda

Es una de las plantas más relajantes, tanto tomada en infusión, como en aceite esencial o inhalada. Calma los nervios y la ansiedad y es idónea para prevenir los ataques de pánico nocturnos. Además, es hipotensora, antiséptica, bactericida, cicatrizante e insecticida. Solo hay que tomar una taza de infusión de lavanda antes de ir a dormir. Su ingesta no es recomendable durante el embarazo y la lactancia. Tampoco es aconsejable para bebés y niños.

• Valeriana

Probablemente no hay planta más adecuada para combatir los nervios que la valeriana.Tradicionalmente utilizada por su acción tranquilizante, relajante e inductora del sueño, la valeriana actúa como un agente sedante, relajando el sistema nervioso y el cerebro, por lo que se suele recomendar a personas con trastornos del sueño, o para aliviar el estrés y la ansiedad. Además, relaja la musculatura y alivia los dolores espasmódicos de la regla. Lo aconsejable es tomar dos tazas al día.

No se aconseja durante el embarazo, ni en la lactancia, ya que se excreta a través de la leche materna. También está contraindicada en personas que estén tomando medicamentos sedantes o que afectan al sistema nervioso central, como las benzodiacepinas o los antiepilépticos, ya que podría potenciar el efecto sedante de la medicación y multiplicar las posibilidades de efectos adversos.

• Hierbaluisa

Nada mejor que una infusión de esta aromática planta, con un sabor parecido al limón, para despejar la mente, combatir el estrés, tonificar los nervios y conseguir un descanso placentero y reparador. Es excelente para aliviar la tos o cualquier otra afección de la garganta, debido a sus propiedades antiinflamatorias, antibacterianas y antitusivas.

No se recomienda en mujeres embarazadas o en periodos de lactancia. Tampoco pueden tomarla las personas con enfermedades nefríticas o insuficiencia renal, ya que podría irritar el tracto urinario

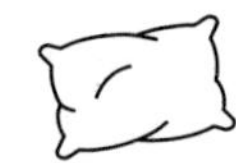

UN DATO MÁS

Estudios con pacientes con depresión a los que se les administró un placebo, antidepresivos e hipérico, demostraron que el hipérico era tan efectivo como un antidepresivo ante la depresión leve o moderada y especialmente en niños, por ser efectivo y tolerarse mejor. Sus otros usos son para combatir la ansiedad y el insomnio.

- **Hierba de San Juan (hipérico)**

Prescrita por los médicos para tratar la depresión, la ansiedad y el insomnio, esta planta ya era empleada en la antigüedad para multitud de trastornos, hasta el punto que en la Edad Media era considerada como un potente antibiótico.

El hipérico no se puede tomar durante el embarazo y la lactancia, ya que puede afectar a la salud del bebé. Tampoco se debe tomar si se está ingiriendo antidepresivos, medicamentos para tratar el VIH o el cáncer, y con fármacos que se metabolizan en el hígado.

- **Amapola de California**

Sedante e hipnótico natural suave, es muy útil para quien padece frecuentes estados de nerviosismo, ansiedad leve, falta de sueño, palpitaciones, jaquecas nerviosas e hipertensión arterial. Facilita un sueño plácido y reparador. Se pueden tomar hasta tres tazas diarias.

Por su contenido en alcaloides, está desaconsejada en embarazadas, durante la lactancia y en menores de 10 años. Conviene consultar con el médico antes de tomarla, ya que puede ser incompatible con algunos medicamentos, como sedantes, somníferos, antihistamínicos y antiinflamatorios.

Adaptógenos para proteger el sistema nervioso

Los adaptógenos son hierbas, raíces y hongos que protegen nuestro sistema nervioso central y el suprarrenal del estrés y la ansiedad. Además, favorecen la concentración y la resistencia. Se utilizan frecuentemente en el tratamiento ayurvédico y la medicina tradicional china.

El término «adaptógeno» fue acuñado a finales de la década de 1940 por el toxicólogo ruso Nikolai Lazarev, para describir una planta que ayuda a adaptarse a circunstancias estresantes (ya sea mental, física o emocionalmente). De hecho, la investigación muestra que los adaptógenos aumentan nuestra resistencia al estrés al poner el cuerpo y la mente en un estado de equilibrio que recibe el nombre de homeostasis, ayudando también a las glándulas suprarrenales con el exceso de trabajo.

- Aunque el **ginseng americano (Panax quinquefolius)** se toma generalmente para mejorar la función cognitiva, al ser menos estimulante que el ginseng asiático, es una buena opción para aliviar la ansiedad.

- **La ashwagandha (Withania somnifera)**, conocida también como el «ginseng indio», es una planta muy empleada en la medicina ayurvédica. Entre sus beneficios están que reduce eficazmente el estrés y la ansiedad al ayudar a disminuir el cortisol. También es adecuada para combatir la depresión y el insomnio.

- **La rhodiola (Rhodiola rosea)**, conocida como «raíz del ártico», se emplea en las medicinas tradicionales de Asia y del este de Europa por su capacidad para estimular el sistema nervioso central, combatir el estrés, proteger la función celular y metabólica de la exposición prolongada al estrés crónico y prevenir la fatiga crónica.También tiene propiedades antidepresivas al equilibrar los neurotransmisores en el cerebro.

El poder de las esencias florales

Reconocida desde 1976 por la Organización Mundial de la Salud, la terapia con esencias florales podríamos definirla como una medicina vibracional, que nos ayuda a regular las emociones que influyen en nuestro bienestar y equilibrio emocional, físico y mental.

Las esencias florales son preparados de plantas silvestres y árboles elaborados a partir de flores en su punto óptimo de floración que se sumergen en agua y se exponen al sol o a la ebullición. Este proceso finaliza en una dilución bebible que se comercializa en pequeños frascos de 10 o 20 ml. Por tanto, es una terapia completamente natural.

Sus propiedades terapéuticas fueron descubiertas por Edward Bach, médico, cirujano, patólogo y homeópata inglés, entre los años 1928 y 1936. De hecho, las esencias florales más conocidas y empleadas en el mundo occidental son las llamadas «flores de Bach».

Para conciliar el sueño

Aunque no existe una fórmula exacta para tratar el insomnio, ya que el origen es distinto en cada persona, dentro del tratamiento con flores de Bach sí hay algunas flores que se emplean con más frecuencia:

- **Agrimony:** indicada cuando la persona esconde sus problemas durante el día y estos afluyen por la noche y no la dejan dormir o sufre un sueño inquieto. Agrimony ayuda a mostrar abiertamente los sentimientos para encontrar la paz interior.

- **Mimulus:** para cuando los miedos de origen conocido no nos dejan dormir, como podría ser un evento futuro. También resulta efectivo para los niños que no pueden dormir por miedo a la oscuridad o a estar solos.

- **Vervain:** ayuda a calmar el insomnio ocasionado por la incapacidad para desconectar. También es adecuado para los niños a los que les cuesta dormirse porque están demasiado excitados, pues les ayuda a relajarse.

- **White Chestnut:** esta flor es muy utilizada en el tratamiento de insomnio en adultos, cuando la causa es la continua repetición de los mismos pensamientos indeseados. Ayuda a encontrar la paz interior para que nuestra mente pueda relajarse y descansar.

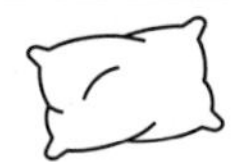

UN DATO MÁS

Otras flores de Bach utilizadas para combatir el insomnio son:

- **Aspen:** contra miedos no identificados.
- **Elm:** si existe exceso de trabajo.
- **Impatiens:** si el problema es la impaciencia.

«Que la comida sea tu medicina y la medicina sea tu comida».
Hipócrates

Alimentación contra el insomnio

Actualmente, sabemos que los alimentos no solo tienen propiedades nutritivas, sino también farmacológicas: generan efectos específicos en la bioquímica del cerebro. Alimentación y sueño son un binomio inseparable. Lo que ingerimos y cuándo lo hacemos influye en la calidad del sueño, pero un sueño insuficiente o de mala calidad influirá negativamente en nuestra conducta alimentaria.

Los alimentos y bebidas nos proporcionan los ingredientes necesarios para sintetizar los diferentes neurotransmisores que intervienen en la vigilia y el sueño. La conducta alimentaria está regulada por la misma parte del cerebro que se encarga del reposo y el sueño: el centro ventral-medio del hipotálamo.

Comer y dormir son dos conceptos que van unidos. Cuando tenemos hambre, nos cuesta dormirnos. Igualmente, después de una cena pesada, el sueño se suele resentir y, tras una noche en vela, es normal abalanzarse sobre la comida.

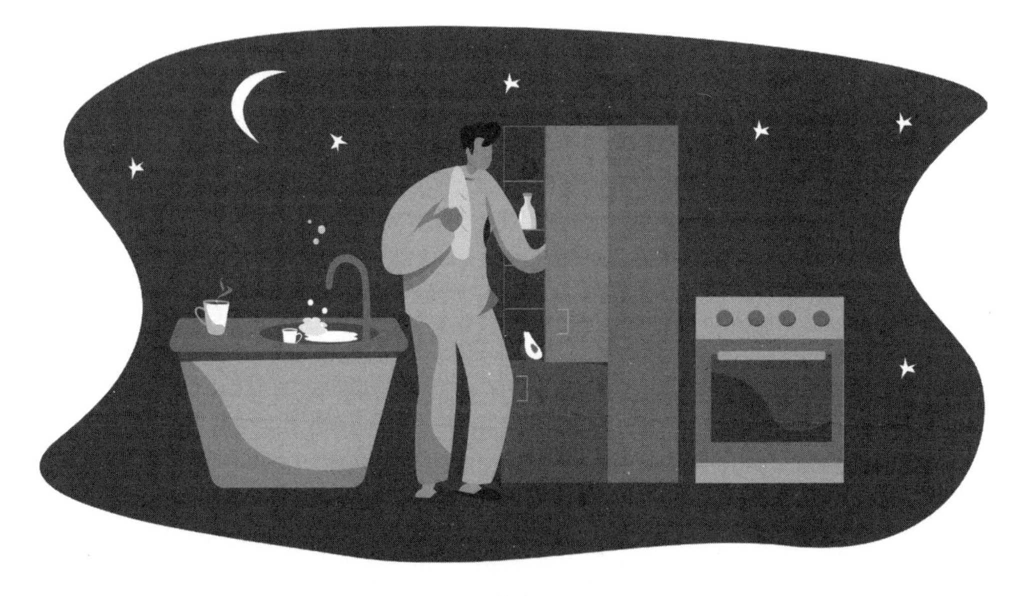

Comer despacio, saboreando la comida

Saborear una comida puede convertirse en un instrumento de conciencia de nosotros mismos y nutrirnos a muchos niveles. Es fácil llevarlo a cabo. Hay que dejar de comer de forma automática y activar los sentidos mientras estamos comiendo.

Aunque no nos hayamos dado cuenta, podemos comer con los ojos, la nariz, el oído o el tacto. Si lo hacemos así, la capacidad nutritiva de lo que nos llevamos a la boca se multiplica hasta saciarnos.

El movimiento *slow food* (comida lenta) propone disfrutar de una buena comida y bebida, consumiendo alimentos naturales y de mayor calidad. Sus partidarios han dicho adiós a las hamburguesas, los perritos calientes, la pizza a domicilio, los refrescos, los aperitivos hipercalóricos, los productos industriales y los sabores sintéticos y artificiales.

Los estudios médicos les dan la razón: muestran que comer velozmente alimentos elaborados con rapidez ocasiona trastornos digestivos, estimula el estrés, reduce la sensación de placer, fomenta el consumo de grasas nocivas, induce el sobrepeso y favorece algunas carencias nutricionales.

No saltarse las comidas

De poco sirve controlar los alimentos que comemos, así como la forma de cocinarlos y degustarlos, si no seguimos una regularidad en las comidas. Es decir, comemos a cualquier hora o, peor aún, nos saltamos las comidas. Pasamos directamente del desayuno a la cena y, en el mejor de los casos, habiéndonos tomado un pequeño tentempié al mediodía. Consecuencia: hacemos de la cena la comida más importante del día, cuando debería ser la más ligera.

Pero no solo se trata de saltarnos la comida principal, igual de perjudicial es hacerlo en la mesa de la oficina, sin tiempo casi para masticar. Debemos hacer una pausa al mediodía para descansar unos minutos y, si es posible, salir al exterior a que nos dé la luz natural y desconectar.

Ritmonutrición para equilibrar nuestro reloj biológico

El ser humano está sujeto a un funcionamiento rítmico. Nuestro organismo funciona según los ritmos biológicos o circadianos (los ciclos horarios por los que el organismo ajusta la liberación de hormonas y neurotransmisores que regulan los tiempos de sueño y vigilia).

Para coordinarnos con nuestro organismo, la alimentación debe seguir un patrón rítmico, y tanto los horarios de comida como lo que se come cada día tienen una importancia vital en el organismo. Con la ritmonutrición, además de conocer cuáles son los horarios de ingesta más adecuados, también sabemos qué tipo de alimentos y suplementos debemos tomar a lo largo del día. Es decir, hay alimentos más convenientes para la mañana y otros más indicados para la tarde noche. Por tanto, teniendo en cuenta esta clasificación, conseguiremos una regulación de nuestros neurotransmisores internos.

Se trata de aportar, por la mañana y al mediodía, tirosina, que permite la síntesis de dopamina y noradrenalina, para la activación física e intelectual y la capacidad de reacción frente al estrés; y por la tarde y la noche, un aporte de triptófano, que a su vez permite la síntesis de serotonina y melatonina, favoreciendo la relajación y la preparación al sueño. En concreto, las fuentes de proteínas animales deben ser ingeridas por la mañana (queso, jamón, huevos) y a mediodía (carne, pescados) para activar los precursores de la tirosina; y los glúcidos (frutas, galletas, chocolate...) y lípidos (omega 3 y 6 que contienen pescados o frutos secos, entre otros), deben ser ingeridos por la tarde para asegurar un aporte de triptófano.

Cromoterapia en la mesa

Los colores forman parte de nuestra vida. Están en la ropa que llevamos, en las calles, en la decoración, etc. Influyen en nuestras emociones y en nuestro comportamiento. En la naturaleza, los colores tienen su razón de ser. Animales y plantas los utilizan a veces para atraer, otras para advertir y otras simplemente para camuflarse.

Los alimentos también tienen colores y con ellos nos dan información sobre sus propiedades nutricionales y sus beneficios para nuestra salud. Cada color aporta diferentes nutrientes para nuestro organismo: vitaminas, minerales, fibra, antioxidantes... Por eso, si combinamos los distintos colores que la naturaleza nos ofrece (el rojo, el blanco, el amarillo, el naranja, el violeta o el verde) comemos de forma más equilibrada, saludable y apetecible.

La cromoterapia o colorterapia consiste en utilizar el color para tratar enfermedades físicas y trastornos emocionales. Los colores tienen la capacidad de calmar, inspirar, excitar, equilibrar o alterar nuestras percepciones, lo cual llevó a considerarlos como instrumentos terapéuticos por sí mismos. Cada color emite unas vibraciones características que nos llegan de distinta manera y producen efectos diferentes.

La cromoterapia no es algo nuevo, sino que se ha rescatado del saber de culturas milenarias como la egipcia, la persa, la china o la precolombina. Estos pueblos conferían gran importancia a la luz y el color. En China se desarrolló la teoría de los cinco elementos y su medicina se basaba en el color de la piel de los pacientes. En Persia, los médicos creían en las propiedades del color para la salud humana y muchos curaban con piedras preciosas. Grandes pensadores como Pitágoras, Platón, Aristóteles, Francis Bacon, Isaac Newton o Albert Einstein demostraron la influencia de los colores sobre nuestra psique.

Según esta técnica milenaria, cada color equivale a un chakra (centro de energía) del cuerpo humano y simboliza un estado de ánimo o una parte de nuestro ser. Los principales colores son el rojo, naranja, amarillo y verde. Cuando una tonalidad se muestra mitigada es porque algo no va bien en nuestro organismo.

Del mismo modo, los colores de las comidas pueden influir en nuestro estado de ánimo, en el apetito o en la estimulación del sueño. Para que la alimentación sea adecuada se deben tener en cuenta los colores de los alimentos. Los alimentos de color rojo, naranja y amarillo son revitalizadores y estimulantes; los verdes equilibran el cuerpo y sirven de tónico, los azules, añil y púrpura son tranquilizantes y refrescantes.

- **Verde, fuente de curación:** es el color de la naturaleza, relacionado con la fertilidad, el crecimiento y la frescura. Todo lo que brota, germina y crece está relacionado con este color. Según los principios de la cromoterapia, el verde proporciona curación. Por ello, tomar alimentos como peras, uvas, pimientos verdes, ciruelas o acelgas producirían en nuestro organismo una mejora notable. Comer platos en los que predomina el verde podría ayudarnos a alcanzar un buen sueño, a disminuir la ansiedad y a sentirnos tranquilos y en calma.

- **Rojo, vitaminas de pasión:** es el primer color al que el hombre puso nombre y, probablemente, el primer color que los recién nacidos pueden ver. Ingerir tomates, fresas, cerezas y cualquier otro alimento de este color nos conforta. Si pasamos por una temporada de ánimo bajo, puede llegar a ser el mejor aliado para mejorar nuestra actividad. Todo ello gracias al aporte de vitamina C, común a estos alimentos que, además, elevan la presión sanguínea y el ritmo respiratorio.

- **Naranja, proporciona alegría: e**l naranja es el color que mayor sensación de felicidad nos proporciona. Como ocurre con el rojo, este color potencia las facultades intelectuales, así como la inspiración y la creatividad. Los alimentos naranjas contienen betacaroteno.

- **Amarillo, para renovar la vitalidad:** si nos sentimos cansados o no tenemos ganas de hacer nada, es aconsejable reponer fuerzas con alimentos como el plátano, el limón, la piña o el maíz. Aportan entusiasmo, energía y optimismo.

La importancia del triptófano

El triptófano es un aminoácido esencial que nuestro cuerpo no fabrica de manera natural, por tanto solo podemos obtenerlo a través de la alimentación. Los aminoácidos son moléculas que se combinan para formar proteínas y son imprescindibles para muchos de los procesos de nuestro metabolismo y la creación de nuevas células.

Además de ser fundamental para el crecimiento y desarrollo de una persona, lo más destacado del triptófano es que funciona como precursor de la serotonina, un neurotransmisor implicado en la regulación del estado anímico,

FALTA DE SUEÑO Y SOBREPESO

La disminución de las horas de sueño se relaciona con un aumento del sobrepeso y de la obesidad. Los niños que duermen menos de lo necesario desde los tres años tienen más probabilidad de padecer sobrepeso a los siete años. La incidencia de obesidad en adultos que duermen menos de cinco horas es muy superior que la de las personas que duermen siete horas o más. La reducción del sueño supone un aumento en la producción de ghrelina, hormona que aumenta el apetito, y una disminución de leptina, hormona que disminuye el apetito. Este explosivo dúo origina un incremento de la ingesta calórica por la noche, con preferencia por alimentos muy energéticos y calóricos. Por otro lado, al estar más cansados debido a la falta de sueño, se reduce el ejercicio físico y aumenta el sedentarismo.

el estrés y el sueño. Nuestro organismo convierte el triptófano de los alimentos en 5HTP o 5-hidroxitriptófano, que es transformado, posteriormente, en serotonina.

En resumen, tener poca energía, dificultad para conciliar el sueño y mal humor son señales inequívocas de que nos falta este aminoácido.

Además, el triptófano es imprescindible para la síntesis de melatonina, la hormona clave para regular los ciclos de sueño y vigilia, y también es necesario para la producción de vitamina B3 o niacina, responsable del buen funcionamiento del sistema nervioso y circulatorio.

Alimentos relajantes

¿Por qué determinados alimentos pueden producirnos insomnio, mientras que otros nos hacen dormir como un bebé? El secreto está en tres componentes claves, presentes en esos alimentos y que están directamente relacionados con el sueño: el triptófano, la serotonina y la melatonina.

- **Plátano:** rico en vitaminas A, B y C y minerales (hierro, potasio, magnesio...), indispensables para la relajación muscular. Además, gracias a su alto contenido en triptófano, es una gran ayuda para dormir mejor.

- **Almendras:** junto con los anacardos, cacahuetes y castañas, las almendras son una buena fuente de grasas y proteínas saludables, aportan abundante calcio y son ricas en vitaminas del grupo B y minerales. Contienen melatonina, indispensable para tener un sueño reparador.

- **Chocolate negro:** además de triptófano, también contiene polifenoles, fósforo, calcio, cobre, magnesio, hierro y potasio.

- **Semillas de sésamo:** rico en grasas saludables, proteínas, calcio y magnesio. Junto con las semillas de chía, destaca por su riqueza en triptófano. También son ricas en este aminoácido las semillas de girasol y de calabaza.
- **Cereales integrales:** consumirlos garantiza el aporte de vitaminas del grupo B, necesarias en la transformación del triptófano en melatonina.
- **Cerezas:** es la fruta más rica en melatonina, sobre todo las variedades ácidas.
- **Dátiles:** Ricos en aminoácidos, minerales y vitaminas del grupo B, necesarios para la relajación y buen funcionamiento del sistema nervioso.
- **Legumbres:** lentejas, soja y alubias son las que tienen más contenido en triptófano.
- **Huevos:** además de triptófano también aportan el resto de aminoácidos esenciales y vitaminas del grupo B.
- **Carnes:** aunque casi todas son ricas en proteínas y en triptófano, las que mayores cantidades tienen son las blancas, como el pollo, el conejo o el pavo.
- **Pasas:** son un aliado perfecto para combatir el estrés y la ansiedad, al igual que el germen de trigo y las semillas de girasol.
- **Manzana:** se le atribuyen cualidades tranquilizantes. Si se toma antes de acostarse, ayuda a conciliar el sueño.
- **Melón:** contiene cucurbocitrina, una sustancia tranquilizante que, además, reduce los niveles de tensión arterial.

LAS INFUSIONES NO SIEMPRE AYUDAN

Aunque habitualmente se recomienda tomar una infusión tranquilizante al finalizar la cena para poder dormir mejor, no siempre el resultado es el esperado. Las dificultades para conciliar el sueño pueden deberse a varias causas y, cuando no responden al estrés o a un estado nervioso, este tipo de infusiones, como por ejemplo la tila, no nos ayudarán, aunque tampoco nos perjudicará.

Pero si con frecuencia nos levantamos varias veces a lo largo de la noche para ir al baño, estas tisanas, en general diuréticas, no nos convienen en absoluto. Puede que lo que nos perturbe el sueño sean las malas digestiones, en cuyo caso lo mejor es tomar una infusión digestiva, como manzanilla o boldo.

- **Lácteos:** los lácteos y, fundamentalmente la leche, son buenos para el sistema nervioso, ya que son ricos en triptófano. Si nos cuesta conciliar el sueño podemos tomar un vaso de leche tibia para relajarnos y facilitar el descanso.

- **Pescado y marisco:** además de triptófano aportan omega 3 y zinc, dos elementos necesarios para la síntesis de serotonina. Entre los pescados más ricos en este aminoácido están el salmón, el bacalao, el atún y las sardinas, y las vieiras y camarones entre los mariscos.

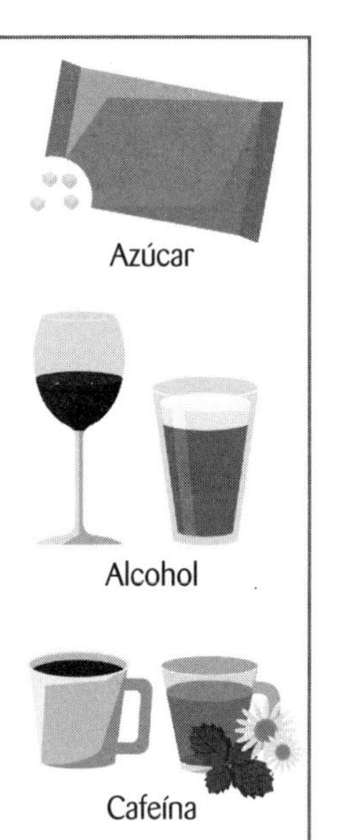

Sustancias estresantes

Azúcar, alcohol y cafeína forman un trío a evitar si tenemos problemas de sueño. Son los grandes enemigos, aunque apenas les prestemos atención. Los dulces, junto con los carbohidratos refinados, son una de las principales causas de la fatiga, pese a tener, en principio, un efecto relajante sobre el sistema nervioso. Esto es debido a que provocan un rápida subida del azúcar en sangre, seguida de una fuerte caída. Las fluctuaciones del azúcar en sangre son, en muchas ocasiones, el origen de muchas de las alteraciones del sueño.

Entre las sustancias estresantes no podemos olvidarnos del alcohol, las especias picantes, la tirosina, y los alimentos que producen flatulencia, acidez o reflujo, y aquellos que tienen propiedades diuréticas.

¡Cuidado con la cafeína!

Pero si hay una sustancia que suele estar presente en la mayoría de las alteraciones del sueño, sin duda es la cafeína. Muchas personas la toman para comenzar el día con energía o despejarse durante la jornada, pero esa subida también origina nerviosismo, molestias gastrointestinales, ansiedad, hipertensión e insomnio. ¿Quién no cae en el café de la mañana o de la tarde? Es el subidón que más de uno solemos necesitar para comenzar o continuar la jornada. Sin olvidarnos que el resto del día podemos tomar algún refresco de cola o bebida energizante.

Pocas personas se libran de la cafeína en su día a día sin preguntarse las consecuencias que puede tener sobre el organismo. La clave radica en saber si es tan saludable como en principio solemos creer.

La cafeína bloquea los receptores de adenosina, un neuromodulador inhibitorio involucrado en la propensión al sueño. Pero la cafeína no solo retrasa el adormecimiento, sino que también puede desvelarnos durante la noche. Si bien no todas las personas metabolizan igual la cafeína y pueden tomarse más de un café o una bebida de cola, lo cierto es que con la edad nos vamos volviendo más intolerantes a ella.

Superar la adicción

Aunque suponga un auténtico reto, si padecemos insomnio o sufrimos cualquier otro trastorno del sueño, no nos queda otro remedio que dejar la cafeína para poder solucionarlo o, por lo menos, no introducirla en nuestra dieta después del mediodía, ya que sus efectos en la sangre duran entre dos y siete horas. Además, hemos de tener en cuenta que, aunque el café es una de las principales fuentes de cafeína, otros alimentos, bebidas e incluso fármacos contienen cantidades significativas de esta sustancia, como las bebidas de cola, el chocolate, la yerba mate, los tés verde y negro y algunos analgésicos.

Hay dos maneras de desengancharse de la adicción a la cafeína: de golpe o poco a poco. Si la eliminamos de golpe, es bastante probable que suframos jaquecas, bajón de ánimo, fatiga, dificultad para concentrarse y letargo. Mientras que si lo hacemos de manera progresiva, la mayoría de esos efectos secundarios no se darán o serán mínimos.

Tenemos que reeducar nuestro cuerpo a vivir sin cafeína. Empezaremos reduciendo la dosis, sustituyendo la cafeína por otras bebidas descafeinadas. En unas semanas nos sentiremos mucho mejor.

Reducir el consumo de azúcar

Está comprobado científicamente que las personas que tienen un mayor nivel de azúcar en sangre tienen dificultades para dormir y su sueño profundo es más corto. El consumo excesivo de azúcares es el responsable de enfermedades como el síndrome metabólico y la diabetes, así como trastornos del sueño, sobre todo apnea, insomnio y despertares frecuentes durante la noche.

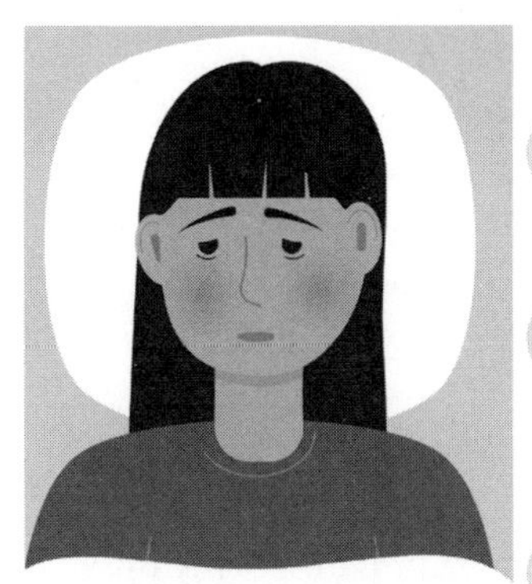

Los hábitos alimenticios y el sueño están directamente relacionados. Comer mal o saltarse las comidas puede sabotear nuestro descanso. Además, hay determinados alimentos que favorecen el insomnio.

CINCO ALIMENTOS QUE NOS QUITAN EL SUEÑO

A **Embutidos o carnes ahumadas**, ya que por su contenido en tiramina pueden favorecer la producción de adrenalina, lo que nos mantendrá despiertos de noche.

B Al igual que los embutidos, **el queso** es rico en tiramina y puede provocar dolor de cabeza. Es mejor optar por otros lácteos, como leche o yogures, ricos en calcio, mineral que ayuda a dormir al reducir el estrés.

C **El chocolate,** al contener tirosina y cafeína, estimulantes del metabolismo y del sistema nervioso, no es aconsejable consumirlo a últimas horas del día.

D **Las bebidas energéticas** es mejor tomarlas de día, por su alto contenido en cafeína. Lo mismo sucede con el alcohol, pues eleva la presión arterial y perturba el descanso.

E **Alimentos picantes y ácidos,** como los cítricos o las especias, pueden provocar problemas gástricos y alterar el sueño.

Las comidas hipercalóricas hacen que el proceso digestivo sea más lento y complejo, produciendo una serie de molestias que nos van a impedir conciliar el sueño, y la ingesta exagerada de azúcares es uno de los causantes de que el sueño profundo sea más corto de lo que debiera.

El azúcar aumenta la inflamación sistémica; es decir, genera una serie de alteraciones y cambios, físicos y psicológicos, que perturban la capacidad de tener un buen descanso durante la noche.

La causa radica en la hormona orexina, que tiene dentro de sus funciones la regulación del insomnio. Cada vez que consumimos algo dulce, el azúcar inhibe la actividad de esta hormona que, al reducir sus niveles, produce un sueño insuficiente. Es mejor evitarla por la noche.

Mejorar nuestros patrones de sueño depende en gran medida de nuestra alimentación. La dieta influye en la calidad del sueño, por lo que debemos ser especialmente cuidadosos con lo que comemos, sobre todo por la noche. La composición de ciertos alimentos afecta al sistema nervioso y favorece o altera el estado de sueño.

Mientras un vaso de leche tibia nos puede ayudar a dormir mejor, una taza de chocolate en cambio puede mantenernos despiertos la mitad de la noche. ¿A qué obedece esta diferencia? Sencillamente, a las características del propio alimento. De ahí que los expertos aconsejan evitar una serie de alimentos que pueden influir negativamente en la calidad del sueño.

- **Los platos muy especiados o excesivamente picantes** tienen el efecto de aumentar la temperatura corporal y por eso pueden provocar reflujo gástrico, haciendo que la digestión sea muy pesada y, como consecuencia, que no podamos descansar bien.

- Hay que evitar por completo la **ingesta de dulces,** pues el azúcar activa el sistema nervioso y actúa como excitante.

- De igual manera, es aconsejable suprimir **bebidas que contengan cafeína** antes de ir a la cama. Debemos tener en cuenta que los productos descafeinados no carecen de cafeína. Una taza de café descafeinado contiene entre un 15 % y un 30 % por ciento de cafeína de la dosis de una taza de café. Por lo tanto, beber tres o cuatro tazas de café descafeinado por la noche es tan perjudicial como tomar una taza de café normal.

- **Los fritos,** rebozados o salsas contundentes no son recomendables para cenar. Al no poderlos metabolizar adecuadamente, tendremos una digestión pesada que incidirá negativamente en nuestro descanso.

- **Los alimentos que producen flatulencia o gases estomacales** (por ejemplo, legumbres, coliflor, lechuga o repollo) y del mismo modo, los que tienen **propiedades diuréticas** (endibias, apio, berenjena o cebolla) también pueden entorpecer el sueño.

- En las últimas horas del día hay que evitar **alimentos ricos en tirosina,** como las frutas ricas en vitamina C (naranja o kiwi) o carnes rojas y embutidos, dado que la tirosina es un aminoácido precursor de las catelocaminas y la dopamina, que son las que nos hacen permanecer despiertos.

Beber lo mínimo antes de dormir

Si bien es cierto que resulta muy beneficioso beber alrededor de dos litros de agua a lo largo del día (aunque cada persona es un mundo en este aspecto), no es aconsejable beber demasiado cuando llega la noche, porque corremos el riesgo de tener que levantarnos a orinar en mitad del sueño, sobre todo a partir de cierta edad. Tampoco es conveniente, por esta misma razón, cenar alimentos con propiedades diuréticas destacadas, como pueden ser los espárragos, las endivias o el melón.

Y, desde luego, recordamos que debemos plantearnos la prohibición personal de beber alcohol pasada la comida del mediodía, ya que, aunque deprime el sistema nervioso central y aletarga, después suele tener el efecto contrario, el de interrumpir el sueño. Además, si se sufre alguna dificultad respiratoria al dormir, sabemos que el alcohol la agrava y favorece la apnea del sueño.

La cena, ligera y temprana

Cenar en abundancia antes de dormir es totalmente contraproducente, pues nuestro cuerpo estará activo intentando hacer la digestión, cuando lo que le toca a esas horas es precisamente lo contrario: descansar. Por esta razón, se recomienda que hayan pasado por lo menos dos horas desde que hayamos cenado hasta el momento de acostarnos.

La cena ha de ser ligera, pero con esto no queremos decir que sea escasa, sino que contenga alimentos nutritivos aunque fáciles de procesar. Salvo por prescripción médica, no debemos dejar de cenar. Tan perjudicial es cenar mucho, como no hacerlo en absoluto. Lo más probable es que, al estar hambrientos, no podamos descansar correctamente o, incluso, puede que nos despertemos durante la noche con la sensación de hambre, con lo que se produce el perjudidial efecto para la salud de atracar la nevera de noche. Lo idóneo es hacer una cena ligera varias horas antes de dormir y, si es necesario, antes de ir a la cama tomar un yogur o beber un vaso de leche templada o una infusión relajante.

Vitaminas, amigas del sueño

Uno de los factores que puede influir de manera negativa en nuestro sueño es tener un déficit de determinadas vitaminas. Necesitamos que los niveles de nutrientes sean los adecuados, porque esta es la clave para obtener un sueño sostenido de buena calidad.

- **La vitamina B5 o ácido pantoténico** nos ayuda a despertar temprano y combate la depresión, la irritabilidad y los trastornos del sueño. Se puede encontrar en la carne (cerdo, pollo, pavo, pato, ternera, hígado y riñones), el pescado (salmón, langosta y mariscos), el pan y los cereales integrales, los lácteos, los huevos, las legumbres y las verduras (champiñones, aguacate, brócoli, batatas, maíz, coliflor, col rizada y tomates).

- **La vitamina B6** ayuda a convertir el triptófano en melatonina. Una deficiencia de B6 también está relacionada con síntomas de depresión y trastornos del estado de ánimo, que pueden provocar insomnio. Lo podemos encontrar en la linaza, las pipas de girasol, los pistachos, el pescado (salmón, atún), la carne (pollo, cerdo, ternera, pavo), los huevos, la leche, los garbanzos, el plátano, el aguacate y las espinacas.

- **La vitamina D** mejora el estado de ánimo, favorece el sueño y es esencial para la producción de serotonina y melatonina. De hecho, el trastorno afectivo estacional y la deficiencia de vitamina D se han relacionado precisamente con los problemas de sueño. Se puede encontrar vitamina D en el salmón, el arenque, las sardinas, el aceite de hígado de bacalao, el atún en conserva, los champiñones, el hígado y la yema de huevo.

Minerales para dormir

Las personas que presentan bajo contenido de glicinato de magnesio a menudo experimentan un sueño inquieto y molestias en las piernas. La cantidad idónea de glicinato de magnesio facilita por tanto un sueño tranquilo y reparador, así como la liberación de tensiones. El glicinato de magnesio ayuda también a calmar el sistema nervioso, aliviar la ansiedad y reducir la hormona del estrés cortisol. Se encuentra en verduras (brócoli, espinacas, col rizada, berza), legumbres, cereales integrales, soja, frutos secos y semillas (almendras, nueces, anacardos, piñones, linaza, soja, semillas de girasol), pescado (salmón, fletán, atún, caballa), frutas (plátano, aguacate) y lácteos.

- **La deficiencia de calcio** puede hacer que nos despertemos en medio de la noche y tengamos dificultades para volvernos a dormir. El calcio ayuda al cerebro a utilizar el triptófano para fabricar la hormona inductora del sueño, la melatonina. Los productos lácteos contienen tanto triptófano como calcio, y son algunos de los mejores alimentos para inducir el sueño. También son fuentes de calcio las verduras (brócoli, verduras de hojas verdes oscuras, guisantes), las sardinas, los cereales y la soja.

- **El hierro** es un mineral que ayuda a transportar el oxígeno por todo el cuerpo y su deficiencia puede hacernos sentir cansados. Además, también está relacionado con el síndrome de piernas inquietas. Se encuentra en las carnes rojas, los mariscos de concha, el hígado, vísceras y morcilla, los frutos secos (anacardos, nueces, avellanas, pistachos, almendras tostadas), el sésamo, las semillas de calabaza y la quinoa, las verduras de hoja verde, las legumbres, los productos integrales y el chocolate negro.

Recomendaciones a tener en cuenta

La Sociedad Española del Sueño (SES) ha resumido así las consideraciones importantes en cuanto a alimentación y sueño:

- Establecer una **rutina de hábitos dietéticos y horarios** de comidas saludables.

- Acostarse unas **dos horas** después de cenar.

- Evitar los **alimentos ricos en aminoácidos tirosina y fenilalanina** a últimas horas de la noche, como la carne roja, los huevos y el jamón, o ricos en vitamina C, como el kiwi o las naranjas.

- Ingerir **alimentos ricos en triptófano** (precursor de melatonina y serotonina) por la tarde, como lácteos, plátanos, carne, pescado azul o frutos secos, así como hidratos de carbono de absorción lenta, como la miel en pequeña cantidad y el pan integral.

- Moderar el consumo de **bebidas y alimentos ricos en metilxantinas,** como el café, el té y el chocolate, o con alto contenido en aminas biógenas (tiamina e histamina), como quesos curados, algunos pescados y vino.

- Evitar los **alimentos que producen flatulencia,** acidez o reflujo.

- Descartar **intolerancias** o alergias alimentarias.

- Limitar el consumo de **alcohol.**

Estrés y ansiedad

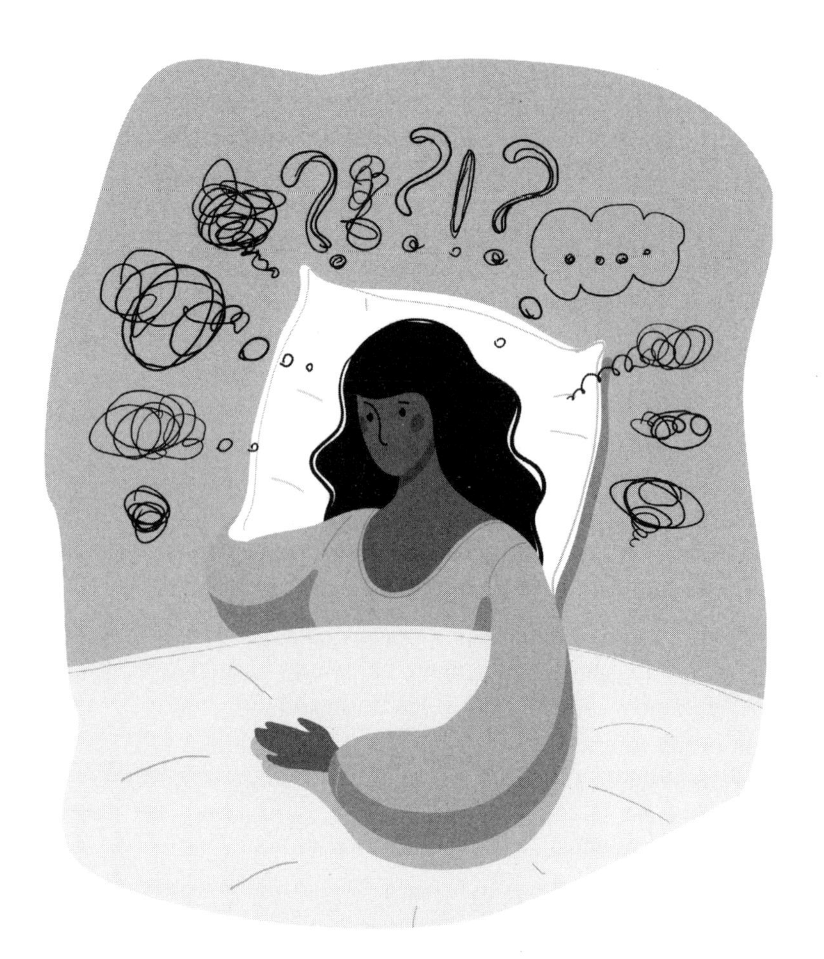

«No corras, no te preocupes. Estás aquí solo de visita.
Merece la pena que te detengas a oler las flores».
Walter C. Hagen

Cuando el estrés se adueña de nuestra vida

Insomnio, ansiedad, jaquecas, dolor de espalda, alergias, agotamiento... No son enfermedades graves, sino molestias o achaques que se empeñan en fastidiarnos de forma recurrente, como si quisieran llamar nuestra atención sobre algo.

La mayoría de estos mensajes que nos manda nuestro organismo responden a algún tipo de desequilibrio del sistema nervioso. El cerebro es el eje de este sistema. En él bullen las ideas, los proyectos, los anhelos y las aspiraciones, y también todas las emociones, como el amor y la alegría o el odio y la tristeza. Es el gran procesador de los estímulos y el generador de todas las reacciones.

En consecuencia, muchas veces, las dolencias relacionadas con el sistema nervioso solo manifiestan la dificultad del cerebro de la persona para captar la realidad correctamente y elaborar una respuesta adecuada, que incluya el control sobre sus actos y su adecuada organización en el tiempo y en el espacio. Debemos escuchar a nuestro cuerpo y decir ¡basta!, cuando se queja a gritos de que no puede más o está cansado.

Todo en su justa medida

El sueño es un componente fundamental del bienestar general. No solo cura el cuerpo, también la mente. Un buen descanso nocturno puede cambiar la forma en que interactuamos con el mundo al elevar nuestro estado de ánimo y mejorar nuestra concentración. Pero en nuestro mundo acelerado, el estrés y la ansiedad pueden hacer que no podamos disfrutar de ese poder curativo del sueño. Vivimos en un mundo en el que las prisas, los ruidos y las tensiones ocupan el primer puesto de nuestros quehaceres diarios. No es raro que estemos permanentemente al borde de un ataque de nervios y que el estrés se haya adueñado de nuestras vidas.

El estrés es una respuesta natural del organismo ante ciertos estímulos, y todos lo padecemos en mayor o menor medida. Un poco no es malo, incluso nos vuelve más eficaces. El problema surge cuando el estrés es intenso y continuado y no nos da ni un respiro.

Cuando el estrés se cuela en nuestra vida permanentemente, empezamos a perder el control de la misma. Todo lo vivimos en tensión. No podemos disfrutar de las cosas porque somos incapaces de abandonarnos al placer. Nuestro rendimiento intelectual parece bloquearse y el mundo afectivo empieza a complicarse y, por si todo esto fuera poco, ni siquiera podemos descansar. Nos resulta prácticamente imposible tener un sueño reparador.

¿Qué es el estrés?

Stress es un término inglés que puede traducirse por «presión» o «esfuerzo». Fue el biólogo Hans Seyle (1936) quien primero utilizó esta palabra para indicar las dificultades de adaptación de un organismo frente a estímulos que interrumpen sus ritmos biológicos.

La respuesta de nuestro organismo ante el estrés se produce de manera automática (la reacción de nuestro organismo ante un estímulo estresante no es voluntaria, sino un mecanismo que se dispara sin que medie la conciencia) o global (el estrés afecta de una manera general a nuestro cuerpo-mente).

Tipos de estrés

Según su origen, hay dos tipos de estrés. El estrés interno es una apreciación subjetiva y, como tal, depende de nuestra historia personal, experiencias y forma de ver las cosas, mientras que el estrés externo viene originado por los cambios de temperatura, ruido, polución, pesticidas en los vegetales y frutas que comemos, conservantes y colorantes de la comida, accidentes, problemas familiares, etc.

Las causas

Hay tres tipos de factores, biofísicos, psicosociales y psicológico-individuales, causantes del estrés.

- **Biofísicos:** dolor crónico, enfermedades que producen incapacitación, contaminación acústica y condiciones ambientales.

- **Psicosociales:** competitividad exagerada, frustraciones, sensación de incapacidad hacia las labores requeridas, responsabilidades profesionales o familiares desmedidas, cambios repentinos y repetición continua de los mismos actos.

- **Psicológico-individuales:** todos aquellos acontecimientos que impiden la autonomía personal, decepción de aspiraciones, final de relaciones significativas, crisis personales y familiares o duelos.

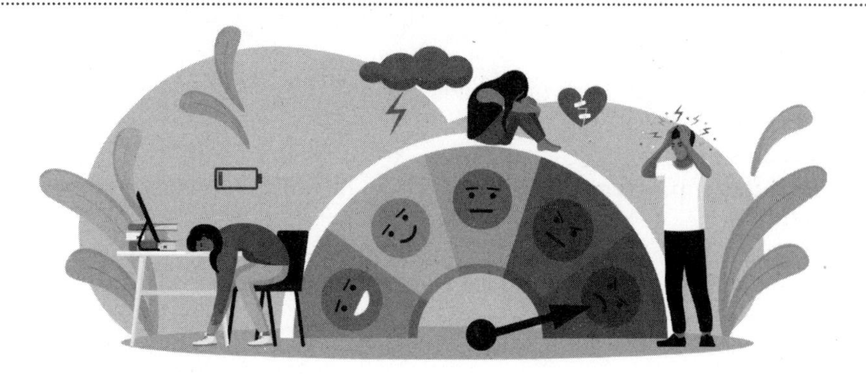

Los grandes aceleradores

Una de las razones de ir a todas partes corriendo, con la sensación de no llegar, es que dedicamos demasiado tiempo y energía a actividades superfluas, y que además nos falta simplificar el resto de nuestras tareas. Entre los elementos que más aceleran nuestra vida figuran:

- **El bombardeo de información** que generan los medios audiovisuales y que la mente es incapaz de absorber, causando ansiedad e impaciencia. La televisión nos forma una imagen de la sociedad y de nosotros mismos que está muy alejada de la realidad: no podemos perseguir la perfección tratando de ser más guapos, deportistas, triunfadores en el trabajo, la familia, la pareja, etc.

- **Los ordenadores** han acelerado los procesos, aumentando la exigencia de velocidad y reduciendo la necesidad de reflexión. Las exigencias en los puestos de trabajo aumentan cada vez más, convirtiéndonos en máquinas al servicio de una empresa.

- **La moda** impone una lógica basada en el consumo permanente, la seducción y diversificación. Y no se limita a la indumentaria, sino que se extiende a la cultura, la política y la economía, generando un cambio continuo que modifica el concepto del tiempo, acelerándolo aún más.

- **Las telecomunicaciones y transportes** ofrecen en teoría más tiempo libre, pero al final nos llenamos con más ocupaciones y más compromisos.

- **Las exigencias de productividad** y eficacia nos obligan a aprovechar milimétricamente cada día, pero agobian nuestro cuerpo. Nuestros ritmos biológicos, actividad sexual, desarrollo y aprendizaje no pueden acelerarse indefinidamente.

- **El consumismo** nos impulsa a adquirir lo que no necesitamos, a endeudarnos y a gastar más de lo que tenemos.

Reacciones fisiológicas

El mecanismo automático de lucha o huida que provoca el estrés pone en marcha una serie de funciones fisiológicas:

- Las **glándulas suprarrenales,** activadas por el hipotálamo, secretan adrenalina y esteroides.
- Se **dilatan las pupilas** para aumentar el ángulo de visión.
- Aumenta la **tensión arterial** y el ritmo cardiaco.
- Los **músculos** se tensan para prepararse para la acción.
- Los **vasos capilares** de la piel se contraen.
- El **metabolismo** cambia, la sangre fluye hacia los músculos para que estos puedan reaccionar, con lo cual provoca que las manos y los pies se queden fríos.

Importantes secuelas

Cuando estamos estresados nuestro organismo libera adrenalina y cortisol, hormonas que pasan una factura a nuestra salud física y mental si el estrés se hace crónico.

- **Trastornos circulatorios:** el estrés desempeña un papel determinante en la aparición de enfermedades cardiocirculatorias como la hipertensión arterial (el estrés continuado no solo sube la tensión arterial sino que la vuelve crónica) y el infarto (el exceso de cortisol es una de las causas de que los bloqueos en las arterias coronarias se formen con mayor rapidez).
- **Dolencias estomacales:** tanto agudo como cronificado, el estrés activa y agudiza las úlceras de estómago, así como el resto de las dolencias gástricas.
- **Dolor de cabeza:** la medicina psicosomática cree que, en muchos casos, la jaqueca es el intento de bloquear una cabeza que piensa demasiado y que intenta controlar el mundo emocional. Es el caso de la cefalea del fin de semana, que explota justamente en sábado o domingo, días en los que deberíamos abandonar actitudes rígidas y obsesivas respecto a los problemas, el trabajo y los compromisos, pero la imposibilidad de relajarnos activa el dolor.
- **Insomnio:** el insomnio es el malestar que más se asocia con el estrés. Siempre nervioso durante el día, repleto de compromisos e incapaz de delegar, el insomne no logra relajarse ni siquiera en la cama.

Relaciones peligrosas

Estar estresado puede llevarnos a dar rienda suelta a todo tipo de impulsos negativos, como por ejemplo devorar una tableta de chocolate en unos pocos minutos. La ansiedad, el estrés y la tensión nerviosa nos empujan a veces a establecer relaciones peligrosas con la comida, de manera que recurrimos a ella cuando estamos nerviosos, lo cual es una mala solución o incluso ninguna solución y más bien un nuevo problema. Una dieta rica en azúcar es perniciosa para la salud y, además, engorda. Por otra parte, los dulces aumentan la concentración de azúcar en la sangre, por lo que después del «subidón», llega el decaimiento.

Si el estrés forma parte de nuestra vida diaria, con mayor razón debemos seguir una dieta saludable para evitar que llegue a superarnos. Algunas sustancias, como la sal, el azúcar, el alcohol y la cafeína, repercuten en el estado de ánimo. Y si se ingieren en exceso el estrés aumenta.

Equilibrio psíquico y micronutrientes

Aunque todos los micronutrientes están implicados, directa o indirectamente, con el equilibrio emocional, algunos intervienen en mayor medida en la tolerancia al estrés.

- **Vitaminas del grupo B:** participan en las reacciones de obtención de energía, especialmente la B1; la B3 es esencial para el equilibrio psíquico; la B5 interviene en la síntesis de hormonas del estrés. La B6 y B12 actúan en la síntesis de neurotransmisores.

- **Vitamina C:** antioxidante y potenciador del sistema inmunitario, interviene en la síntesis de los neurotransmisores.

- **Vitamina E:** protege a las hormonas del estrés de la oxidación.

- **Magnesio:** participa en las reacciones de obtención de energía. Su insuficiencia causa una excesiva contracción de la musculatura, síntoma habitual en las personas estresadas.

- **Zinc:** interviene en las reacciones de transformación de ácidos grasos esenciales para las funciones cerebrales y moduladores de la inmunidad, en la síntesis de neurotransmisores.

- **Ácidos grasos esenciales:** las células nerviosas están compuestas, en su mayor parte, por ácidos grasos esenciales. Cuando estos son insuficientes en la dieta, la integridad de las neuronas y la calidad de las comunicaciones entre las mismas puede resentirse.

El «mal de las prisas»

La reducción del tiempo para el ocio, la familia y las relaciones, junto con el aumento de las horas de trabajo, han originado un nuevo trastorno: el llamado actualmente «mal de las prisas», que se caracteriza por presentar un desasosiego interior generalizado. Los síntomas más típicos son: trastornos del sueño, nerviosismo general, irritabilidad, ansiedad, neurosis, depresión, síndrome de fatiga crónica y bulimia.

Levantar el pie del acelerador

La única manera de evitar el estrés que provoca la lucha por ser perfecto en todo lo que se hace o, por lo menos, de minimizarlo, es levantando el pie del acelerador; con esto queremos decir que hay que bajar el ritmo de vida, lo cual comienza por darnos cuenta de que es imposible que lo podamos abarcar todo. Por eso, es hora de aprender a decir «no» especialmente a las constantes interferencias que representan las nuevas tecnologías: el e-mail, el móvil, y las redes sociales. Después, hay que modificar el entorno y los pensamientos erróneos, y reaprender a realizar las tareas cotidianas. En resumen, hay que seleccionar, aplazar, delegar y organizarse para disponer de más tiempo para uno mismo.Se trata establecer prioridades y programar las actividades para que no se acumulen. Y, lo más importante, conocer las limitaciones personales y no autoexigirse.

¡Fuera agobios!

Agobiarse por todo no solo es un desgaste inútil de energía, sino que esta actitud negativa nos llega a incapacitar también para encontrar posibles soluciones o alternativas, no vemos la salida y entramos en un bucle de agobio aún mayor. Además, si nos preocupamos en exceso por el futuro, nunca podremos disfrutar del presente, ni dormir bien.

Tao es una palabra china que significa «la vía». El taoísmo es una filosofía oriental basada en el principio de la vida que implica un movimiento incesante de una forma a la siguiente. Los problemas surgen cuando intentamos resistirnos a las pautas naturales del cambio o controlarlas. La armonía se recupera siguiendo el *Tao*, es decir, «siguiendo la corriente» y aceptando que la vida siempre cambia, sin juicios de valor ni resistencias.

Sosegar la mente

Uno de los beneficios más importantes de la práctica regular del silencio es su poder antiestrés. A lo largo del día, distraídos en mil tareas, no tenemos tiempo para encontrarnos con nuestro ser más profundo, pero si dedicamos algún rato a estar con nosotros mismos en silencio, todo el sistema nervioso empieza a relajarse, porque no hay tanta interacción con los estímulos externos y sí una mayor atención hacia lo que hay dentro: pensamientos, emociones, sensaciones que vienen y van, en la mente, en el corazón, en el cuerpo.

Reforzar las endorfinas

Cuando estamos alegres, practicamos alguna actividad creativa o sentimos algún grado de satisfacción ante un estímulo, nuestro organismo reacciona produciendo unos compuestos hormonales, que a veces pueden tener efectos más potentes incluso que la morfina. Estamos hablando de las endorfinas, las cuales se distribuyen por nuestro sistema nervioso. Estas sustancias no solo elevan las defensas orgánicas ante las enfermedades, la degeneración celular y las infecciones, sino que además aumentan el bienestar general, pueden combatir el estrés y hasta aliviar el dolor, funcionando a la vez como estimulantes, ansiolíticos y analgésicos naturales.

Nuestros estados de ánimo, nuestras fobias y nuestras manías, nuestros caprichos y preferencias, están estrechamente ligados al equilibrio y al flujo de las endorfinas que hemos mencionado. Existe un estrés positivo que es el que estimula, motiva e induce a la acción (y es también el que activa la producción de endorfinas), y un estrés negativo que es el que nos hace derrochar energía inútilmente hasta agotarnos por completo. Lo óptimo es equilibrar el nivel de endorfinas y para hacerlo, hay que aprender a combatir el estrés, que es su principal enemigo. Pero, ¿sabemos cómo hacerlo?

- Aprendiendo a ver las cosas como son y no como nos gustaría que fueran. Es mucho más positivo para la salud mental **aceptar la realidad.**

- Haciendo **ejercicio físico.** La vida sedentaria deteriora el organismo. El deporte libera estrés y ayuda a sentirse más flexible, física y mentalmente.

- Practicando **la relajación,** un antídoto natural del estrés y un potente generador de endorfinas. Cuando nos relajamos, tiene lugar un proceso de reparación del organismo y desaparecen todos los bloqueos.

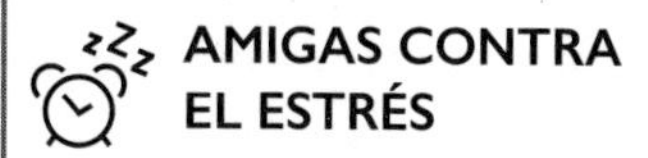

AMIGAS CONTRA EL ESTRÉS

Una investigación realizada por la Universidad de California en Los Ángeles (UCLA), sugiere que la amistad entre mujeres tiene unos rasgos muy característicos que las diferencia de las amistades masculinas. Este estudio afirma que la amistad entre mujeres da forma a lo que somos y a la persona en que nos convertiremos. Este tipo de amistad ayuda a calmar el mundo interior femenino. Además, el tiempo que las mujeres pasan con sus amigas es un poderoso antídoto contra el estrés. Parece ser que cuando la hormona oxitocina es liberada como parte de las respuestas al estrés en las mujeres, esta amortigua la reacción de «pelear o escapar» y las motiva, por el contrario, a reunirse con otras mujeres. Y cuando esto sucede se libera todavía más oxitocina, lo cual contrarresta el estrés y produce un efecto calmante. Sin embargo, esta reacción calmante no ocurre en los hombres, pues la testosterona –que ellos producen en elevadas cantidades cuando se encuentran bajo tensión– parece reducir el efecto de la oxitocina.

- Desarrollando **el buen humor.** Una simple sonrisa emite una información que hace que el cerebro segregue endorfinas. Este es un mecanismo parecido al que nos hace segregar un jugo gástrico con solo oler nuestro plato favorito.

Un buen día depende de nosotros

Aunque parezca difícil de creer, muchas veces tener un día bueno o malo depende esencialmente de nosotros, al margen de los acontecimientos que se produzcan. Es por tanto cuestión de ver la botella medio llena o medio vacía. ¡Nosotros decidimos!

Antes de ponerse en marcha:

- Poner un poco antes el despertador. Las prisas a primera hora de la mañana son perjudiciales para un buen estado de ánimo.

- Desperezar el cuerpo a conciencia.

- Disfrutar de una buena ducha, regulando la temperatura del agua, despejando la cara con agua y con un buen secado posterior. Tampoco es mala idea echarse crema o cualquier tratamiento de belleza que suba un poco la autoestima.

- Ponerse ropa colorida: el rojo es estimulante, el naranja revitaliza la energía, el amarillo activa el cerebro, el verde favorece la armonía, el azul produce tranquilidad y el violeta calma los nervios.

Contra el bajón de media mañana:

- Concederse unos minutos para estirarse y comer algo. Tomar fruta, yogur o una barrita de cereales integrales, y evitar los picoteos y las calorías vacías.

- Acercarse a una ventana abierta y respirar profundamente. Dejar que el aire refresque y despeje la mente.

Al llegar de nuevo a casa:

- Darse un automasaje con aceites esenciales aromáticos, insistiendo en los pies.

- Poner una música relajante y tumbarse en el sofá durante unos minutos.

- Reír, solo por el mero placer de reír. No existe una terapia más eficaz y barata que reírse a carcajadas.

¡RESPIRAR!

Podemos vivir con el estrés y ocultar nuestras angustias, pero la respiración no sabe mentir. Junto con los latidos del corazón, es el primer signo de fatiga y ansiedad. Respiración entrecortada, respiración alterada, sensación de falta de aire, la respiración traduce todas nuestras emociones. Y cuando no nos tomamos el tiempo de escucharla, mantenemos y generamos ansiedad. Se establece una espiral que hace que pasemos todo el día nerviosos.
Respirar es hacer una pausa, como se dice en el lenguaje coloquial: «Necesito un respiro», «No tengo tiempo ni de respirar». Bastan unos minutos para regenerar el cuerpo con oxígeno y sentirse más despierto y fresco, y menos estresado.
Una forma de liberarse de los temores y la ansiedad es respirar ante ellos. La respiración es una acción involuntaria, pero que puede regularse a conciencia, y sirve para readueñarse del propio cuerpo.

Control diario

Aunque podemos reconocer un síntoma de estrés, a veces no somos capaces de identificar la causa. Llevar un diario del estrés puede ayudarnos a identificar las causas y los síntomas, y así poder planificar los cambios necesarios en nuestra vida. Utilizaremos un cuaderno de notas para registrar en él todo lo que nos acontezca diariamente.

- Empezaremos controlando una semana, continuando después si advertimos que no se han puesto de manifiesto las pautas sintomáticas. Es conveniente dividir cada página en secciones horizontales; por ejemplo: «al levantarse», «mañana», «tarde», «noche», etc.

- Apuntaremos todo lo que podamos, preferiblemente la aparición de cada síntoma de estrés. Es necesario apuntar exactamente lo ocurrido justo antes. Hay que describir todas las actividades que hayamos realizado y cómo nos sentimos.

* Al finalizar la primera semana, observaremos los momentos en que hemos sentido estrés y cuándo nos hemos sentido relajados.

Baños de bosque

Sabemos que los iones negativos que desprenden las hojas de los árboles favorecen la dilatación de los vasos sanguíneos, mejoran la oxigenación de los tejidos y combaten el estrés y la ansiedad; estas son razones más que suficientes para que siempre que tengamos oportunidad demos un paseo por el campo y el bosque o, sencillamente, por el parque más cercano a nuestra casa, y recuperaremos con esta terapia vegetal el tono perdido.

Creado en Japón, a principios de 1980, el *shinrin-yoku* («baño de bosque» en japonés), que consiste en conectar con la naturaleza, forma parte del programa de salud nacional. Además de darnos sombra, embellecer el entorno y purificar el aire, los árboles nos protegen y curan, devolviéndonos la energía y el equilibrio perdidos.

Gran parte de esos beneficios se deben a unos aceites naturales, llamados fitoncidas, que forman parte de la defensa de los árboles contra bacterias, hongos e insectos.

Todas las grandes ciudades tienen parques espléndidos donde poder dar un paseo sin rumbo o perdernos en nuestros pensamientos. Un paseo por el parque es ideal para calmarnos y aliviar las tensiones. Y si no contamos con un gran parque, seguro que cerca de nuestra casa hay algún jardín con un banco donde podamos sentarnos y olvidarnos de las tensiones.

«En un momento me sentí acosada por la ansiedad. Pero me deshice del miedo estudiando el cielo, determinando cuándo saldría la Luna y dónde aparecería el Sol por la mañana».
Margaret Mead

Ansiedad o tener el corazón en un puño

La palabra ansiedad deriva del latín *angere*, que significa «opresión, constricción». Aunque con frecuencia se utiliza como sinónimo de estrés, este más bien se considera un síntoma o un episodio de ese fenómeno más complejo que se ha dado en llamar ansiedad. El diccionario la define como «estado de agitación, inquietud o zozobra del ánimo», y médicamente, como «angustia que suele acompañar a muchas enfermedades, en particular a ciertas neurosis, y que no permite sosiego a los enfermos».

La ansiedad es un estado de ánimo común a todos los seres humanos. Cada uno de nosotros ha experimentado alguna vez, ante una entrevista de trabajo o un examen, ese estado de excitación o aturdimiento. La psiquiatría lo considera una reacción instintiva del organismo frente a una amenaza. Cuando esta alarma continúa tras los hechos que la dispararon y se instaura en nosotros, se habla de ansiedad patológica, trastorno caracterizado por un estado permanente e incontrolable de tensión. Pero, ¿cuál es la amenaza que sentimos? Está relacionada con nuestras preocupaciones: tener un buen empleo, seguridad económica y estabilidad emocional. En los últimos años nos hemos convencido de que la vida es solo eso, y al girar toda nuestra existencia alrededor de ello, el miedo a perderlo todo se transforma en ansiedad y angustia.

Ansiedad no es lo mismo que el estrés

Mucha gente confunde estrés y ansiedad, pero no son lo mismo. El estrés lo provoca cualquier exigencia que produzca un estado de tensión en el individuo y que pida un cambio o adaptación por parte del mismo. La ansiedad es ese estrés acumulado, acompañado de un sentimiento de temor o de síntomas somáticos (en el organismo) y de tensión. Podría decirse, pues, que estrés y ansiedad son dos grados de lo mismo: un estado de tensión del organismo con sobrecarga física y emocional.

Las principales diferencias

- **Su origen:** la ansiedad surge tras una sensación de miedo. Cuando se nos presenta una amenaza, real o no, nuestro organismo se pone en alerta y nuestra mente experimenta una gran angustia. Normalmente el origen de la ansiedad responde a un hecho concreto, como el miedo a perder el trabajo o a volar. En cambio, el estrés aparece cuando sentimos que no tenemos estrategias para afrontar esos miedos. Cuando pensamos que no vamos a poder con ese problema.

- **La intensidad:** la ansiedad presenta una mayor intensidad psicológica y emocional que el estrés. El estrés suele reducirse en cuanto se le ofrece a la persona una estrategia para controlarlo o cuando ese estímulo preocupante desaparece. Sin embargo, la ansiedad puede seguir existiendo aunque ese estímulo preocupante ya no esté.

- **La presión social o las creencias:** si, por ejemplo, nos han trasmitido desde la infancia la idea de que no nos podemos fiar de la gente, creceremos con desconfianza y no nos sentiremos seguros. Estos esquemas de pensamiento van a surgir en las relaciones sociales y nos provocarán ansiedad. El estrés, sin embargo, surge cuando los eventos de nuestro entorno nos superan en un momento dado y no sabemos cómo manejarlos.

NO TRATAR DE SER PERFECTOS

Muchas personas en la sociedad actual creen que si no son modélicas no valen nada. Este es un sentimiento que acobarda e inmoviliza, pero además es irracional, ya que pretende alcanzar un objetivo inalcanzable: no equivocarse nunca y ser siempre el mejor. Lo cierto es que es imposible ser excelente en todo, o en la mayor parte de los aspectos y habilidades de la vida. Tener ese tipo de exigencias solo conduce a la ansiedad y a la frustración.

Principales síntomas

La ansiedad va acompañada de una sensación de tensión interna y de dificultades para relajarse. Las personas afectadas por este trastorno se quejan de padecer cefaleas, visión borrosa, sequedad de boca, temblores, vértigos, excesiva sudoración, náuseas, retortijones abdominales, palpitaciones y una mayor frecuencia de las micciones. Pero junto a los síntomas físicos, aparecen también otros psíquicos, como tensión, nerviosismo, excesiva preocupación por uno mismo y por los demás, insomnio, frecuentes ganas de llorar y miedos irracionales (a los lugares abiertos, a la oscuridad, a los espacios vacíos, a la gente, etc.).

Tipos de ansiedad

La ansiedad se caracteriza por un estado permanente e incontrolable de tensión, pero dentro de este trastorno psicológico podemos hablar de diferentes tipos:

- **Generalizada:** se caracteriza por sufrir aprensión y preocupaciones constantes, gran inquietud, facilidad para asustarse por cualquier cosa sea importante o no, sensación permanente de alarma, irritabilidad, impaciencia e insomnio.

- **Con pánico:** en este tipo de ansiedad, la persona que la padece tiene terrores imprevistos, así como sensación de catástrofe inminente, de irrealidad, y un gran miedo a morir o, también, a enloquecer.

- **Con agorafobia:** textualmente, agorafobia quiere decir miedo a los espacios abiertos, pero la enfermedad es un cuadro clínico más complejo, pues el enfermo teme padecer una de estas crisis en momentos en que no pueda ser atendido o en los que se vea desvalido, en lugares públicos, como el cine o el teatro, en lugares cerrados, como el metro o el autobús, o en lugares abiertos, como la calle.

- **Obsesivo-compulsiva:** cuando se padece este tipo de ansiedad surgen ideas extrañas y repetitivas, así como pensamientos negativos y desagradables. Además, quien la sufre tiende a realizar actos mecánicos.

Mejor prevenir

En la ansiedad, como con cualquier otro trastorno, lo mejor es prevenir poniendo en práctica algunos antídotos:

- **Buscar un medio ambiente más armónico.** Es decir, huir de entornos tensionantes y enriquecer nuestra atmósfera de relaciones, evitando fricciones, relaciones dependientes y manipulaciones.

- **Evitar una acumulación de tensión** que nos desequilibre, proceda tanto de nuestro interior como del exterior.

- **Utilizar la capacidad de discernir** para comprender que no podemos atender las exigencias laborales o sociales a expensas de la salud psíquica. Asumir los fracasos sin desesperanza, aprender a renunciar cuando sea necesario, no cultivar los apegos ciegos ni la avidez o ambición desmedidas.

- **Entrenarse mentalmente** para evitar la dispersión de energías, los berrinches, las culpabilizaciones, las autoexigencias narcisistas o patológicas. A cambio, mejorar la capacidad de adaptación a las circunstancias de la vida, el entusiasmo y el pensamiento constructivo.

- **Cuidar la mente y el cuerpo con el ejercicio necesario.** Entrenarse en técnicas de relajación profunda y respiración consciente y perseguir el descanso óptimo.

Desacelerar

Estrés, ansiedad y depresión. Este es el círculo vicioso en el que está atrapada buena parte de la población urbana occidental. Vivir apurando cada segundo provoca una tensión nerviosa que genera una sensación de amenaza, de inquietud, de sospecha de que algo malo va a ocurrir. Finalmente, el desgaste físico, emocional y mental da lugar a una tristeza que paraliza, quita las fuerzas y la ilusión por la vida.

Los seguidores de la «vida lenta», o *downshifting*, movimiento surgido en Estados Unidos, han descubierto que se puede trabajar menos y gastar menos y, a la vez, ser más felices. Los «desacelerados» afirman que el dinero y las cosas materiales no llenan las necesidades afectivas, y que la calidad de vida no consiste en ganar más, sino en ser dueños de nuestra vida y de nuestro tiempo.

No hacer nada durante una hora

Reservar una hora al día para permanecer sentado en un lugar tranquilo, en casa o en la oficina, rodeado de todas las cosas que deberías estar haciendo, pero sin hacerlas. Suena casi una utopía ¿Verdad? Probablemente nos costará varios intentos superar el sentimiento de culpa o la necesidad incontrolable de hacer algo; pero, una vez dominado este arte, nos asombrará la claridad, la mejor perspectiva de las cosas y la frescura mental que aporta a nuestra vida. Nuestros antepasados lo tenían claro: hay que practicar el *dolce far niente,* la terapia italiana dedicada al placer de no hacer nada.

Trampas que nos desquician

Seis obsesiones, con auténticas trampas en su recorrido, están en el origen de distintos estados de ansiedad:

- **El miedo a lo desconocido:** la inercia del «más vale lo bueno conocido» aunque no me guste, por miedo a los cambios, y los cómodos autoengaños, nos hacen tener una visión restringida del mundo, de la cual la ansiedad nos empuja a huir.

- **La insatisfacción permanente:** las expectativas muy rígidas, las metas muy ambiciosas y poco realistas, nos llevan a no sentirnos nunca satisfechos con lo que somos o tenemos.

- **El apego a la posesión material:** si tenemos un miedo exagerado a perder lo que creemos que es nuestro, viviremos aferrados a ello y con el agobio constante de que ocurra. Cuando, en realidad, todo lo que necesitamos y de verdad nos pertenece está dentro de uno mismo.

- **La obsesión por controlar:** estar dominados por la necesidad de perfección, de control, de orden, tanto en las situaciones diarias y banales como en las más vitales e importantes, nos hace muy vulnerables a la ansiedad.

- **La hiperactividad:** es la necesidad de movimiento, la incapacidad de quedarnos tranquilos sin hacer nada, la inquietud por querer ir siempre a alguna parte. El error consiste justo en el «deber hacer». Cuando nos sentimos inquietos, es necesario dar un frenazo y relajarse.

Enfrentarse al miedo

La mayoría de los expertos afirman que los miedos no se pueden eliminar a voluntad; mirar hacia otro lado y silbar no sirve de nada: se curan admitiendo su existencia. Por eso conviene tratar de conocerlos, hacerse conscientes de ellos sin ignorarlos, esforzarse en saber cuál es el mensaje que nos transmiten. Sean miedos, fobias o preocupaciones las que provocan que vivamos en un estado de ansiedad patológico, podemos convivir con ellas hasta superarlas si intentamos verlas con inteligencia y comprensión, como parte de nuestra personalidad.

Aprender a convivir con el dolor

Pocas experiencias desorientan y trastornan tanto como sentir dolor emocional. Cuando lo sufrimos, lo primero que intentamos hacer es huir. Pero la vida está compuesta de dolor y felicidad, son las dos caras de la misma moneda, o el yin y yang de los orientales. Entonces, ¿por qué huir? ¿no es mejor afrontarlo? Los expertos dicen que en lugar de huir del sufrimiento, lo que tenemos que hacer es no poner ninguna resistencia y dejarnos invadir, manteniendo en cada instante la consciencia de lo que está pasando: la desesperación que sentimos, los recuerdos que afloran, las lágrimas que caen...No hay que reprimir nada y sí registrar, con plena consciencia, todo lo que sucede. Al principio, podemos estar un poco desorientados, pero poco a poco nos daremos cuenta de que el dolor va consumiéndose.

Enemigos y aliados del sueño

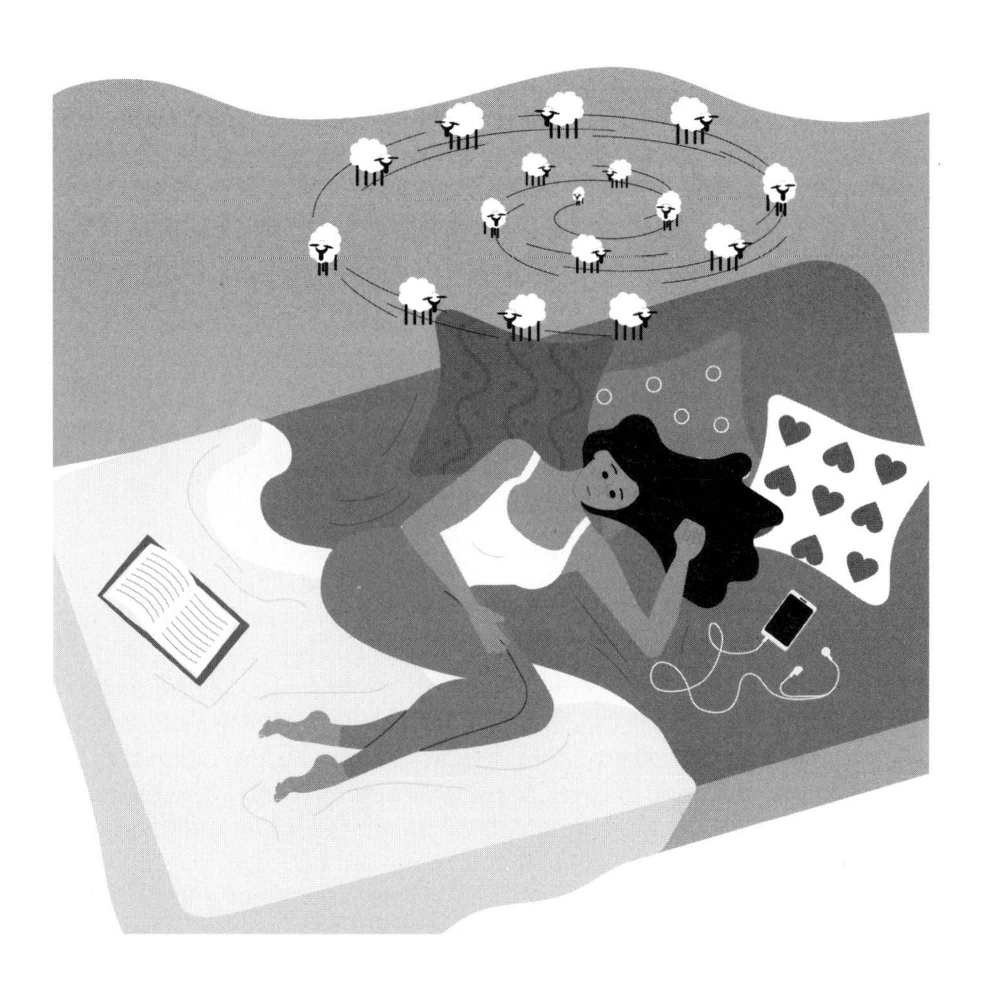

«Y así, del poco dormir y del mucho leer, se le secó el cerebro,
de manera que vino a perder el juicio».
Miguel de Cervantes

Jaque a los enemigos

A lo largo del tiempo, las noches se han vuelto cada vez más cortas y el sueño ha ido empeorando gradualmente en el género humano. En unos 50 años, hemos perdido hasta una hora y media de sueño por noche. ¿A qué es debido? ¿Qué cambios se han producido para vivir esta epidemia de falta de sueño? Si analizamos nuestro día a día, encontraremos las causas más frecuentes y, probablemente, descubriremos que el origen de muchos de los trastornos del sueño radica en nosotros mismos. La buena noticia es que por tanto podemos acabar con ellos y volver a dormir a pierna suelta.

Sedentarismo

El cuerpo es una máquina y necesita ejercicio diario para estar en equilibrio. Está comprobado que el ejercicio, a cualquier edad, favorece nuestro sistema inmunológico, facilita el riego sanguíneo del cerebro y previene o retrasa los efectos del envejecimiento, la aparición de los trastornos cardiovasculares, la diabetes y la demencia. Además, aumenta la resistencia al estrés. De hecho, la actividad física aumenta la producción de serotonina en el cerebro.

Los expertos en medicina preventiva aseguran que no hacer ejercicio puede ser tan perjudicial para la salud como fumar media cajetilla de cigarrillos al día. Además, está demostrado que cuanto menos nos movemos, más cansados nos sentimos y nos cuesta más conciliar el sueño.

El ejercicio nos libera de muchas tensiones y toxinas, y genera hormonas favorables al bienestar y a la relajación. Al cansarnos con el ejercicio, el cuerpo se relaja, se rinde más fácilmente al sueño, y se abre al descanso que necesita.

Un estudio de la Universidad de Oregón y Bellarmino (Estados Unidos) ha demostrado que practicar ejercicio físico unas tres veces a la semana, durante 50 minutos, mejora en un 65 % la calidad del sueño.

En definitiva, mantenernos activos no va a arreglar nuestros problemas de sueño, pero sí reducirá las probabilidades de tenerlos.

Falta de rutinas

Ya sabemos que nuestro reloj circadiano regula los ciclos para dormir y estar despiertos y también el equilibrio entre ellos. Por esta razón, es aconsejable seguir, en la medida de lo posible, una regularidad en nuestros horarios. Debemos intentar mantener un ciclo constante de sueño-vigilia. Es decir, hacer el esfuerzo de acostarnos y levantarnos más o menos a la misma hora todos los días. Además, también es conveniente seguir este ritmo los fines de semana, no durmiendo más que a diario, para no tener problemas con el sueño entre semana. Lo aconsejable es no desviarse del horario habitual más de una hora entre semana y de dos horas los fines de semana.

Cafeína

Pocas cosas hay tan reconfortantes y estimulantes como tomarse un café para desayunar, ¿verdad? Pero pasarse de la raya con la cafeína para poder mantenerse en pie a lo largo del día puede acarrearnos otros trastornos, como los dolores de cabeza, las palpitaciones e, incluso, en los casos más severos, una bajada de la concentración mental, lo que puede afectar a la actividad intelectual y laboral de cualquier persona.

Según Guadalupe Blay, coordinadora del Grupo de Nutrición y Metabolismo de la Sociedad Española de Médicos Generales y de Familia (SEMG), «es bueno tomar entre dos y tres tazas de café al día, es decir, entre 200 y 300 mg, pero no más. A partir de ahí se nota el efecto de un exceso de cafeína en nuestro sistema cardiovascular y nervioso».

Además añade que, aunque pueda ser beneficioso para nuestro cuerpo, «la cafeína puede retrasar el sueño hasta 40 minutos más de lo normal ya que es psicoactiva, y más cuando se consume de noche».

Para Guadalupe Blay, «lo recomendable es beber café a partir de las 10 de la mañana y hasta las 12 del mediodía; y de las 14:00 a las 17:00. Hay que evitar el café después de las cinco de la tarde si se quiere ir a la cama a las 11 de la noche. Si se consume después de ese periodo, el café puede disminuir al menos una hora de sueño».

Si somos adictos al café, lo mejor es que por café descafeinado, pero eligiendo los descafeinados solo con agua, pues a veces para descafeinar el café se utilizan disolventes similares a los que contienen los decapantes de pintura o los productos para la limpieza en seco. Seamos cuidadosos con los productos que consumimos y elijamos los más saludables.

Alcohol

Pese a la creencia popular de que el alcohol ayuda a conciliar el sueño, en realidad sucede todo lo contrario, pues si bien al beber caemos en un estado de sopor y modorra, la calidad del sueño no es buena.

CONSEJOS PARA UN SUEÑO SALUDABLE
NO
Beber café
Tomar alcohol
Ejercicio fuerte
Ver TV
Redes Sociales
SÍ
Lectura
Temperatura confortable
Rutina diaria
Meditación
Comida sana

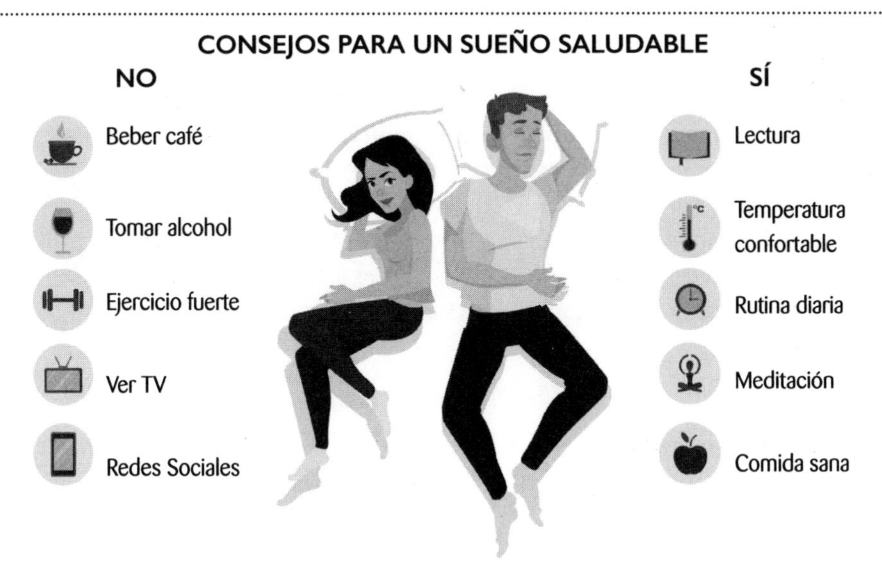

Debemos saber que el alcohol es un supresor de la fase REM, así que cuanto más bebemos, menos profundo será nuestro sueño. Aproximadamente, después de una hora y media de habernos dormido, el alcohol va a hacer su trabajo, que es neutralizar el sueño REM, en el que soñamos y disfrutamos de un descanso reparador, que nos permite despertar de forma óptima, mantenernos alerta y tener buena capacidad de aprendizaje.

¿Cuál es la consecuencia? Pues que, además de dormir peor, con menos profundidad, también habrá más probabilidades de despertarse antes y de estar al día siguiente con una buena resaca, lo que implica irritación gastrointestinal, sed, cansancio, dolor de cabeza, mareos, náuseas y malestar generalizado. Hay que sumar problemas atencionales y de toma de decisiones, o peor coordinación física, que puede influir por ejemplo en la conducción de vehículos.

Nicotina

Según un reciente estudio realizado por la Universidad Atlántica de Florida (Estados Unidos), la nicotina es aún más perjudicial para el sueño que el consumo de alcohol o el abuso de cafeína. De hecho, fumarse un cigarrillo antes de dormir puede ser la causa de tener un sueño fragmentado; es decir, con numerosos despertares. El estudio muestra que los fumadores reducen su descanso nocturno en una media de 42-47 minutos.

Por otro lado, el tabaco afecta pulmonarmente y hace que seamos más propensos a roncar y además de una manera más intensa. El humo del tabaco es el culpable de irritar la nariz y la garganta de los fumadores, lo que restringe la entrada de aire en los pulmones. Las personas fumadoras tienen por tanto más riesgo de sufrir apnea del sueño.

Sobrepeso

Los occidentales vivimos en sociedades de sobreabundancia, donde cada vez son más frecuentes los problemas de obesidad. Hay una verdad indiscutible: somos lo que comemos. Por esa razón y más aún si padecemos algún trastorno del sueño, necesitamos seguir una dieta equilibrada y variada, que no contenga alimentos ni sustancias estresantes y que se desarrolle a horas regulares, para mantenernos sanos. Como norma general, aligerar las comidas es alargar la vida y es un paso importantísimo, junto con el ejercicio, para perder los kilos que nos impiden tener un buen sueño.

Preocuparse por todo

Algunas personas viven preocupadas por todo. Apechugan con los problemas reales y con los que aún no existen, con contrariedades propias y también con las ajenas, llegando a cargar sobre sus hombros las penurias del mundo. Esta preocupación constante les hace personas muy proclives a cargarse también su propio sueño.

Deberíamos razonar antes, hemos de valorar los hechos en su contexto, sin hacer de ellos el centro de nuestras preocupaciones, sino relacionándolos con las circunstancias que los rodean. Al distanciarnos, probablemente tendremos una visión más equilibrada y razonable de lo que ocurre, nos ayudará a buscar soluciones viables y sobre todo, dejará de quitarnos el sueño.

Obsesionarse

A menudo se olvida que lo primero que habría que lograr para superar el insomnio es no obsesionarse con él, por mal que nos lo haga pasar. Las noches en vela se hacen muy largas y, al día siguiente, lidiar con las responsabilidades cotidianas se vuelve durísimo. Por eso, es normal que cuando hemos pasado varias jornadas con problemas para dormir, nos dirijamos ya hacia la cama con miedo adquirido por esa mala experiencia y casi con el convencimiento de que es inevitable, nos va a volver a pasar y no podremos impedirlo.

Pues bien, tenemos que dejar de intentar conciliar el sueño. En el momento en que intentamos hacer algo, estamos creando aún más estrés. La clave es no forzarlo y simplemente, poner en práctica lo que sabemos que puede ayudar dejando que fluya sin obligaciones.

Trasnochar

La hora de irnos a la cama es muy importante no trasnochar. Acostarse muy tarde, de manera habitual, repercute claramente en nuestra salud. Por ejemplo, las personas que tardan más tiempo en irse a dormir son hasta un 72 % más propensas a ser obesas que las que se acuestan pronto. Pero es que además no es una cuestión aislada, sino que esas personas también pueden sufrir otros trastornos, como hipertensión, sueño fragmentado y pérdida de apetito sexual.

Las prisas

Nos pasamos el día corriendo de un lado para otro sin tener un momento de respiro, agobiados por no llegar a tiempo y no cumplir con las expectativas que nos habíamos planteado. En lugar de controlar nosotros al tiempo, es él quien nos controla a nosotros, lo que redunda en una mala calidad de vida y perjudica seriamente nuestra salud. El sueño no se libra del llamado «mal de las prisas». Las consecuencias son de sobra conocidas: insomnio, dificultad para conciliar el sueño, pesadillas, numerosos despertares…¿Solución? Levantar el pie del acelerador.

No tomarse un descanso

Por muchas obligaciones que tengamos, es absolutamente necesario parar y tomarnos un descanso. Si estamos trabajando, intentaremos descansar cada hora o cada dos horas. Solo tenemos que echarnos hacia atrás en la silla o levantarnos y dar un pequeño paseo por la sala, no es necesario salir a la calle. Hay que dejar que nuestra mente vague por unos minutos sin rumbo fijo, cerrar los ojos para que descanse también nuestra mirada y respirar profundamente, sintiendo nuestro cuerpo.

Luz artificial

Las personas que pasan la mayor parte de su tiempo alejadas de la luz natural sufren fatiga, dolores de cabeza, depresión y trastornos del sueño. ¿Solución? Intentar mantener el máximo contacto posible con la luz solar, que favorece la producción de endorfinas, sustancias cerebrales relacionadas con el bienestar, o, en su defecto, cambiar la iluminación que tenemos en casa por bombillas que imiten la luz natural, pintar las paredes de colores claros, subir las persianas y correr las cortinas.

Dispositivos electrónicos

La luz emitida por los dispositivos electrónicos utilizados antes de irse a dormir y durante el sueño produce un retraso de fase de la actividad del núcleo supraquiasmático y, en consecuencia, se retrasa la secreción de melatonina y el inicio del sueño, aumenta la alerta y disminuye la vigilancia por la mañana.

Dormir con la luz encendida o en dormitorios con contaminación lumínica no solo causa un sueño más superficial y frecuentes despertares, sino que produce un efecto persistente sobre las ondas cerebrales asociadas al sueño profundo.

Ruido

El ruido ambiental es uno de los factores más importantes de interrupción del sueño. Según la Organización Mundial de la Salud (OMS), la contaminación acústica es una de las causas de deterioro de la salud como consecuencia, entre otras cosas, de la alteración del sueño.

Una noche expuestos al ruido del tráfico, mayor de 65 decibelios, provoca peor calidad de la percepción del sueño, cansancio, mal humor y descenso en el tiempo de reacción.

La exposición al ruido del tráfico durante el sueño se ha relacionado con el insomnio, siendo más frecuente en las personas que viven cerca de grandes autopistas y aeropuertos y en poblaciones urbanas donde el ruido del tráfico supera esos 65 decibelios. Está claro que más allá de ser una molestia, el ruido nos resta calidad de vida. La exposición crónica al ruido tiene importantes consecuencias negativas sobre nuestra salud. El ruido permanente provoca dificultad para conciliar el sueño o un sueño no reparador, con frecuentes despertares nocturnos.

«La ansiedad no te permite dormir; la depresión te despierta».
David Walliams

Cuando la enfermedad provoca insomnio

El cáncer, la diabetes, los problemas cardiacos, el asma, el hipertiroidismo, el Parkinson, el Alzheimer, las dolencias reumáticas, el dolor crónico, la ansiedad y la depresión, son ejemplos de enfermedades o trastornos relacionados directamente con el insomnio.

Ansiedad

La ansiedad crónica aumenta las noches de insomnio y los despertares nocturnos. Además de derivar en muchos casos en ataques de pánico. Un ataque de pánico en plena noche hace que la persona salte de la cama y deambule por la habitación. Suele ir unido a la sensación de ahogo o «falta de aire», con palpitaciones, naúseas, sensación de calor y frío, etc. Puede durar unos 15 minutos y generar después crisis de temor a que se repitan.

Todo ello trastorna muchísimo el sueño. Los expertos señalan que la ansiedad puede ser consecuencia de una alteración en el sueño REM, aunque hay datos contradictorios al respecto.

Depresión

Las personas diagnosticadas con depresión sienten menos necesidad de dormir y tampoco muestran cansancio durante el día. No obstante, hay un porcentaje menor que presentan hipersomnia, tienen mucha dificultad para salir de la cama, somnolencia durante el día y tienen que realizar siestas prolongadas.

Lo que es más habitual en las personas que sufren depresión es que tengan un sueño fragmentado y reducción del sueño NREM, sobre todo en el primer ciclo de la noche.

Hiperplasia prostática benigna

La HPB o hiperplasia prostática benigna es un agrandamiento, no cancerígeno, de la próstata. Un problema muy común en los hombres, que afecta casi al 90% al alcanzar los 80 años. Uno de los síntomas más característicos es la necesidad de levantarse a orinar durante la noche, hasta cinco o seis veces. Esta circunstancia altera el descanso, causando fatiga y privación de sueño.

EPOC

Respirar adecuadamente, despiertos o dormidos, resulta un verdadero esfuerzo para las personas con Enfermedad Pulmonar Obstructiva Crónica (EPOC), ya que esta dolencia provoca tos, disnea, producción de moco, desaturación de oxígeno y opresión en el pecho. Síntomas que les impiden dormir de forma saludable.

Como la EPOC provoca despertares nocturnos y dificultades para mantener el sueño, es normal que sientan somnolencia durante el día. Al menos un 40% de los pacientes con EPOC padecen insomnio y apnea del sueño por culpa de la dificultad respiratoria y los despertares frecuentes. Puede tratarse con ventilación mecánica durante la noche y con fármacos.

Alzheimer

Las investigaciones científicas demuestran que mientras el insomnio está asociado al riesgo de desarrollar Alzheimer, las primeras fases de la enfermedad propician también la aparición de algunos trastornos del sueño. El sueño de una persona con Alzheimer tiene características específicas que se reconocen bajo el término *sundowning* o «caída del sol»:

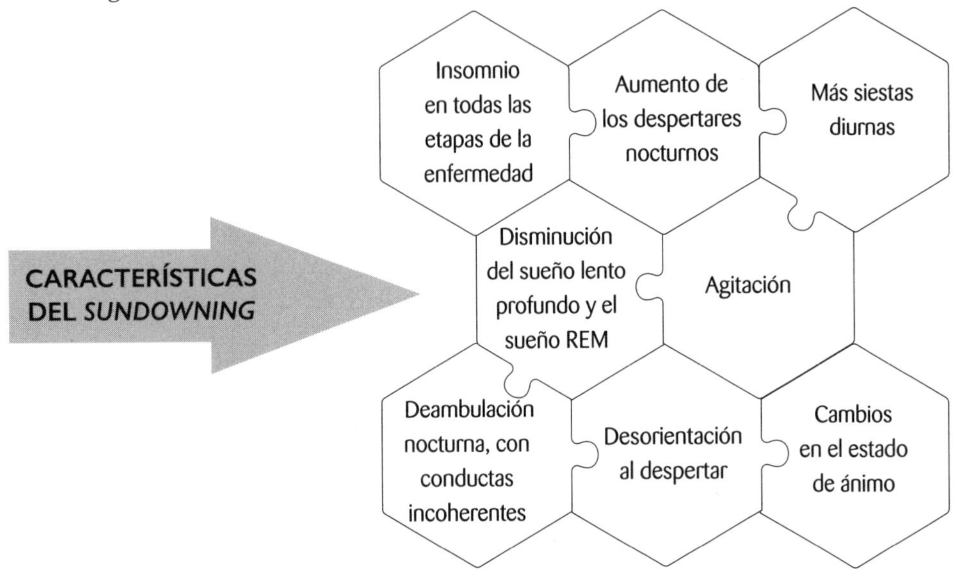

Higiene del sueño

Aunque no hay cura para esta enfermedad mental, es posible paliar un poco sus efectos. Los cuidadores y familiares tienen que:

- Tratar que la persona con Alzheimer no realice actividades físicas y cognitivas horas antes de dormirse. Mientras más apacible y relajado sea su día, más preparado estará para irse a la cama.

- Es importante evitar confrontaciones o momentos de ira con el paciente antes de dormir, hay que dejar que las últimas horas del día sean lo más tranquilas posible.

- Establecer rutinas diarias como se haría con un niño.

- Limitar las siestas durante el día y, si son estrictamente necesarias, procurar que no sean muy largas.

- Darle una cena ligera, evitando los alimentos contundentes, picantes, salados o dulces y cuidando que la ración sea ajustada. Además, debe cenar por lo menos dos horas antes de que se acueste.

- La iluminación de los espacios donde se desenvuelve el paciente es clave. Si es de día, procurar que perciba la claridad y, en la noche, mantener la oscuridad en su habitación, con buena ventilación y libre de ruido.

Reflujo gastroesofágico (ERGE)

El reflujo gastroesofágico (ERGE) es una enfermedad en la que los contenidos estomacales regresan desde el estómago hasta el esófago causando irritación. Es además uno de los causantes más habituales de que nos despertemos en mitad de la noche, incluso sin tener sensación de ardor o náuseas.

Para aliviar las molestias, los especialistas aconsejan elevar la parte superior de la cabeza unos 15 cm. También se puede utilizar una almohada en forma de cuña para mantener elevada la parte superior del cuerpo y, por supuesto, no acostarse antes de que hayan pasado tres horas desde la cena, pues al favorecer la digestión, es más difícil que se produzca el reflujo.

En cuanto a la alimentación, hay que hacer comidas ligeras, masticar bien los alimentos, beber en cantidades pequeñas durante la comida y comer tranquilamente y sin estrés. Además, hay que evitar el café, el té, el chocolate, el alcohol, las bebidas carbonatadas, las comidas grasas y la menta.

Fibromialgia

La fibromialgia origina dolores musculares y oesteoarticulares difusos. Aunque el dolor es más molesto al levantarse, mucha gente lo relaciona con los problemas de sueño que origina esta dolencia.

Los dolores del día impiden descansar lo que sería adecuado, mientras que el insomnio e interrupciones de sueño empeoran los síntomas diurnos. ¡Un círculo vicioso!

Los problemas de sueño más comunes en los pacientes con fibromialgia son los despertares frecuentes, la dificultad para quedarse dormidos y, en menor medida, el insomnio. También tienen una mayor tendencia a sufrir el síndrome de piernas inquietas y apnea del sueño. Como consecuencia de esto, el paciente se despierta cada día con la sensación de «no haber descansado», lo que le obliga a dormir durante el día para aliviar la fatiga.

Asma

Se ha detectado que el 33 % de los asmáticos presenta, al menos, un despertar, y el 13 %, tres o más despertares cada noche. Las personas asmáticas sufren una disminución en el sueño de ondas lentas y cambios en el desarrollo del sueño, relacionados con la gravedad de la enfermedad. A veces, experimentan sensación de somnolencia y cansancio durante el día. El empeoramiento nocturno de la función pulmonar en los asmáticos se atribuye a factores circadianos como aumento de la resistencia de la vía aérea, disminución del volumen pulmonar o inflamación de la vía aérea.

Dermatitis atópica

Las personas con DA (dermatitis atópica) tienen más despertares nocturnos, les cuesta más tiempo volver a dormir después de estos despertares y presentan un mayor porcentaje de movimientos nocturnos, ya que el picor intenso les lleva a rascarse mientras duermen.

Diabetes

El insomnio puede afectar negativamente a la diabetes, ya que la falta de sueño o un mal descanso puede provocar un descontrol en los niveles de glucosa en sangre. A su vez, estos descontroles afectan de forma directa al tratamiento de la diabetes al desarrollar una mayor resistencia a la insulina. Además, hay ciertos trastornos provocados por la diabetes que pueden originar insomnio, como el síndrome de piernas inquietas, la neuropatía periférica y las hiperglucemias e hipoglucemias, que en caso de sufrir una antes de dormir pueden robar tiempo de sueño al diabético hasta volver a estabilizar sus niveles de azúcar en sangre.

Artritis reumatoide

Casi todas las personas que padecen artritis reumatoide pueden tener dificultades para dormir, ya sea por las molestias de la enfermedad o por el dolor que esta ocasiona en las articulaciones. Al parecer, existe una relación entre las personas que padecen esta enfermedad y la prevalencia de trastornos del sueño, sobre todo en aquellas que no tienen un buen control sobre la enfermedad.

Cuando el cuerpo se relaja y deja de estar en movimiento o simplemente activo, los síntomas de la artritis se aceleran y agravan, empeorando durante la noche. Esto dificulta en gran medida la conciliación del sueño, así como poder mantenerlo sin despertarse durante la madrugada.

Además del tratamiento específico de la enfermedad, es conveniente mantener una rutina constante en los horarios, acostándose temprano y durmiendo entre siete y ocho horas. También es importante usar la cama exclusivamente para dormir.

«El secreto de la creatividad está en dormir bien y abrir la mente a las posibilidades infinitas. ¿Qué es un hombre sin sueños?».
Albert Einstein

Decálogo de la higiene del sueño

Dormir es algo más que un placer, al igual que comer se trata de una de las funciones vitales del organismo. No se trata simplemente de conciliar el sueño, sino de lograr un buen descanso. Para conseguirlo debemos seguir una serie de pautas. La práctica de estas acciones pueden marcar una gran diferencia a la hora de conseguir nuestro objetivo.

1. **Despertarse y acostarse todos los días a la misma hora,** independientemente de cómo hayamos dormido la noche anterior, incluidos fines de semana y vacaciones. Es aconsejable no dormir en exceso los fines de semana.

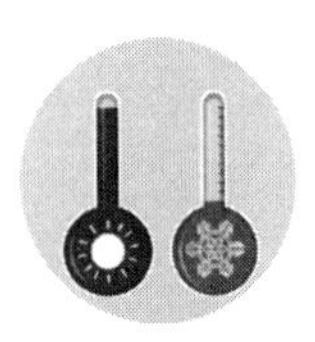

2. **Mantener condiciones ambientales adecuadas para dormir** en cuanto a la luz, temperatura, etc.

3. **Comer a horas regulares y evitar comidas copiosas** cerca de la hora de acostarse. Cenar al menos dos horas antes de acostarse. Hacer una cena moderada, sin excesivos azúcares refinados ni proteínas. Tampoco es conveniente irse a la cama con hambre. Se puede tomar algo ligero para favorecer la relajación antes de ir a dormir, por ejemplo un vaso de leche caliente con galletas o una infusión sin teína. No ingerir chocolate, grandes cantidades de azúcar ni líquidos en exceso.

4. **Limitar la ingesta de sustancias con efecto estimulante,** como café, té o cola, sobre todo a partir de las 17:00 horas. También es conveniente limitar el consumo de alcohol, sobre

todo por la noche, y suprimir o reducir el consumo de tabaco. Si se está tomando medicación hay que tener en cuenta que algunos medicamentos pueden producir insomnio. Los estimulantes a la hora de acostarse y los sedantes durante el día pueden afectar de forma desfavorable al sueño.

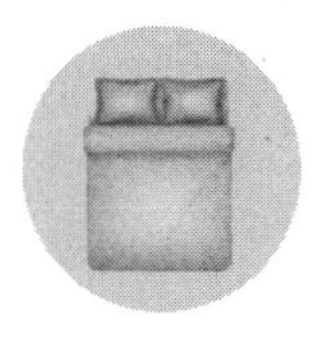

5. **Permanecer en la cama entre siete y ocho horas,** reducir el tiempo de permanencia en la cama mejora el sueño y, al contrario, permanecer en la cama durante mucho tiempo puede producir un sueño fragmentado y ligero. Irse a la cama solo cuando se tenga sueño.

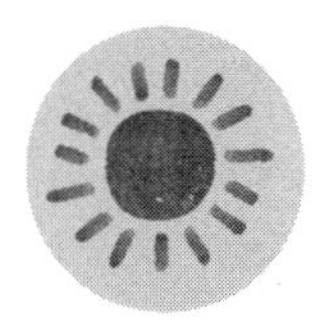

6. **Evitar siestas largas** durante el día, excepto si es después de comer y no más de 30 minutos.

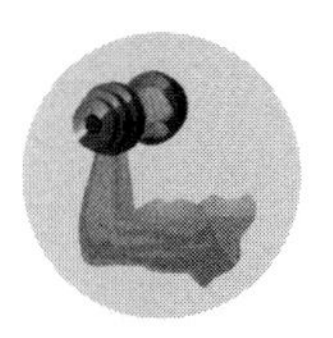

7. **Realizar ejercicio físico de manera regular** durante el día. El ejercicio debe ser suave, con luz solar y siempre al menos tres horas antes de ir a dormir. Se debe evitar realizar ejercicio por la noche por su efecto estimulante.

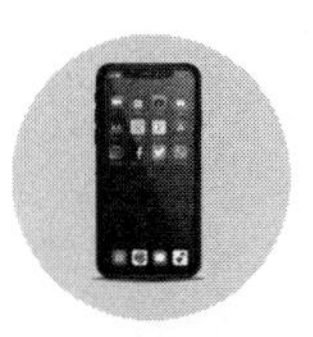

8. **Cuidado con los dispositivos tecnológicos.** No deben realizarse en la cama actividades tales como ver la televisión, jugar con tablets u otros dispositivos móviles, etc. Nuestro cerebro necesita asociar el dormitorio y la cama a dormir.

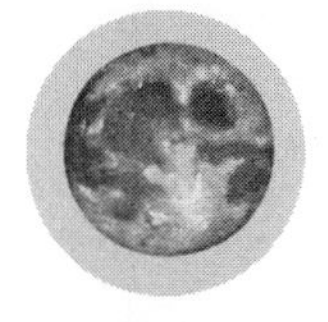

9. **Repetir cada noche una rutina de acciones** que nos ayuden a prepararnos mental y físicamente para ir a la cama.

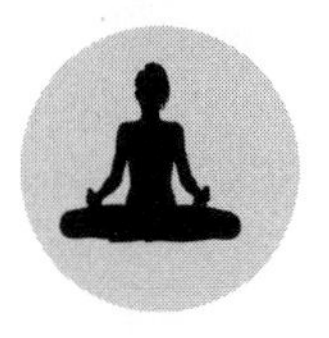

10. **Hacer ejercicios de relajación** antes de acostarse.

Aprender a dormir

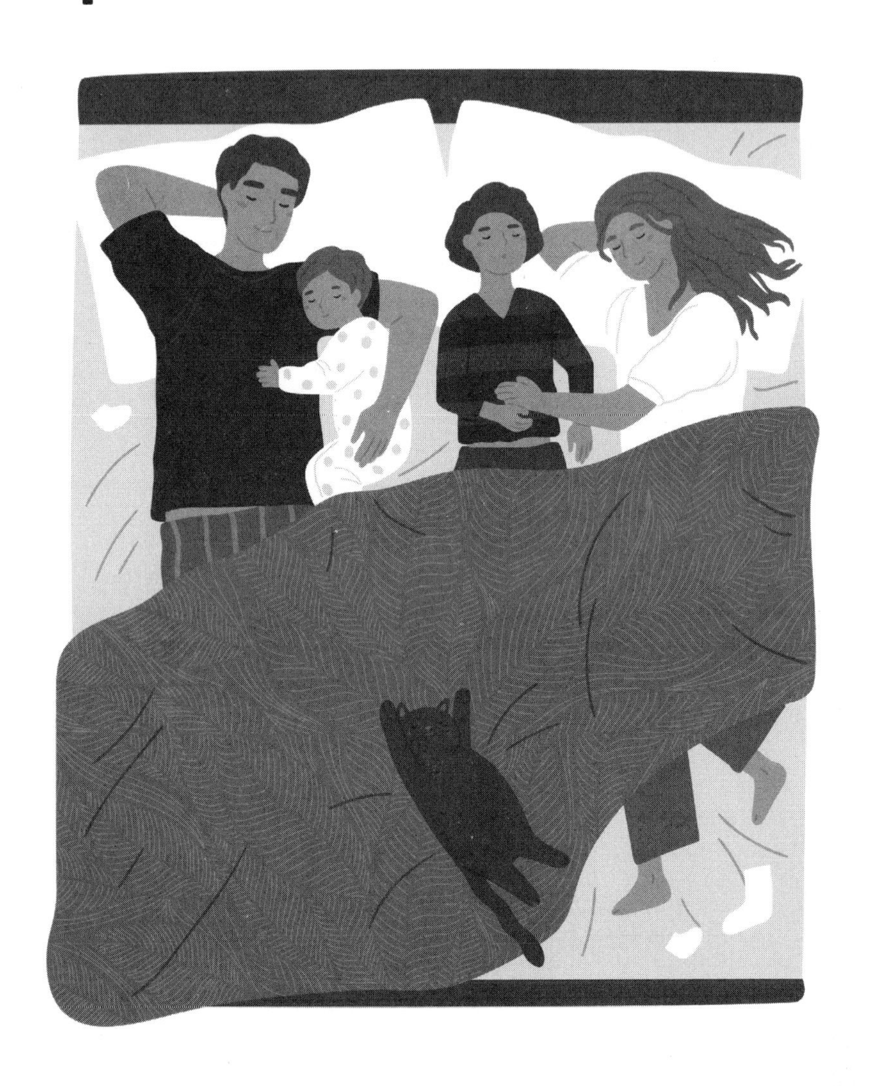

*«La felicidad para mí consiste en gozar de buena salud,
en dormir bien y en despertarme sin angustia».*
Françoise Sagan

El ritual del sueño

Nuestro cuerpo está preparado para mantenerse alerta y hacer mucho esfuerzo físico durante el día, ya que es cuando genera la adrenalina que nos mantiene activos y cuando mayor es el flujo sanguíneo en los músculos.

Al caer el sol, el cerebro empieza a producir la hormona melatonina, que actúa sobre el sueño. Nuestros reflejos comienzan a flojear, nuestros músculos se ralentizan, la temperatura del cuerpo baja y disminuyen las secreciones de adrenalina y otras sustancias que nos mantienen lúcidos. No obstante, nuestro cerebro sigue activo, funcionando en toda su capacidad, pues sabemos que es justamente por la noche cuando requiere más glucosa, la sustancia que podríamos equiparar a la gasolina de un motor. Por tanto, no es que nuestro cerebro funcione más lentamente por la noche, sino que su trabajo no es tan productivo. De ahí que sea normal que nuestro cuerpo se despiste cuando, en lugar de descansar, al llegar ese momento de la preparación nocturna lo forzamos a seguir activo.

¿Por qué a veces nos resulta tan complicado conciliar el sueño y disfrutar de un descanso reparador? Pueden ser los hábitos, una cena demasiado copiosa, el estrés, tener un trabajo agotador, estar en un entorno inadecuado, padecer trastornos físicos y problemas psíquicos o emocionales... Estas son las causas habituales de que no podamos descansar como realmente queremos y necesitamos. Pero el insomnio, así como otros trastornos del sueño, no es algo insuperable. Si dormimos bien, nuestra vida puede ser mejor. Puede que la clave para conseguirlo radique en aprender de nuevo, como si fuéramos niños, una buena higiene del sueño y, por supuesto, llevarla a la práctica.

Tiempo para la relajación y el descanso

Para empezar, hay que comprender que prepararnos para dormir comienza horas antes de irnos a la cama, incluso diríamos que un sueño reparador depende en gran medida del día que hayamos tenido. Tanto si hemos tenido un día de trabajo frenético como si ha sido algo más relajado de lo habitual, al volver a casa es necesario desconectar y dejar en la puerta los pensamientos relacionados con el trabajo y las tensiones diarias.

Si nos acostumbramos a alargar el horario laboral, corremos el riesgo de entrar en una espiral que no tenga fin. Debemos tener en cuenta que si tenemos tanto trabajo que nos hacen falta más horas para acabarlo, por más que sigamos trabajando, siempre nos quedará algo pendiente. Igual ocurre con las tareas domésticas o, peor aún, pues estas sí que no se acaban nunca. Solo así podemos recuperar nuestro bienestar físico y mental. Aprendamos a aplazar o, incluso, a dejar cosas irremisiblemente sin hacer.

Al llegar a casa

Una vez terminada la jornada, a partir de este justo momento, es cuando comienza nuestro ritual del sueño. Algo tan sencillo como liberarnos de los zapatos y ponernos unas zapatillas o, simplemente, caminar descalzos por la casa, ya nos va a librar de asociaciones estresantes.

El siguiente paso puede que nos cueste un poco más. Nadie duda de que los móviles son un gran invento, pero no lo es estar siempre disponible para cualquier persona, en todo momento y en cualquier lugar. Al llegar casa, tenemos que ser capaces de desconectar el móvil (al menos el del trabajo). Con este simple gesto, no solo comprobaremos que tenemos menos síntomas de estrés y que disminuye nuestra presión arterial, sino que mejorarán nuestras relaciones personales y nuestra vida familiar.

¿Ducha o baño?

Y en el siglo V a. C. Hipócrates dijo: *«El camino hacia la salud pasa por un baño aromático y un masaje perfumado cada día»*. Y es que en todos los tiempos, casi todo el mundo se suele sentir mejor después de lavarse, lo cual por cierto también es favorable para el descanso.

Independientemente de elegir una ducha o un baño, cuestión que depende del gusto personal o de las circunstancias, lo cierto es que ambos nos ayudarán a limpiarnos física y mentalmente, proporcionándonos, posteriormente, un excelente descanso. Veamos las ventajas de cada uno.

Ducha reparadora

La ducha no solo nos limpia, también relaja nuestros músculos y puede aliviar algunas contracturas. Además, es un método eficaz para deshacernos de los disgustos o preocupaciones que hayamos sufrido durante el día.

Irse a la cama descargado de las tensiones del día es clave para que el cuerpo y la mente puedan quedarse lo más relajados posible. Por eso darnos una ducha antes de dormir nos asegura un descanso más profundo.

Baño relajante

Uno de los métodos más placenteros de relajación es sumergirse en la bañera con agua caliente. Durante siglos, el calor se ha usado en remedios curativos. Tras un baño caliente, los músculos están relajados (con la dilatación de los vasos sanguíneos llegan más nutrientes a los músculos cansados y, además, el incremento del flujo neutraliza el ácido láctico que producen los músculos) y la mente está más despejada (el calor envía señales positivas al cerebro y ayuda a relajar la mente).

Si nos encontramos muy cansados o nerviosos, podemos añadir al baño hierbas o aceites esenciales relajantes. También son muy eficaces las sales de Epsom.

Ejercicio para dormir de un tirón

El cuerpo es parecido a una máquina y, como tal, necesita ejercicio diario para estar en equilibrio, pues sin armonía entre la mente y el cuerpo no se puede conseguir un bienestar completo.

Nuestra salud mental y física depende en gran medida de la actividad diurna, al igual que nuestro sueño. Como seres diurnos, cuanto más activos estemos durante el día, especialmente al aire libre, más probabilidades tenemos de lograr un descanso y una recuperación adecuados durante la noche.

Se ha demostrado científicamente que el ejercicio diario, o al menos tres o cuatro veces por semana, de 20 a 30 minutos y durante 12-16 semanas, es un índice que mejora la calidad y duración del sueño, sobre todo si se practica al aire libre, expuestos a la luz solar natural, especialmente entre las 10 de la mañana y las cuatro de la tarde.

Además de favorecer la salud integral y el sueño, el ejercicio ayuda a mantener un buen peso, aumenta la energía y libera endorfinas.

Nunca antes de dormir

Desde caminar una hora a la práctica de algún deporte, el ejercicio nos libera de muchas tensiones y toxinas, y genera hormonas favorables al bienestar y a la relajación. Al cansarnos con el ejercicio, el cuerpo se relaja, se rinde más fácilmente al sueño, y se abre al descanso que necesita, pero nunca debemos hacer ejercicio justo antes de acostarnos, lo mejor es hacerlo por la mañana. Por la tarde aumenta la temperatura corporal del cuerpo, y debe disminuir para dormir más fácilmente.

Aunque el ejercicio facilita el sueño y contribuye a un sueño más reparador, si lo hacemos inmediatamente antes de irnos a dormir tendremos más dificultades para conciliar el sueño. ¿Cuál es el motivo? Cuando la temperatura del cuerpo comienza a disminuir, la tendencia al sueño aumenta. Pero como la temperatura corporal aumenta durante el ejercicio y su descenso se puede demorar varias horas, hacer ejercicio muy cerca de la hora de dormir puede interferir con el sueño. Es cierto que hacer ejercicio es bueno, pero hay que hacerlo por lo menos tres horas antes de acostarse.

DESNUDOS, PERO CON LA CABEZA TAPADA

Durante la Edad Media, entre las clases nobles era frecuente dormir desnudos, pero, curiosamente, se acostaban con la cabeza cubierta, con el tradicional bonete, que les permitía mantener la cabeza caliente y las orejas libres de los numerosos insectos que solía haber en el lecho.
Las clases populares, si las condiciones climáticas lo permitían, también dormían desnudos, pero en compañía. Todos los miembros de la familia descansaban sobre lechos colectivos: padres, hijos y abuelos, además de los sirvientes, lo que producía con frecuencia situaciones de todo tipo. La Iglesia censuraba este tipo de hacinamiento. De hecho, la orden de San Benito prohibió a los monjes acostarse desnudos y, además, tenían que dormir en camas individuales. ¡Todo un lujo para la época!

¿Desnudos o con pijama?

A la hora de dormir, cada persona tiene sus propios gustos y costumbres. A unos les gusta dormir tapados, mientras que otros no soportan tener nada que les cubra el cuerpo. Lo mismo sucede al decidir si dormir con pijama o sin él.

Aunque recientes estudios afirman que las personas que duermen desnudas tienen un sueño más reconfortante y placentero que las que usan pijama, la elección depende fundamentalmente de los gustos personales y, en muchas ocasiones, de hábitos socioculturales. Por tanto, no es algo que deba preocuparnos tanto. No obstante, veamos las ventajas de dormir con o sin ropa.

Dormir desnudos

- **Mejora la circulación sanguínea.** Los elásticos y costuras del pijama pueden apretarnos más de la cuenta mientras dormimos, dificultando la circulación sanguínea. Además, permite más libertad de movimientos y evita la proliferación de bacterias.

- **Ralentiza el envejecimiento.**

- **Favorece la vida sexual.** El contacto piel con piel con nuestra pareja puede aumentar la producción de oxitocina, conocida como la «hormona del amor».

- **Es bueno para la piel,** pues al dormir sin ropa favorecemos también la transpiración. Hay zonas del cuerpo, como los pies, las zonas íntimas y las axilas, que normalmente están cubiertas durante el día, y que de este modo pueden airearse y respirar, lo que reduce el riesgo de enfermedades de la piel, infecciones vaginales y pie de atleta.

- **Reduce los niveles de estrés.** Cuando dormimos sin ropa, el cuerpo alcanza con más facilidad la temperatura idónea y gracias a esa termorregulación se mantienen regulados también los niveles de cortisol, que no es otra cosa que la hormona del estrés.

- **Ayuda a adelgazar.** Al dormir sin pijama nuestro cuerpo se ve obligado a hacer más esfuerzo para regular la temperatura corporal. Para hacerlo usará la grasa marrón. Mientras nuestro cuerpo lucha por alcanzar el calor necesario, quemará unas cuantas calorías extra.

Dormir con pijama

- Llevar ropa **protege del frío** en invierno, mientras estamos en la cama y, también, si tenemos que levantarnos en mitad de la noche.

- Del mismo modo, **evita la sudoración** excesiva en verano, sobre todo los pijamas de algodón, que absorben la humedad.

- **Resulta cómodo y confortable** siempre que la ropa sea holgada, fabricada con algodón o franela (en invierno) y con pocas costuras.

La mejor postura para dormir

No existe una postura única para dormir, pero sí hay posiciones más recomendables que otras. Es cuestión de ir probando hasta encontrar aquella en la que estemos más cómodos y nos quedemos dormidos plácidamente.

La posición también va a depender de nuestro peso corporal. A alguien delgado le costará menos hallar la postura más cómoda para dormir, mientras que las personas obesas encontrarán más limitaciones. Esta es otra razón para intentar mejorar la alimentación y mantener un peso saludable.

¿Boca arriba, boca abajo o de lado?

Aunque la mejor posición para dormir suele ser de costado, con las piernas ligeramente dobladas y las manos por delante del cuerpo, no hay ninguna postura a descartar. Todo depende de cómo nos encontremos más cómodos.

Las personas que duermen boca abajo, en realidad lo hacen un poco recostadas sobre un lado y, generalmente, colocando el brazo bajo la almohada. No es una mala postura, aunque sí resulta un poco incómoda para las personas mayores.

Dormir de lado, recostado sobre el lado izquierdo, es quizás la mejor opción, pero muchas personas no se atreven a dormir en esta posición por miedo a dañar el corazón. Una creencia totalmente errónea. El corazón no sufre por nuestro peso, pues la caja torácica aguanta el triple de lo que podamos pesar. Lo único que puede impedirnos dormir en esta postura es que nos moleste oír los propios latidos de nuestro corazón.

Dormir recostados sobre el lado izquierdo mejora la circulación sanguínea y el drenaje linfático, facilita la digestión al evitar una presión negativa sobre el estómago (dormir sobre el lado derecho tiene más probabilidades de acidez estomacal), mejora la salud del bebé durante el embarazo al llegar más sangre y nutrientes a la placenta, y es muy beneficioso para la espalda.

Aunque no tenga los mismos beneficios, dormir recostados sobre el lado derecho también es una buena opción para los niños y los adultos. En cuanto a dormir boca arriba, solo está indicado para los bebés.

No llevarse los problemas a la cama

Algunas personas viven preocupadas por todo. Apechugan con los problemas reales y con los que aún no existen, con contrariedades propias y ajenas, cargando, incluso, sobre sus hombros las penurias del mundo, con lo que son proclives a cargarse también su propio sueño.

Está claro que la mejor forma de garantizarnos un sueño reparador es no llevándonos problemas propios o ajenos a la cama. Probablemente al principio nos resulte difícil, pero durante un periodo prolongado de tiempo tendremos que intentar ver la vida con más tranquilidad y tener mucha paciencia con nosotros mismos. Y cuando las preocupaciones no nos dejen dormir o nos despierten a media noche, tendremos que intentar relajarnos y dirigir nuestra mente hacia pensamientos más agradables. Hacer una lista con ese tipo de pensamientos, que es personal e intrasferible, puede ayudar a que el peso de la noche no se nos eche encima cuando nos desvelan las preocupaciones.

Sin obsesiones

Ya hemos señalado que vivimos en un mundo de prisas que gira a mil revoluciones y que nos arrastra ocupándonos en un sinfín de tareas. En la actualidad, más de un tercio de la población asegura trabajar 50 horas o más por semana. También los niños tienen demasiadas extraescolares y actividades. Y esa priorización del trabajo o de la ocupación excesiva del tiempo tiene un efecto directo en el sueño: resulta que los que trabajan más, siempre duermen menos y encima sufren más insomnio.

Agravar este asunto pensando que nos tenemos que despertar temprano para ir a trabajar

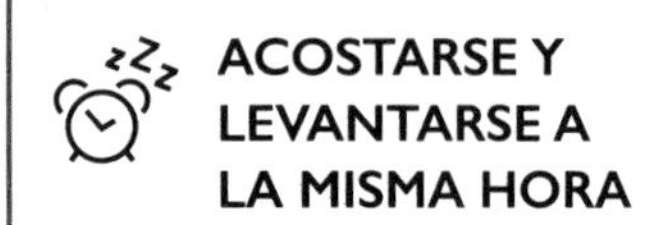

ACOSTARSE Y LEVANTARSE A LA MISMA HORA

Es aconsejable mantener, lo más posible, una regularidad en los horarios; es decir, acostarnos y levantarnos a la misma hora para lograr ese equilibrio. También es conveniente seguir el mismo ritmo los fines de semana. Es contraproducente y totalmente inútil dormir más que a diario, creyendo que así podremos solventar la falta de sueño entre semana.

LEER ANTES DE DORMIR

Además de mejorar la memoria y la concentración, y aliviar el estrés, leer antes de dormir es un magnífico hábito para conciliar un sueño profundo y reparador.
El hábito de la lectura debería formar parte de una buena higiene del sueño. Esta actividad contribuye a la reserva cognitiva y nos ayuda a construir material para nuestros sueños. Leer antes de dormir:

- Reduce los niveles de estrés.
- Ejercita el cerebro a nivel físico y mental.
- Estimula la relajación.
- Ayuda a soñar.

puede provocarnos también cierta obsesión por quedarnos dormidos. Sabemos que sin el merecido descanso no podremos rendir lo suficiente en el trabajo. Esta sensación provoca serias dificultades para arrancar el sueño; es lo que se conoce con el término de insomnio aprendido. Este esfuerzo por quedarnos dormidos puede provocar el efecto contrario.

No mirar el reloj

Conectado con lo anterior, si nos despertamos en mitad de la noche, lo peor que podemos hacer es mirar continuamente el reloj, pensando en el tiempo que nos queda para levantarnos. Solo conseguiremos estresarnos aún más proyectando el problema del cansancio al que nos enfrentaremos en la siguiente jornada, sobre todo si es laboral. Este tipo de pensamientos no ayuda nunca.

Si no podemos dormir, lo aconsejable es salir de la cama y sentarse en el sofá a hacer una actividad tranquila y pausada, como por ejemplo, leer un libro o escuchar música en un tono bajo. Es importante focalizar la atención en una actividad relajante que nos haga olvidar nuestra obsesión por quedarnos dormidos. Si dejamos de pensar en ello, lo más probable es que nos vuelva a entrar el sueño en cuestión de pocos minutos. Si esto no ocurre así, tampoco debemos preocuparnos. Quizá para fomentar la relajación sea suficiente con descansar, aunque no caigamos dormidos. El hecho de estar recostados, en silencio, con poca luz, leyendo tranquilamente, también ayuda.

Rutina de luces

Sincronizándose con el aumento y la disminución de los niveles de luz natural durante el día y la noche, nuestro reloj central es el que le indica al cerebro cuándo estar despierto, cuándo permanecer alerta y activo, y cuándo es el momento de quedarse dormido. Es así de sencillo y así de complicado.

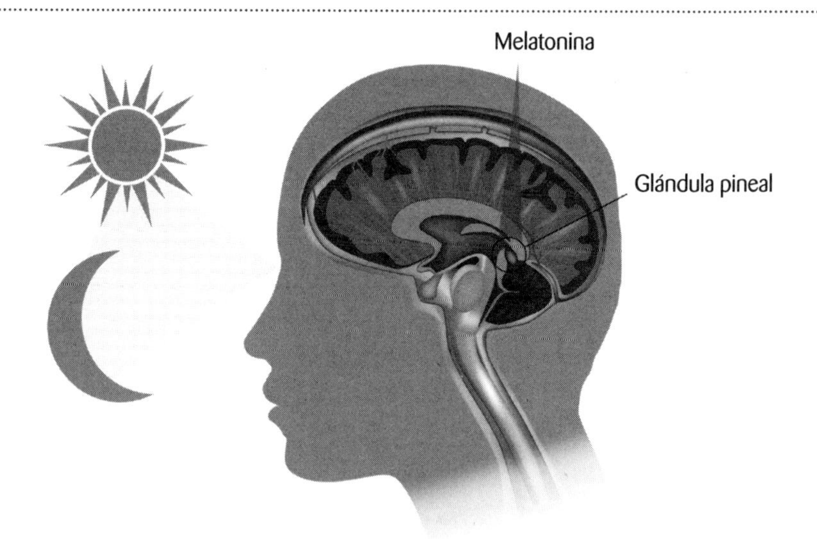

Ocurre de esta manera: ciertas células fotosensibles existentes en nuestros ojos miden el brillo de la luz y perciben la longitud de onda visible que se corresponde a un color específico del espectro de luz. Estos fotorreceptores señalan el anochecer y el amanecer a una parte de nuestro cerebro que se llama núcleo supraquiasmático (SCN). Cuando nuestro SCN percibe tanto el color como el brillo de la luz, ordena a nuestro cerebro que libere o suprima la melatonina que, como sabemos, es la hormona del sueño.

Al atardecer, cuando el sol baja y se oscurece afuera, el SCN le indica a la glándula pineal que libere melatonina, cuyo efecto sedante nos hace dormir. La liberación de la melatonina, que se va a realizar durante toda la noche para mantenernos dormidos, alcanza su punto máximo alrededor de las tres de la mañana, y luego disminuye gradualmente hasta su nivel más bajo justo antes del amanecer, cuando es la hora de despertar.

Al amanecer, los mismos sensores oculares expuestos a la luz azul más intensa de la mañana envían la señal a nuestro SCN para detener la liberación de la melatonina. Es esa luz azul la que le dice al cerebro que es el comienzo del día y que es el momento de despertarse.

La luz azul se encuentra en el extremo más frío del espectro de luz visible y es generada naturalmente por el sol, aunque también puede ser emitida por pantallas de iluminación artificial y de dispositivos electrónicos. Por eso debemos tener mucho cuidado con ellos por la noche.

Cómo aprovechar la luz

La luz puede ser una buena amiga o nuestra peor enemiga a la hora de dormir. Todo dependerá del buen uso que hagamos de ella, sobre todo en lo que respecta a la luz natural. Durante el día, conviene:

- **Levantarse a la misma hora** aproximada todos los días, incluso los fines de semana.

- **Exponerse** desde temprano a la **luz natural.**

- **Obtener** tanta **luz solar natural** como se pueda, por ejemplo permaneciendo al aire libre.

- **Hacer ejercicio al aire libre,** a la luz del día, es mucho más saludable con respecto al sueño que hacer ejercicio en un gimnasio.

- Sentarse y trabajar, si es posible, **cerca de una ventana.**

- Procurar que el hogar y el entorno laboral sea **luminoso**.

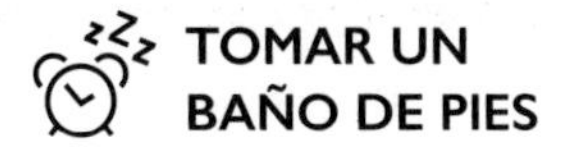

TOMAR UN BAÑO DE PIES

Los expertos sostienen que es más importante lavarse los pies que la cara, ya que los pies segregan muchas toxinas. Tomar un baño de pies al final de la jornada es un hábito que todos deberíamos practicar. Con solo sumergirlos durante 10 minutos en agua caliente y unas gotas de aceite esencial relajante, como el de la lavanda, nos invadirá una agradable sensación de paz y relajación.

- Para **reducir la fatiga visual** y aliviar los problemas de sueño, cuando trabajemos con el ordenador es conveniente apartar la vista de la pantalla durante 20 segundos y mirar algo a unos 7 metros de distancia (como mínimo), cada 20 minutos.

- **Comer a horas regulares.**

Estas son las normas básicas durante el día, mientras que por la noche:

- **Atenuar las luces** de la casa unas tres horas antes de acostarse. Es útil tener lámparas con mecanismos de gradación de la luz.

- Como siempre, es aconsejable **no mirar pantallas brillantes** dos o tres horas antes irse a la cama. Si esto no es posible, al menos no hacerlo 45 minutos antes.

- Si, ineludiblemente, se tienen que usar pantallas por la noche, se puede utilizar un **filtro de luz azul** para cambiar la temperatura de color de la pantalla a un tono más cálido, reducir el nivel de brillo en un 50 % y activar el modo oscuro o nocturno del dispositivo para evitar molestias.

- **Apagar todas las luces** principales una o dos horas antes de acostarse.

- Utilizar una **luz cálida y suave** en las lámparas de la mesilla de noche.

¿Es saludable dormir con la mascota?

Dormir con nuestro perro o gato tiene aspectos positivos y negativos, pero ¿es saludable? Aunque las mascotas son una compañía estupenda, pues favorecen la salud emocional y mental de las personas, reducen la presión arterial, incrementan la actividad física, mejoran el estrés, alivian la depresión, son excelente compañía para ancianos y niños y mejoran el estado de ánimo en general, lo cierto es que dormir con ellas puede implicar un riesgo para nuestra salud y, más concretamente, para la calidad de nuestro sueño.

A pesar de las muchas normas de higiene que se mantengan en el hogar, los animales de la casa, por muy vacunados y sanos que estén o parezcan estar, también son transmisores de infecciones a través de los parásitos, bacterias y virus que portan de forma natural. Entre las infecciones más frecuentes que transmiten perros y gatos si se duerme con ellos está el anquilosotoma, la tiña, los nemátodos, la enfermedad del arañazo de gato, las infecciones por estafilococo resistentes y cualquier tipo de trastornos respiratorios o alérgicos.

Además, algunos especialistas sostienen que las personas que duermen con sus mascotas suelen desarrollar trastornos del sueño, tardan más en conciliar el sueño y se despiertan varias veces en la noche por los ronquidos. La mayoría de los perros roncan y algunos incluso hacen realidad sus sueños, como correr mientras duermen. Además, los perros son durmientes polifásicos, lo que significa que tienen un promedio de tres ciclos de sueño y vigilia cada hora en la noche. Eso puede significar que terminen haciendo bastante ruido y si duermen con nosotros en el mismo lugar, que nos obliguen a movernos cada vez que se despiertan, provocándonos un sueño irregular con múltiples despertares. No vamos a obviar que a pesar de esto, hay teorías a favor de dormir con las mascotas. Veámoslas.

A favor

Para muchos psicólogos compartir la habitación con la mascota es una buena estrategia para superar el miedo del niño a la oscuridad o ayudar a una persona que atraviesa episodios de depresión. Sin embargo, aunque los niños y las mascotas son maravillosos compañeros, los más pequeños son más susceptibles a los gérmenes que los adultos, sobre todo si la mascota tiende a lamer, por lo que no es aconsejable que duerman en la cama con el niño. Como mucho, podemos dejar que la mascota duerma en la misma habitación, pero siempre en su propia cama. De este modo, compartirán un espacio sin invadirse mutuamente.

Un caso aparte son las personas con problemas de salud mental, en las que dormir con su mascota puede resultar mucho más beneficioso y superar con mucho los inconvenientes, ya que las mascotas alivian el estrés y la ansiedad, y fomentan las conexiones sociales y emocionales, que pueden afectar el estado de ánimo y la salud mental en general. En estos casos, hay que sopesar los pros y los contras y tomar una decisión que favorezca la salud general.

Normas de higiene

La higiene es el pilar fundamental para que la convivencia con nuestra mascota resulte lo más segura posible. En primer lugar, una regla de oro: debemos asegurarnos de que nuestro perro o gato tenga las vacunas correspondientes y de que estén desparasitados.

En el caso del perro, habrá que bañarlo regularmente y revisar su pelaje a diario para detectar posibles parásitos comunes como pulgas, garrapatas o gusanos. Cepillarlo todos los días para evitar que el pelo que pueda desprenderse lo haga durante la noche dejando la cama llena de pelos y empeorando los cuadros alérgicos también es buena idea.

Habrá que desterrar los juguetes del perro o del gato fuera de nuestra cama. Si la cama debe ser solo para dormir, nos atañe a todos.

Tanto si va dormir en nuestra cama, como si lo va a hacer en la suya cerca de nosotros, debemos tener especial cuidado con la limpieza de la ropa: pijamas, sábanas, almohadas, colchas, fundas, edredones, cojines... Es necesario tomar la precaución de cambiarlos con más frecuencia y de lavarlos al menos dos veces a la semana.

Por último, si queremos que nuestro perro o gato duerma en nuestro dormitorio en realidad lo más adecuado es que lo haga en su propia cama y no en la nuestra. Lo mejor es acondicionarle un lugar que sea cómodo para él y al mismo tiempo seguro para nosotros.

«Descansa; el campo descansado produce una preciosa cosecha».
Ovidio

Una habitación para el descanso

Nuestro bienestar no depende solo de lo que comemos, bebemos o respiramos, contra el estrés y la ansiedad, causantes en gran medida del insomnio, los expertos recomiendan mantener limpio y en armonía el entorno. Pero, ¿cómo? Vivir en un entorno sano, libre de alergias, bacterias y radiaciones eléctricas está en nuestras manos. La vivienda es mucho más que un mero cobijo que nos resguarda de las inclemencias del exterior.

Pero si hay una habitación que merezca un especial cuidado, es el dormitorio. El lugar más íntimo de la casa y en gran parte responsable de que tengamos un sueño descansado y reparador y un mejor despertar.

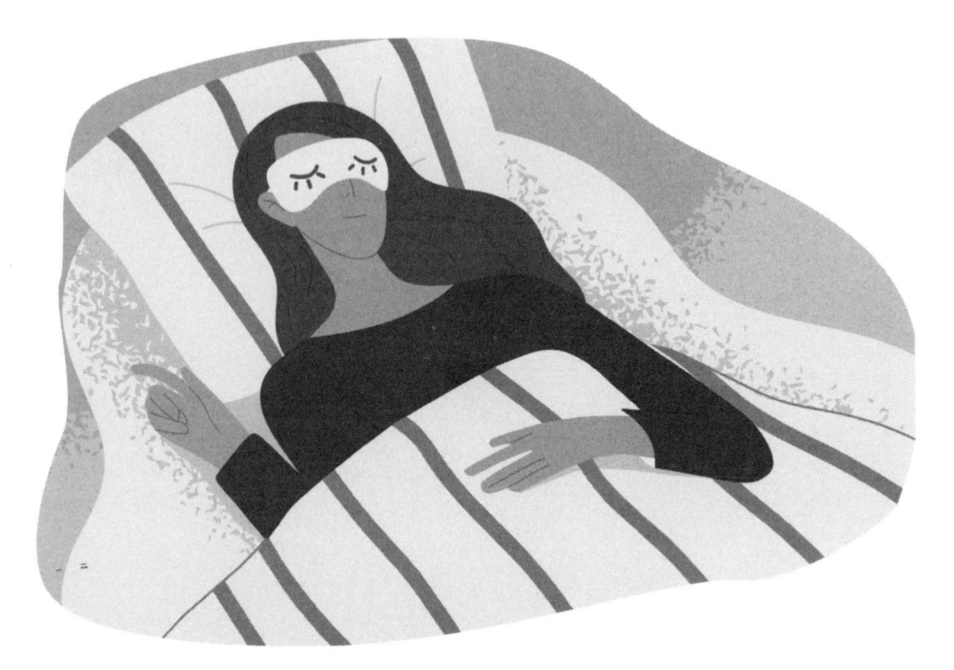

Colores suaves

Está demostrado que los colores afectan al humor: el rojo excita, el amarillo altera y algunos tonos verdes relajan. En resumen, los colores suaves promueven la calma, mientras que los fuertes avivan los nervios.

Teniendo en cuenta que cada color tiene un impacto sutil en nuestro estado de ánimo y bienestar, lo idóneo es pintar las paredes del dormitorio en colores neutros: blanco, crema, beis y, dependiendo del humor que se quiera suscitar, poner la ropa de cama de diversos colores pasteles: blanco, violeta, marrón, verde o azul.

Si nos cuesta trabajo conciliar el sueño, se puede optar por el violeta y el rosa, dos colores que favorecen el sueño, o el beis, adecuado para las personas con ansiedad y estrés. Con el azul y el verde hay que tener cuidado, pues aunque son dos colores relajantes que inducen al sueño, pueden influir negativamente en las personas depresivas.

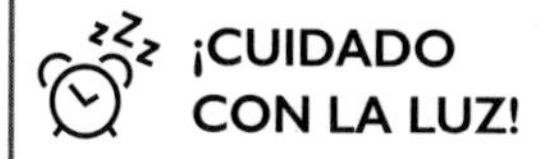

¡CUIDADO CON LA LUZ!

Los clásicos despertadores electrónicos con reloj que emiten una luz roja o verde son un elemento que puede perturbar nuestro sueño aunque no lo notemos. Es mejor prescindir de ellos.
Si usamos el móvil como despertador, debemos colocarlo boca abajo. De esta manera, si se enciende la pantalla por una notificación, el resplandor no nos alterará.

Luz tenue

La luz que entra a la habitación desde el exterior puede afectar la calidad del sueño, por lo que es importante, además de apagar las lámparas, evitar que entre la luz de la calle, ya sea luz solar o iluminación nocturna. De hecho, algunas personas no soportan la luz del amanecer y se despiertan a causa de ella sin remedio, normalmente una hora antes del momento en que deberían levantarse.

Para dormir precisamos oscuridad total. La ausencia de luz le indica a nuestro cuerpo que es hora de dormir, desencadenando la producción de melatonina. Si algún día vamos de acampada comprobaremos por nosotros mismos que hemos dormido mejor. ¿A qué es debido? Sencillamente a la luz. Poco a poco, la luz se va apagando hasta llegar a una oscuridad, a excepción del brillo de las estrellas.

Pero si nos sentimos incómodos ante la ausencia total de luz, podemos dejar una luz encendida fuera del dormitorio, con la puerta entornada. Por el contrario, si nos molesta la luz que entra por la ventana, instalaremos una cortina pesada y oscura.

Además de tapar la luz, este tipo de cortinas amortigua también los ruidos, con lo que mataremos dos pájaros de un tiro. Si preferimos las cortinas de telas suaves y traslúcidas, siempre podemos ponerlas como un segundo cortinaje. Cuando comience la rutina presueño, bajaremos las persianas y correremos las cortinas más gruesas. Y si continúa molestándonos la luz, colocaremos una tela gruesa que además incluya foscurit.

En cuanto a la luz artificial, el dormitorio no necesita una luz cenital, salvo si se trata de una habitación infantil, donde sí conviene iluminarla de forma general desde el techo. Descansar con la luz encendida o en dormitorios con contaminación lumínica produce un sueño más superficial, mayor número de estados de vigilia y alteración de las ondas cerebrales. La intensidad de la luz en la habitación a la hora de acostarse no debe superar los 75 luxes.

Eliminar lo superfluo

A la hora de redecorar nuestro dormitorio para lograr un mejor descanso, es recomendable hacer un inventario de los objetos y muebles que tenemos en él y pensar en qué mobiliario consideramos más adecuado. Si la habitación está muy recargada, es el momento de deshacerse de todo aquello que nos sobre.

Cuanto más recargado esté el dormitorio, mayor cantidad de polvo acumulará, menos ventilación habrá, nos sentiremos más agobiados y encontraremos más cosas con que tropezarnos por la noche. Ha llegado el momento de guardar, redistribuir, regalar o tirar lo que sobra, no se utiliza y, encima, ocupa espacio.

Fuera espejos

En el feng shui, los espejos son herramientas de doble filo: potentes si se utilizan bien, pero peligrosos si se ponen donde no toca. Ante la duda, el feng shui recomienda evitar los espejos en general y, en el dormitorio, la consigna es rotunda: eliminar todos los espejos. Si lo que buscamos en el dormitorio es paz y tranquilidad, el espejo no es para nada aconsejable, pues activa la circulación de la energía. Lo mejor es eliminarlos totalmente, pero si no se pueden quitar es aconsejable taparlos con telas o cortinas e, incluso, con algún cuadro.

ACABAR CON EL DESORDEN

El dormitorio debería ser el lugar más ordenado de la casa. El sitio donde descansamos debe estar libre del caos porque el desorden genera estrés y ansiedad cerebral y dificulta el sueño.

Un armario cerrado de mala manera, una silla hasta arriba de ropa, un zapatero atestado, cosas por el suelo o, peor aún, demasiadas cosas encima de la cama, pueden estropear el que debería ser el momento más plácido del día. Acabar con el desorden en el dormitorio es imprescindible si queremos disfrutar de un sueño reparador y un mejor despertar.

Temperatura y humedad idóneas

Al irnos a dormir por la noche, la temperatura corporal debe descender entre medio y un grado. Si la temperatura externa supera o iguala a la corporal, el calor nos desvelará o nos despertará con frecuencia. La temperatura ideal es entre los 8 °C y los 20 °C. Un ambiente muy frío o demasiado caliente puede alterar nuestro descanso. Es conveniente mantener la habitación lo más fresca posible, pues el calor es más perjudicial que el frío a la hora de descansar.

En verano conviene no abusar del aire acondicionado. Lo mejor es dejarlo que funcione durante una hora o dos antes de acostarnos, apagándolo cuando nos vayamos acostar.

Hay que evitar el uso de ventiladores mientras dormimos. Si bien el aire del ventilador nos refresca, también estresa los músculos, que se contraen con la sensación de frío que da el aire. Si lo usamos, evitaremos que el aire nos dé directamente.

Lo mismo ocurre con la calefacción. Salvo que haga mucho frío, lo mejor es limitar o, por lo menos, reducir su uso. En caso de dormir con la calefacción puesta, es conveniente usar humidificadores o colocar un recipiente con agua encima del radiador para que suelte vapor. Un ambiente muy seco reseca la boca y dificulta la respiración, pero el exceso de humedad es contraproducente en personas asmáticas. Si vivimos en una zona con mucha humedad ambiental, podemos colocar un deshumidificador en el dormitorio.

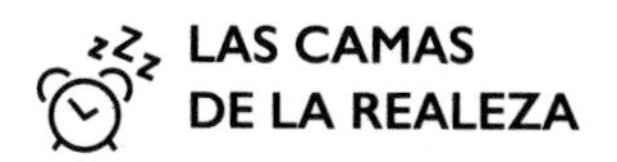

Enrique IV de Castilla tenía dos camas fijas en el Alcázar de Segovia. Estas disponían de nueve arrobas (cada arroba equivale a 11,5 kg.) de lana lavada y vareada por un maestro colchonero, además de varias colchas de color morado y verde y media docena de cojines. Las camas debían de ser de tal tamaño, que se necesitaron 13 mulas para el traslado de cuatro camas pertenecientes a Enrique IV desde la ciudad de Toledo hasta Madrid en agosto de 1462.

Protegida de las radiaciones

Cada aparato eléctrico genera a su alrededor un campo magnético que viene a alterar el propio campo magnético de nuestro cuerpo. Antenas de móviles, routers, ordenadores, electrodomésticos y teléfonos móviles constituyen las principales fuentes de contaminación electromagnética.

Aparte de las consecuencias graves que pueden llegar a tener, el efecto más común es la sensación de cansancio y saturación, que puede ir acompañado de dolores de cabeza. La contaminación electromagnética provoca tensión y malestar general, lo que impide relajarse por completo y, por supuesto, dormir a gusto.

Para protegernos de la contaminación electromagnética, el primer paso es no tener el móvil o cualquier otro dispositivo electrónico en la habitación y eliminar los cables que estén cerca o debajo de la cama.

Aunque se haya convertido en algo habitual, el televisor no es un mueble del dormitorio, sino un elemento más propio del salón, el comedor o el estudio. Si no disponemos de otro lugar para ubicarlo, lo apagaremos al acostarnos, como el resto de aparatos electrónicos.

Reducir el ruido

Desde el primitivo hombre de las cavernas, sabemos que tenemos que estar alerta en caso de peligro, y el ruido es el primer índice de que podría ocurrir algo. Los ruidos de intensidad baja o media hacen que nos pongamos en tensión y que la mente no pueda relajarse del todo, y los ruidos fuertes nos despiertan directamente. El problema es que cada vez nos resulta más difícil controlar el ruido, sobre todo si no depende de nosotros; es decir, si viene del exterior.

Aunque no lo podemos evitar, sí es posible atenuarlo. Lo adecuado es ubicar el dormitorio en una habitación que no dé a la calle o hacia el principal foco de ruido. También podemos intentar que nuestros familiares y vecinos reduzcan el nivel de ruido a partir de cierta hora, y cuidar el aislamiento acústico de puertas y ventanas. Y si a pesar de estos esfuerzos todavía hay demasiado ruido, podemos usar tapones para los oídos.

Eliminar los ácaros

Aunque a muchas personas no les molestan, ni producen alergias, lo cierto es que todos descansamos mucho mejor sin la presencia de estas minúsculas criaturas. Lo mejor es evitar materiales porosos como cortinas densas y moquetas, ya que acumulan gran cantidad de ácaros.

En cuanto a la ropa de cama, donde también se acumulan ácaros y polen, es aconsejable lavarla, en agua bien caliente, por lo menos una vez a la semana. Las personas alérgicas deben lavarla con más frecuencia. Mínimo, dos veces a la semana.

Ventilar a diario

Mientras dormimos se producen una serie de procesos de secreción y expulsión de compuestos corporales que cargan el aire de la habitación. El aire se vicia a medida

LA PRIMERA CAMA

En la Prehistoria los seres humanos ya eran capaces de construir estructuras, con materiales vegetales, que les servían de cama, como lo demuestra el hallazgo en Sibudu, Sudáfrica, de un colchón datado hace 77 000 años, construido con juncias y otras monocotiledóneas, que estaba cubierto con hojas aromáticas con propiedades insecticidas y larvicidas.

que pasan las horas. La concentración de CO_2 puede llegar incluso a 1 500 partes por millón, lo que se considera un valor extremo.

Según un estudio realizado por varios científicos de la Universidad Técnica de Eindhoven (Países Bajos), abrir un poco la puerta o la ventana, si el clima lo permite, reduce la concentración de CO_2 en la habitación y que eso repercute en un mejor descanso. Cuando los niveles de dióxido de carbono son más bajos, el sueño es más profundo, se descansa más y se dan menos episodios de vigilia.

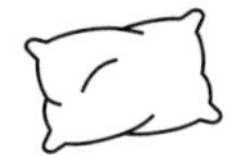

UN DATO MÁS

Los edredones aparecieron en la Europa rural y fueron elaborados inicialmente con plumas de Eider, una especie de pato cuyo plumaje es muy efectivo como aislante. Estos todavía se utilizan en los países nórdicos, donde es el accesorio típico de sus camas.

Además de «dejar correr el aire» por la noche, conviene abrir la ventana cada mañana para airear la habitación y evitar la acumulación de tóxicos en ella.

Para renovar el aire es necesario ventilar el dormitorio 15 o 20 minutos, todos los días y mejor a primera hora, pues el aire está más limpio. Pero si hace mucho frío podemos ventilar un rato más al mediodía, cuando incide más el sol. En verano es buena idea abrir la ventana también por la noche porque, de paso, se refresca la habitación.

También es imprescindible pasar el aspirador diariamente, ya que al ventilar puede entrar polvo y polen del exterior.

«Vuelvo a acostarme en ti, mi amiga cama,
que abrigaste mis noches siendo mozo
y tu tibieza un recogido gozo
por todos mis sentidos desparrama».
Miguel de Unamuno

La cama soñada

Desde la antigüedad, la cama no solo ha sido un elemento o mueble donde dormir, sino que ha tenido un papel importantísimo en la vida familiar y social. Antes de la invención de la luz eléctrica, la gente se iba a la cama nada más comenzar a anochecer, cuando ya no había luz natural. Salvo la clase más alta, el resto de las personas tenían que ahorrar en velas y, además, la mejor manera de entrar en calor era acostarse, ya que era costumbre o necesidad en muchas familias dormir varias personas en la misma cama y aprovechaban el calor corporal. Es más, incluso si tenían visitas, estas también estaban invitadas a dormir en el mismo lecho, por mucho que nos sorprenda.

En el mundo anglosajón la figura del «compañero de cama» (al que ellos llamaban *bed-fellow*) era toda una institución. Tanto era así que estaba establecido de antemano un orden estricto hasta para acomodarse en la cama: las mujeres eran las que dormían del lado más cercano a la pared, y los hombres en cambio se colocaban del lado más próximo a la puerta. La finalidad era poder defenderse de posibles peligros o ataques. No fue hasta el siglo XVIII cuando las parejas de la aristocracia francesa comenzaron a dormir en camas separadas. Eso sí, los ciudadanos de a pie siguieron compartiendo cama como hasta entonces.

En cuanto a la cama en sí, poco a poco, nuestros antepasados pasaron de un simple lecho de paja amontonada a una cama en toda regla. Construida en madera, la cama se convirtió en el mueble más caro de la casa y en todo un símbolo de estatus social, según la madera que se usaba y lo trabajada que estuviera.

Una elección decisiva

Si nos levantamos cansados, con el cuerpo dolorido, incluso hasta el punto de que no poder enderezarnos porque no soportamos el dolor de espalda o de cervicales, y encima nos duele la cabeza, es evidente que nuestra cama está pidiendo a gritos una revisión de colchón y almohada. Son elementos que no pueden permanecer años y años en casa, hay que cambiarlos con cierta frecuencia.

Pasamos buena parte de nuestra vida en la cama. De sus características (dureza, material, medida...) depende que nos levantemos relajados y en buena forma o, por el contrario, rígidos, doloridos y somnolientos.

Mejor si es de madera

El metal, como buen conductor eléctrico que es, tiene el efecto de que nos descarga durante la noche y por tanto puede debilitarnos. Además, este material también atrae la radiación electromagnética que haya en el ambiente, por lo que puede causarnos más tensión.

Por todo ello, es mejor que la base de la cama sea de madera y preferiblemente de madera maciza. Como la madera no nos descarga como el metal, nos despertaremos con más energía, y mucho más relajados. Además, las camas de madera son más cálidas y acogedoras. El metal es un material frío y eso es precisamente lo que transmite al cuerpo.

Por supuesto, el somier es tan importante como la base de la cama. Es imprescindible que sea de láminas regulables. Los más empleados en el sector son los que están hechos con fibra de vidrio, carbono o madera. Además del material, también es importante tener en cuenta la cantidad de lamas que tenga y su flexibilidad, grosor y anchura. Cuanto más gruesas y anchas sean las lamas, mayor será la firmeza.

Si dormimos en pareja, en lugar de tener un solo colchón, es preferible unir dos somieres separados que se adapten al peso y los movimientos de cada persona.

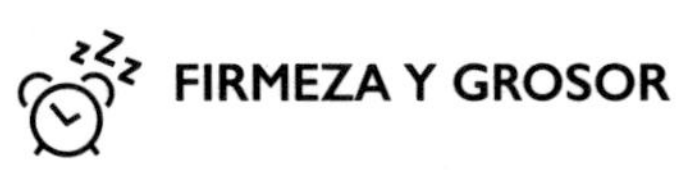

FIRMEZA Y GROSOR

A la hora de elegir una almohada es importante tener en cuenta nuestra posición mientras dormimos, ya que tanto la firmeza como el grosor van a depender de esa condición. Quienes duermen de lado necesitarán una almohada firme y lo suficientemente gruesa como para que cubra el espacio entre el hombro y la cabeza, de forma que esta no quede inclinada hacia ningún lado.

Para los que prefieren dormir de espaldas, es recomendable usar almohadas de grosor y firmeza media. Mientras que las personas que duermen boca abajo deben escoger una almohada blanda y baja. De esta manera, el cuello girado quedará a la misma altura que el resto del cuerpo.

Orientada hacia el norte

La cama es el elemento dominante en el dormitorio, por lo tanto debe ser lo primero que coloquemos en él. A partir de la ubicación de la cama iremos poniendo el resto de los muebles y elementos decorativos o auxiliares.

Tradicionalmente se considera la orientación norte como la más adecuada para dormir. De hecho, la mayoría de los animales salvajes se orientan en esa dirección cuando quieren descansar, así que sigamos su ejemplo.

La razón de todo esto es debida a la orientación magnética de la tierra. La tierra es como un enorme imán con dos polos, norte y sur, que generan un campo magnético. Y claro, nuestras células están compuestas por electrones, con sus respectivas cargas positiva y negativa. Por lo tanto, cuando dormimos alineados con el norte facilitamos el descanso porque en esa dirección no interferimos con el flujo natural de la tierra, que va en esa dirección sur-norte. En resumen, debemos poner el cabezal de la cama orientado hacia el norte, de manera que, al tumbarnos, la cabeza esté en dirección norte y los pies en dirección sur.

El mejor colchón

A la hora de elegir un colchón, los dos elementos más importantes a tener en cuenta son el material con el que está hecho y el confort que proporcione. Los materiales naturales (algodón, lana, látex natural) son los aconsejables, pues absorben mejor la transpiración y regulan la temperatura corporal. Además, no se cargan de energía estática como los sintéticos, lo que es clave para que nuestro cuerpo encuentre un descanso reparador. En cuanto al confort del colchón, una dureza media es lo más adecuado, aunque podemos escoger el nivel de dureza que más nos guste, siempre y cuando nos mantenga la columna vertebral bien recta cuando estamos estirados y teniendo en cuenta que cuanto mayor sea el peso corporal, más firmeza tendrá que tener el colchón.

Además, debe ser silencioso, pues resulta muy incómodo y poco discreto que cruja cada vez que nos movemos, y con el suficiente tamaño (90 cm de ancho para una cama individual y 150-160 para una cama doble) para poder moverse con amplitud, además de con una longitud que supere unos centímetros nuestra altura para no dormir encogidos (entre 10 y 20 cm).

Almohada a la medida

Muchos dolores cervicales son fruto de una mala elección de la almohada. Al margen de necesidades especiales, en general, la almohada adecuada es la que nos permite mantener la misma relación entre la cabeza y los hombros cuando estamos acostados y cuando estamos de pie. Por lo tanto, se debe optar por un modelo que no obligue al cuello a adoptar una postura forzada.

Aunque las de plumas son estupendas, la alergia que a veces producen ya no lo es tanto. Además, si dormimos en pareja, lo mejor son las almohadas individuales, que no tienen por qué ser iguales.

Lo normal es que con una sola almohada descansemos bien, siempre que la almohada levante ligeramente la cabecera (10 o 15 cm) y nos permita mantener el cuello estirado, ya que así se evitan los ronquidos, las apneas y el reflujo gástrico. Pero también existen almohadas específicas para algunas dolencias, como pueden ser:

- Las personas que tienen **dolor de espalda o artrosis cervical**, es preferible que usen un cojín oriental en forma de rodillo o una almohada cervical, mejor viscoelástica, ya que varía su forma según la presión y la temperatura de la persona. Las rellenas de plumas y plumón no son muy firmes, por lo que son más adecuadas para las personas que duermen boca abajo.

- Para las personas que sufren de **lumbalgia o ciática**, lo más conveniente es ponerse un cojín bajo las rodillas porque con esta medida se suele disminuir la tensión bajo las vértebras lumbares. Esta es la posición aconsejada también para que las mujeres embarazadas puedan descansar adecuadamente, sobre todo durante los últimos meses del embarazo, cuando el volumen y el peso aumentan.

- En caso de padecer de **piernas pesadas**, pies hinchados o varices, hay que mejorar la circulación mientras se duerme y lo mejor es ponerse una almohada bajo los pies, que facilita el retorno de la sangre al corazón.

Recomendaciones a tener en cuenta

La Sociedad Española del Sueño (SES) aconseja seguir una serie de pautas cuando nos vamos a la cama:

- **Evitar el uso de dispositivos electrónicos** con emisión de luz al menos dos horas antes del horario de sueño habitual.

- **Utilizar programas que cambien el espectro de emisión de luz** de los dispositivos electrónicos desplazando la emisión de luz azul y verde hacia el amarillo, porque esa práctica anticipa el momento de acostarse.

- **Dormir en oscuridad.** Igual que no debemos tener dispositivos electrónicos con luz, no deberíamos dejar la la luz o la televisión encendidos. En el caso de que no pueda evitarse la contaminación lumínica procedente de la calle, la mejor solución es ponerse un antifaz (blando, cómodo y transpirable) que impida que la luz llegue a los ojos.

- **Asegurar que el ambiente para dormir sea silencioso.** Para ello, hay que elegir la habitación que esté más aislada en la casa. Si es necesario, se puede insonorizar con un buen aislante acústico. Las empresas que insonorizan utilizan planchas de porexpan o de poliuretano o placas de espuma, pero en realidad, una capa de fieltro o planchas de corcho pueden ser un remedio más barato y casero para terminar con este problema.

- Procurar **mantener una temperatura agradable,** pero no cálida, en la habitación, por ejemplo, entre 18-21 °C.

- **Elegir un colchón de firmeza media:** es decir, ni demasiado blando ni demasiado duro. Hay que probar el colchón antes de comprarlo, de manera que podamos tumbarnos durante varios minutos. Si va a ser compartido por dos personas, es necesario que lo prueben ambas a la vez.

- **Evitar las almohadas muy altas y las de plumas.**

- **Mantener la habitación limpia y ordenada.**

- Procurar **pintar el dormitorio con tonos pastel** (azul, verde, amarillo, lila) o neutros. Evitar los colores intensos y excitantes.

- **Evitar colocar accesorios en la habitación** que no tengan relación con el sueño, como televisores, ordenadores, radio…

- **Utilizar la habitación únicamente para dormir** y para tener relaciones sexuales. El área de trabajo debe estar fuera de la habitación.

- **Apagar el móvil** o dejarlo fuera del dormitorio durante la noche.

«Ven a dormir conmigo: no haremos el amor. Él nos hará».
Julio Cortázar

Dormir en pareja

Dormir acompañado es un hábito muy común en nuestra cultura. Numerosos estudios demuestran que dormir junto a nuestra pareja nos hace sentir protegidos, además de desarrollar un fuerte vínculo de unión con ella.

Pero los amorosos no son los únicos beneficios de dormir acompañado. Al compartir la cama, la oxitocina se eleva haciendo que nos sintamos felices, positivos y con ganas de comenzar un nuevo día. Como consecuencia, nos despertaremos de mejor humor.

Evidentemente, esto ocurrirá solo si tenemos una buena relación de pareja y si no nos incomodan los ronquidos o el exceso de movimientos del otro. Sin embargo, y por muy enamorados que estemos, para dormir bien con nuestra pareja es necesario ponerse de acuerdo en una serie de aspectos como la hora de acostarse, la ausencia de luz o la intensidad del ruido que podemos soportar. Pero además hay otros factores que escapan al consenso entre la pareja y que pueden alterar la calidad del sueño:

- **Movimiento:** moverse mientras dormimos es normal y sano, pues al hacerlo se activa la circulación sanguínea. Cada persona se mueve en la cama unas cinco veces de media cada hora, aunque hay personas que se mueven mucho más o mucho menos.

- **Diferentes morfologías:** uno de los conflictos más habituales al dormir en pareja es la diferencia de gustos respecto a la firmeza y sensación de acogida del colchón. El concepto de confort es diferente en cada persona y, para poner menos facilidades, puede ir cambiando a lo largo de la vida. El incremento de peso con la edad, posibles embarazos, cambios en el metabolismo o pérdida de masa muscular, son algunos de los motivos que también pueden modificar nuestra sensación de descanso y comodidad. Por otra parte, es muy común que hombres y mujeres tengan corpulencias muy distintas y por tanto no les sirva el mismo colchón.

- **Temperatura:** el sistema de termorregulación corporal es distinto en hombres y mujeres, lo que provoca que perciban la temperatura ambiente también

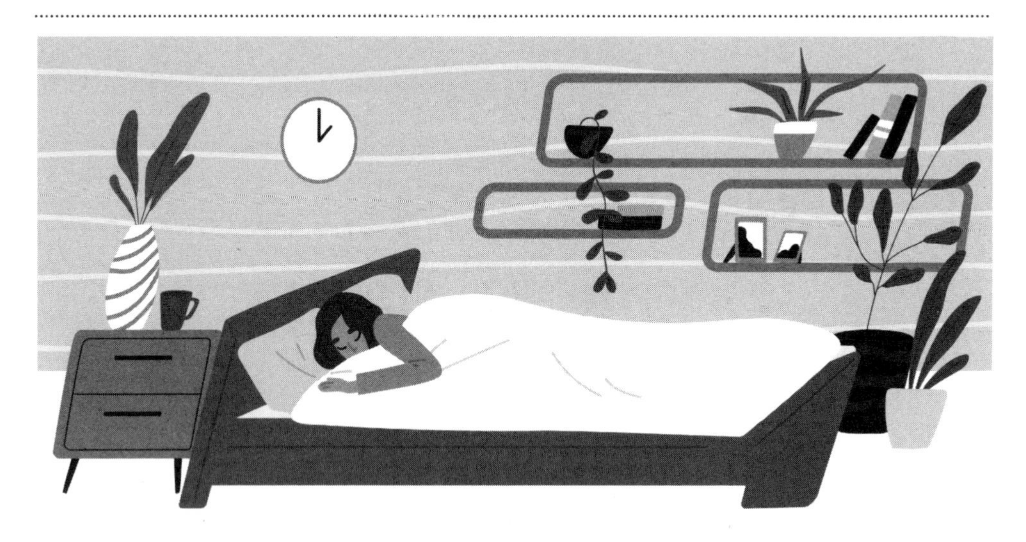

de distinta manera. Las mujeres suelen ser más sensibles a los cambios de temperatura y los perciben de manera más intensa. En cambio, los hombres mantienen una temperatura corporal más constante porque tienen una menor capacidad termorreguladora periférica. Estas diferencias provocan no pocas discusiones en casa y, por supuesto, en la cama.

Beneficios de dormir acompañado

Dormimos junto a la persona que queremos no solo por el aspecto sexual. Descansar en una misma cama es una necesidad básica de cercanía, de intimidad con el otro, y también una forma de consolidar el apego. Pero, además:

- **Reduce el estrés:** aunque hayamos tenido un mal día, nada es tan reconfortante como volver a casa, cenar, darnos una ducha y dormir junto a la persona que amamos. Sentir su presencia nos genera seguridad. El nivel de serotonina y oxitocina que produce el cerebro en esos momentos es un mecanismo idóneo para reducir el estrés.

- **Aumenta la complicidad:** dormir con nuestra pareja es un estupendo modo de crear más lazos de complicidad. Suele decirse que los mejores secretos son los que se comparten en la cama.

- **Regula la tensión arterial:** las personas que habitualmente se abrazan y acarician durante la noche liberan niveles más altos de oxitocina y esto mejora la tensión arterial.

- **Ayuda a regular mejor las emociones:** pocas cosas son tan positivas a todos los niveles como conciliar un buen descanso nocturno. Y si a ello le añadimos la buena compañía, el impacto sobre el cerebro es mayor. Las regiones vinculadas a las emociones se equilibran y regulan.

- **Libera más serotonina:** sentir cada noche la cercanía física de nuestra pareja ayuda a liberar buenas dosis de dopamina, oxitocina y serotonina, conocida como la «hormona de la felicidad». Ese cóctel de neuroquímicos son la fórmula perfecta del bienestar.

- **Mejora la convivencia:** compartir más momentos en pareja nos hace más flexibles y tolerantes.

De lado, de espaldas, boca arriba o la cucharita

Aunque se pierda cierto romanticismo, dormir de espaldas es una de las mejores posturas para dormir en pareja.

La cucharita, una de las posturas más populares, permite a las dos personas conseguir un buen descanso y elimina la presión en la columna. Para conseguir más comodidad, se puede colocar una almohada o cojín entre las piernas.

Si la elección es dormir boca arriba, se podrá conseguir un sueño profundo toda la noche, sin molestarse el uno al otro. Dormir boca arriba permite más libertad de movimiento y evita que uno de los dos ejerza presión sobre el otro.

Un magnífico despertar

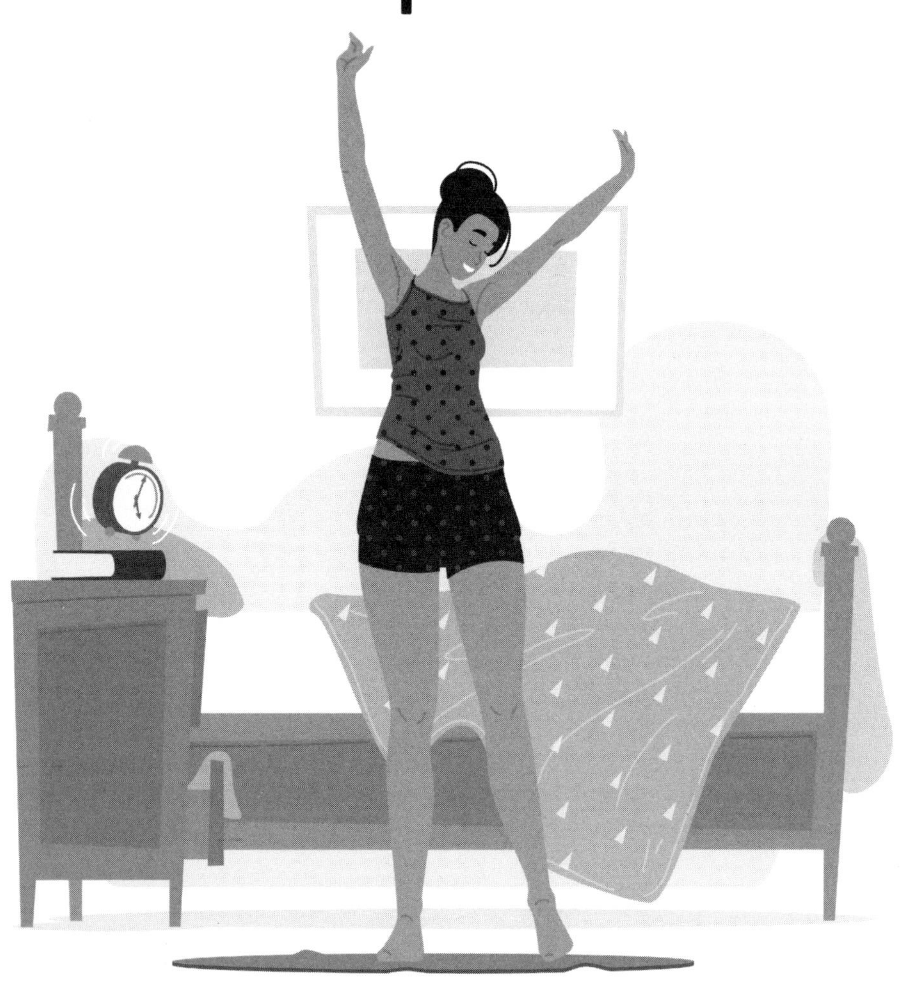

«Puro el aire, la luz sonrosada, ¡qué despertar tan dichoso!».
Rosalía de Castro

Amanecer en armonía

Tendemos a pensar que nuestro estado de ánimo depende de factores externos, y esa creencia condiciona nuestra manera de funcionar en el día a día. Pero estamos equivocados: casi siempre está en nuestra mano la forma en que queremos afrontar el día.

¿Cómo sentar las bases para tener una buena jornada? Al igual que un músico dedica un tiempo a afinar su instrumento antes de empezar un concierto, también conviene reservar un espacio para afinar la mañana, encarando el día de la manera más positiva y creativa posible. Esta sencilla práctica puede cambiar por completo nuestra filosofía de vida.

Con tiempo suficiente

El sol sale cada día, hasta en invierno e incluso cuando está nublado. Y por la noche, se retira. Es el ritmo natural de cada día y parece algo evidente y muy sencillo. Pues bien, lo es. Debemos saber que cuando sintonizamos con ese ritmo, todo se torna más fácil.

Es verdad que poner el despertador con el tiempo mínimo para asearnos, hacer un escueto desayuno y poca cosa más, nos permite dormir media horita más. Sin embargo, ponerse en los raíles del día con ese apresuramiento tiene efectos secundarios que pueden ser muy desagradables: puede que a lo largo de la jornada las situaciones nos crispen con facilidad y notemos una presión continua como música de fondo. Con el cuerpo y la mente en esas pésimas condiciones, nos lo hemos puesto difícil a nosotros mismos, así que lo más probable es que las cosas se tuerzan con más frecuencia de lo que quisiéramos y encima no comprendamos por qué sucede así.

Por lo tanto, si queremos empezar bien el día, lo primero que debemos hacer es cambiar nuestra rutina matutina. Despertarnos bien es tan importante como lo es dormir profundamente. Por ejemplo, podemos levantarnos un poco antes para poder disfrutar de unos momentos de relax con la familia o con nosotros mismos, y en lugar de despertarnos sobresaltados por el ruido molesto del despertador, elijamos una alarma más suave y relajante: unas campanillas, algo música suave, poner sonidos de la naturaleza…

Aunque lo primero que nos pida el cuerpo sea una taza de té o café para despejarnos por completo, antes deberíamos hidratar nuestro cuerpo con un gran vaso de agua. Es muy posible que no nos apetezca demasiado, pero pensemos un momento: después de no haber bebido agua en toda la noche, el cuerpo se encuentra deshidratado y necesita un aporte extra de agua. Ya, después, nos tomaremos esa taza de café o té tan deseada.

Las ventajas de madrugar

Convertir el sueño en una prioridad empieza desde el momento en que nos levantamos, y una de las mejores cosas que podemos hacer es salir al exterior y exponernos a la luz natural.

Levantarse temprano para poder contemplar la salida del sol nos aportará unas sensaciones muy estimulantes. Tras abrir la ventana, podemos dirigir nuestra mirada hacia el este, limitándonos a contemplar cómo emerge la luz por el horizonte. Se trata de un mensaje poderosísimo que nos envía la naturaleza: un nuevo día irrumpe y encierra nuevas posibilidades. Siempre puede ser un gran día. Todo puede empezar en ese momento.

Así que, en lugar de mirar inmediatamente el móvil, es mejor comenzar el día saliendo y disfrutando del mundo que nos rodea. Así, podremos comenzar la jornada con una perspectiva más rica y en conexión con nuestro entorno.

Tomar el sol de la mañana

Muchas personas experimentan un decaimiento importante de su estado de ánimo en los meses del año en que la luz es más baja. Es normal y es lo que se denomina *depresión estacional*. De hecho, en los países donde la luz solar tiene poca incidencia o está muy polarizada, los trastornos mentales son más comunes que en aquellos donde hay mucha luz y muchas horas de sol. Por eso, si tenemos la suerte de vivir en un país cálido, debemos valorar el placer de pasear en un día luminoso y disfrutar del astro solar desde bien temprano.

Los seres humanos necesitamos exponernos más a la luz natural. Por la mañana, ya sea antes o después de desayunar, es muy aconsejable que salgamos un poco a la calle, puede ser incluso el jardín o la terraza, si la tenemos, y disfrutemos simplemente de la luz, pero sin gafas de sol, porque es imprescindible que la luz matutina nos entre por los ojos.

La luz solar estimula la formación de vitamina D, levanta el ánimo y aumenta la vitalidad. Por eso conviene aprovechar la mañana (si no hace mal tiempo) y caminar por un parque o recibir la luz del sol a través de la ventana, al menos durante media hora al día.

La exposición al sol de la mañana es fundamental para tener una sensación de bienestar durante el día, pero también para tener un sueño de calidad por la noche. Lo ideal es que al menos pasemos 20 minutos.

Un buen desayuno

Una de las mejores maneras de comenzar bien el día es tomando un buen desayuno, sano y nutritivo, que nos recargue las pilas para la jornada que nos espera. Aunque tengan un sabor muy atractivo, las barritas y cereales azucarados o la bollería industrial, provocan un aumento y una caída súbita de los niveles de azúcar en sangre, lo que estimula la liberación de hormonas del estrés, y con ellas efectos como la ansiedad, el mal humor y la somnolencia durante el día. Es mejor optar por un desayuno a base de tostadas integrales con queso fresco, tomate o aceite de oliva, zumos de frutas y, mejor aún, fruta entera o muesli con frutos secos y yogur.

Unos minutos de meditación

Es un hecho que la meditación puede reducir la ansiedad, equilibrar las emociones, liberar tensiones, fortalecer el sistema inmunitario, combatir la depresión y estimular el rendimiento mental y la capacidad memorística. Tanto si nos espera un día de trabajo estresante, como si no, un rato de meditación silenciosa por la mañana nos ayudará a reducir la ansiedad y a estar más tranquilos para afrontar lo que sea que tenga que llegar.

Conectar con la naturaleza

Está demostrado científicamente que cuanto más urbanizado está nuestro entorno, peor salud tenemos. Según la Organización Mundial de la Salud, la urbanización del planeta está teniendo un impacto muy negativo sobre nosotros, que a fin de cuentas somos también animales.

Las culturas indígenas de todo el mundo siempre han vivido en armonía con la naturaleza, un contacto que hoy casi hemos perdido en nuestra vida urbana. Sin embargo, seguimos siendo parte de ella, no hemos cambiado tanto por dentro, y nuestra salud física y psíquica depende en buena medida de nuestra conexión con el entorno que nos rodea.

Pasear en silencio por un hayedo admirando el colorido de las hojas en otoño. Escuchar la sinfonía del agua de una cascada, el trino de los pájaros. Sentir en la piel el sol tibio de la primavera. Disfrutar del viento que acaricia la cara. Oler un bosque mojado por la lluvia, un árbol en flor. Tocar las rugosidades de un tronco. Dejar que las olas rompan a tus pies. Caminar descalzo por la arena. Observar el parpadeo de las estrellas. Todas estas vivencias apaciguan las emociones, liberan endorfinas y nos inundan de vitalidad. No siempre es posible tenerlas cerca, pero podemos hacer pequeños esfuerzos saliendo a un parque o al jardín un rato.

CUESTIÓN DE TIEMPO

No es lo mismo una siesta de 15 minutos, que de media hora o una hora. No solo por el tiempo dedicado, sino también por los beneficios específicos que puede reportar cada una.

- La siesta de 15 a 25 minutos es aconsejable para reiniciar el día en medio de la jornada de trabajo.
- La siesta de 60 minutos tiene un poderoso efecto para recordar datos y consolidar la memoria.
- La siesta de 90 minutos, caracterizada por incluir un ciclo completo de sueño, es la mejor para potenciar la creatividad.

Beber suficiente agua

La vida comenzó en el agua y sin ella desapareceríamos. El agua es el fluido vital del que depende en gran medida la salud de nuestro cuerpo. Forma parte de las células e interviene en muchas de sus funciones. Al nacer, la proporción de agua en nuestro organismo es del 80 %, pero disminuye con el paso del tiempo hasta cerca de la mitad, y es una de las causas del proceso de envejecimiento. Por eso, mantener una adecuada ingesta de agua es indispensable para estar saludables, tanto por dentro como por fuera.

El 85 % de nuestro cerebro es agua, y cuando está hidratado sus células envían los mensajes con más eficacia, lo que nos hace conservar la calma cuando estamos bajo presión. Si trabajamos en una sala con calefacción o aire acondicionado, comemos alimentos preparados o aperitivos salados y tomamos bebidas con cafeína o alcohol, la falta de agua nos producirá estrés, dolor de cabeza tensional, letargo y depresión. Debemos beber unos ocho vasos al día y más si practicamos ejercicio o si hace calor.

Dejar los conflictos para otro momento

Además de levantarnos con tiempo suficiente para disfrutar de nuestro ritual matutino sin estrés, no es aconsejable intentar resolver los conflictos domésticos desde por la mañana. Lo más apropiado es dejarlo para otro momento. Debemos tener en cuenta que todo lo que pase en las primeras horas de la mañana, sobre todo a nivel emocional, tendrá una influencia directa sobre el resto del día, así que aparquemos los problemas tempranos.

Las primeras horas de la mañana, nada más levantarnos, son importantísimas para poder encarar saludablemente las tensiones que posiblemente tendremos que afrontar durante el día. Por otro lado, si sometemos a nuestro cuerpo a tensiones excesivas nada más levantarnos, cuando todavía no ha tenido tiempo para reaccionar después del descanso nocturno, estaremos aumentando el riesgo de sufrir un accidente cardiovascular, mucho más frecuentes a esta hora de la mañana que por la tarde. Así que, como dice el refrán, «Vísteme despacio que tengo prisa».

No saltar de golpe de la cama

Un estudio publicado en la revista *Journal of the American Medical Association* afirma que despertarse de forma brusca (por ejemplo, con el sonido del despertador) en medio de un ciclo de sueño profundo nos provoca tal tensión que estaremos cansados durante horas.

Según los cronobiólogos, el mejor momento para levantarse es cuando empieza a haber luz, ya que esta estimula hormonas energizantes como la serotina, el cortisol y la adrenalina, además de inhibir la melatonina, inductora del sueño.

Y ya que, indiscutiblemente, nos tenemos que levantar, mejor levantarnos suavemente, en lugar de tirarnos de la cama de golpe. Los estiramientos son una buena fórmula para mejorar los niveles de energía, aumentar el riego sanguíneo y estar más oxigenados. Es mejor desperezarnos exageradamente, como si fuéramos un gato, y movernos despacio, escuchando cómo responde nuestro cuerpo a los estiramientos, permitiendo que tome la iniciativa, y desentumeciendo la musculatura y articulaciones con suavidad.

Respirar conscientemente

Tumbados boca arriba, se trata de observar cómo entra y sale el aire por las fosas nasales, de sentir cómo penetra por todo el organismo, oxigenando todas las células, y exhalar sintiendo que el aliento que sale arrastra fuera del cuerpo todas la impurezas y lo limpia por dentro.

"En algún momento entre la comida y la cena debes dormir, y no hay término medio. Quítate la ropa y métete en la cama. Yo lo hago siempre. No pienses que trabajarás menos por dormir durante el día. Es una idea estúpida que sostienen aquellos que carecen de imaginación. Consigues dos días en uno, bueno, por lo menos uno y medio"
Winston Churchill

El placer de la siesta

La palabra siesta es una abreviatura de la expresión latina *horam sextam*, la hora sexta, justo tras el mediodía. Los ciudadanos romanos se acostaban con la puesta del sol y se levantaban antes de su salida para aprovechar al máximo la luz diurna. Hacia el mediodía tomaban el *prandium* (almuerzo) y después, coincidiendo con la hora sexta, hacían un descanso. Una costumbre que ha llegado hasta el día de hoy y que conocemos popularmente como siesta.

En el siglo XI, las reglas de la orden religiosa de San Benito de Nursia aconsejaban guardar reposo y tranquilidad en la hora sexta, que se corresponde al periodo comprendido entre las 12:00 y las 15:00 horas actuales. Llegado ese momento, los religiosos debían descansar y reponer energías en sus lechos para afrontar el resto de la jornada, ayudados del silencio y de la oscuridad. Esta regla acabó por extenderse a buena parte de la población de aquel tiempo.

¿A favor o en contra?

La Real Academia Española de la Lengua define la siesta como el tiempo destinado para dormir o descansar después de comer. Una costumbre que tiene tantos

CÁPSULAS PARA LA SIESTA

Cada vez es mayor de número de empresas que tienen a disposición de los empleados y visitantes cápsulas o módulos para disfrutar de una siesta reconstituyente durante las horas de trabajo. Estos módulos o cápsulas también se pueden encontrar en algunos aeropuertos. Disponen de una cómoda silla reclinable o una cama plana protegida por un mosquitero, con cortinas, puerta corredera o persianas enrollables, para tener una mayor privacidad.

detractores como defensores, aunque últimamente, debido al ritmo que impone la vida actual, cada vez son menos personas las que pueden disfrutar de una siesta.

El ser humano es de los pocos animales que duerme una sola vez al día. El resto de los animales son polifásicos; es decir, alternan fases de sueño y vigilia durante todo el día. El hombre primitivo también practicaba el sueño polifásico, pero tuvo que prescindir de esa costumbre para adaptarse a ritmos de vida cada vez más rápidos.

Importantes beneficios

En los últimos cien años, hemos perdido, al menos, dos horas diarias de sueño. Por esa razón, la costumbre de la siesta podría ayudarnos a recuperar el sueño perdido y asegurarnos un ritmo de vida más saludable. La siesta, además de proporcionarnos un reconfortante descanso, tiene otros beneficios:

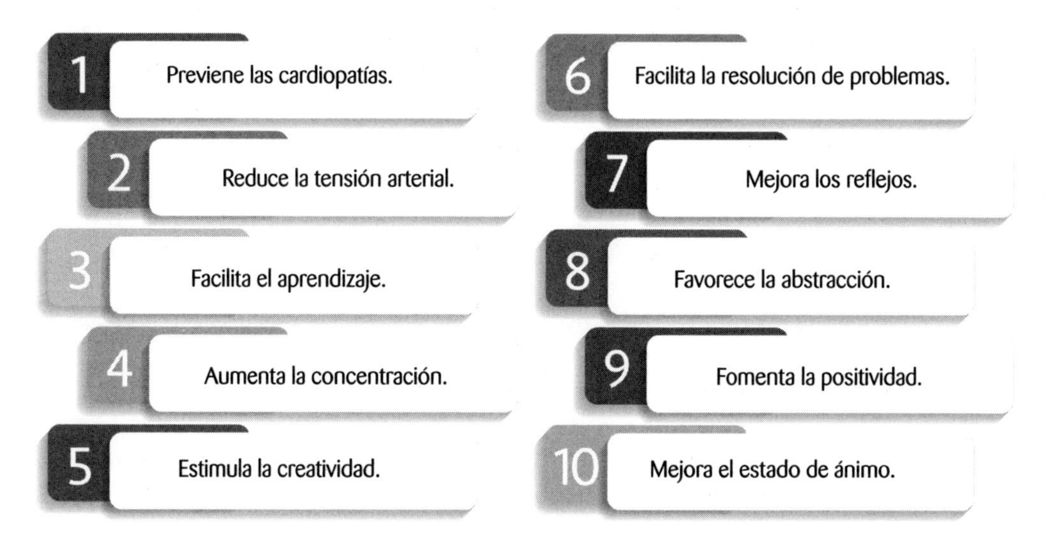

Está claro que los beneficios que proporciona la siesta no son nada desdeñables. Bastan 15 o 20 minutos de siesta para conseguirlos, pero no es aconsejable dormir más de 40 minutos, pues nos levantaríamos abotargados, de mal humor y con la sensación de no haber descansado.

Según los expertos, el momento óptimo para echar una siesta es ocho horas después de la hora de despertar. De modo que, si nos hemos levantado a las 07:00, la siesta nos reportará más beneficios a las 15:00 horas.

¿Efectos negativos?

Aunque tiene indudables beneficios, no a todas las personas les viene bien dormir la siesta, ya sea porque no pueden dormir durante el día o tienen problemas para descansar en un lugar que no sea su propia cama.

Además, las siestas pueden tener efectos negativos, como sentirse aturdido y desorientado después de despertar o tener problemas para dormir durante la noche. Las siestas cortas generalmente no afectan la calidad del sueño nocturno, pero si se tiene insomnio o un sueño insatisfactorio, la siesta podría empeorar estos problemas.

Imprescindible para los niños

El hábito de dormir la siesta tiene grandes beneficios para los niños. Durante los primeros cuatro o cinco años de vida se recomienda que los niños descansen un rato después de la comida, pues esta pausa va a repercutir en su desarrollo. El niño estará más tranquilo, menos irritable, más sociable y más atento.

Además, si la siesta se convierte en una rutina diaria, le ayudará a reducir la hiperactividad, la ansiedad y la depresión. De hecho, no dormir la siesta en la infancia se asocia con una conducta más impulsiva y una disminución en la capacidad e interés por el aprendizaje. Además, los terrores nocturnos se dan con más frecuencia en los niños que no duermen la siesta.

Alrededor del sexto mes de vida es cuando los bebés empiezan a tener un ritmo de vigilia-sueño, que incluye varios periodos de sueño diurnos (siestas). Estos irán cambiando en duración y frecuencia a medida que el niño va creciendo. A partir del sexto mes, realizará varias siestas durante el día, concretamente tras el desayuno, la comida y la merienda. Siestas que serán progresivamente más cortas hasta que deje de hacerlas. Desde el año y medio a los cinco años, el bebé solo realizará una siesta, la de después de comer.

Hay niños que les basta con 20 minutos de siesta mientras que otros duermen dos horas, incluso hay quienes a veces acceden a dormir y otras no.

Dormir la siesta es una necesidad fisiológica, pero cada organismo es diferente y por tanto cada niño tiene sus propias necesidades de sueño, y también influye la etapa de crecimiento.

Es importante establecer una rutina para dormir la siesta, más o menos siempre a la misma hora, con algo de luz diurna y un ambiente tranquilo.

Una siesta reparadora

Dormir la siesta contribuye a mejorar nuestro estado físico y mental en las horas posteriores, pero para que el descanso sea perfecto es necesario descansar en un lugar cómodo, con una temperatura agradable, un ambiente tranquilo, con el mínimo ruido y poca luz.

Lo más adecuado es echarse la siesta después de comer, entre las 13:00 y las 17:00 horas, ya que el periodo de mayor somnolencia está en esa franja horaria. Además, los ritmos circadianos sufren una caída precisamente entre las tres y las cinco de la tarde. La siesta no debe durar más de 30 minutos. Si se necesita dormir mucho más, siendo el sueño nocturno normal, podría deberse a un trastorno del sueño, estado depresivo u otra enfermedad, por lo que sería conveniente consultar con el médico.

La mejor posición para sestear es la de tumbados, con la espalda y el cuello bien apoyados. Es mejor descansar en un sillón que en la cama, especialmente cuando se padece reflujo gástrico, pues sus síntomas aumentan en posición horizontal.

Evidentemente, no es lo mismo sestear en casa que en el trabajo. Si tenemos despacho propio, y la silla es cómoda, podemos usarla con un cojín para el cuello. Por supuesto, debemos desconectar el teléfono, así como el móvil y el busca, y colocar una nota en la puerta que diga: «No molestar».

Curiosidades

- La siesta que se duerme antes de la comida central se conoce como «siesta del carnero».

- Algunas grandes empresas e instituciones como la NASA tienen salas para que sus trabajadores puedan dormir la siesta, pues han comprobado que entre 20 y 30 minutos de siesta hacen que el rendimiento aumente notablemente.

- *La siesta del fauno* es un poema escrito en 1876 por el francés Stéphane Mallarmé. Describe las experiencias sensuales de un fauno que acaba de despertarse de la siesta y habla de sus encuentros con las ninfas.

Sesteadores famosos

- Leonardo da Vinci dormía solo hora y media al día, en siestas de 15 minutos cada cuatro horas.

- La primera ministra británica Margaret Thacher era conocida por dormir muy poco, apenas cuatro horas por la noche. Falta de sueño que solucionaba echándose una siesta.

- Albert Einstein dormía muy poco por la noche, pero echaba varias siestas durante el día. Practicaba el denominado sueño polifásico.

- Salvador Dalí renunció al sueño convencional, optando por disfrutar de múltiples cabezaditas. Solía dormirse en una silla mientras sujetaba en una mano unas canicas o una cuchara sobre un cuenco de metal. Cuando se dormía, las canicas o la cuchara caían en el cuenco y el ruido le despertaba.

- En plena Segunda Guerra Mundial, con los bombarderos de la Luftwaffe asolando Londres, Wiston Churchill decidió, contra el criterio de su personal y el ejército, que solo bajaría al refugio antiaéreo para dos cosas importantes: las reuniones con la plana mayor de las Fuerzas Armadas y la siesta.

- Napoleón Bonaparte podía aguantar con poco sueño, pero sesteaba siempre que podía. Además, tenía la habilidad de dormirse con extrema facilidad.

- El papa Francisco es un apasionado defensor de la siesta: «Me quito los zapatos y me tumbo en la cama para descansar». Su siesta viene a durar unos 40 minutos.

- John F. Kennedy se echaba una siesta larga después de comer, y no permitía interrupciones telefónicas por parte de sus empleados.

«Parecería que no solo sueñan los hombres, sino también los caballos y los perros y los bueyes; sí, y las ovejas, las cabras y los cuadrúpedos vivíparos; y los perros muestran su sueño ladrando mientras duermen».
Aristóteles

El sueño de los animales

Todos los animales necesitan dormir, desde los organismos unicelulares hasta los más evolucionados, pero si el sueño de los humanos es un territorio misterioso con muchas incógnitas todavía, el de los animales lo es todavía mucho más.

Evidentemente, no es igual el sueño que tienen los animales que el que tienen las personas, pero lo que sí está confirmado es que los animales alternan periodos de actividad con periodos de descanso, en los que reducen su ritmo cerebral. El sueño es, por tanto, una actividad universal. Tan necesario es dormir para los humanos como para los animales; sin embargo, existen diferencias sustanciales, tanto en duración, como horas de sueño y manera de hacerlo.

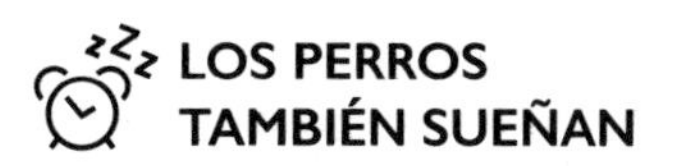

LOS PERROS TAMBIÉN SUEÑAN

Al estudiar las ondas cerebrales, se ha descubierto que cuando el perro duerme se repite un ciclo del sueño, donde se suceden dos fases bien delimitadas, no muy diferentes a las que tenemos los humanos. Durante el sueño de ondas lentas, el perro se relaja, su corazón late más despacio, su respiración se vuelve lenta y regular y su tono muscular baja. Puede despertarse ante cualquier estímulo externo. Pero al entrar en el sueño REM, el perro se encuentra completamente relajado e imperturbable ante los estímulos externos. Durante esta fase, los perros, al igual que las personas, sueñan.

Tiempo para dormir

El sueño de los animales varía según la especie y el tamaño. Las especies carnívoras duermen más, mientras que las que pastan permanecen más tiempo despiertas. Los animales más pequeños necesitan dormir más tiempo que los grandes mamíferos.

La mayoría de los mamíferos son crepusculares, es decir, que casi toda su actividad la realizan al amanecer y al atardecer. El resto del día se lo pasan durmiendo para ahorrar energía.

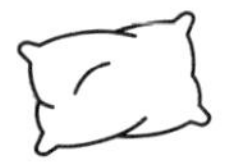

UN DATO MÁS

Para los murciélagos gigantes de las Antillas Menores, de más de 1 m de talla, su dormitorio son los árboles de los pantanos, donde no están presentes los hombres y otros depredadores. Se agrupan miles de ellos para dormir.

Si los humanos solemos dormir siete u ocho horas al día, hay animales como las jirafas, los elefantes o los caballos que con dos o tres horas de sueño tienen suficiente. En algunos casos, el tiempo que emplean en dormir está determinado por su condición natural de presas (caballos, cebras...), ya que si pasan más horas con los ojos cerrados pueden estar corriendo un grave peligro que les puede llevar a la muerte.

Casi como los humanos

Los grandes primates, nuestros parientes más cercanos, duermen de una forma muy parecida a los seres humanos. Su sueño es de un solo periodo al día y tiene una duración parecida a la del hombre. Orangutanes, gorilas y chimpancés construyen plataformas específicas para dormir, parecidas a nuestras camas, aunque las especies de primates más pequeñas simplemente se suben a un árbol para protegerse.

Salvo que haya depredadores, los gorilas construyen su cama cada noche a nivel del suelo. Los orangutanes también hacen su lecho cada noche, pero a 20 o 30 m, sobre las ramas de un gran árbol.

Los más dormilones

Los seres humanos no somos quienes más tiempo dormimos. Nos superan, por mucho, algunos animales, como el koala, que dedica 22 horas diarias a dormir. En el segundo puesto tenemos a los perezosos, que se pasan 20 horas durmiendo y, muy de cerca, a la zarigüeya, que suele dormir 19 horas. El armadillo también duerme mucho, unas 18 horas –igual que la serpiente pitón–, casi siempre metido en su madriguera, de la que sale muy poco y tan solo para comer. El lémur duerme unas 16 horas diarias, al igual que el tigre, pero con la particularidad de que este duerme durante el día y caza de noche.

De pie o tumbados

Los animales que duermen de pie son presas de otros animales, por lo tanto tienen que estar siempre alerta para poder escapar rápido si se presenta de repente un depredador.

Curiosamente, los animales que duermen más plácidamente y más horas son en su mayoría depredadores: leones, tigres, guepardos, etc. Sin embargo, los caballos, las

LOS DELFINES, EN PAREJA

Lo sorprendente de los delfines es que cuando duermen desconectan un hemisferio del cerebro y dejan el otro funcionando para poder llevar a cabo determinadas funciones vitales, como respirar bajo el agua, subir a la superficie para tomar oxígeno o mantener el rumbo, no quedando a la deriva. Pueden hasta cerrar el ojo del hemisferio cerebral desactivado.
Si van en pareja, los delfines se alternan para dormir. De modo que el delfín que está dormido sigue la estela del despierto y este puede avisarle ante alguna amenaza.

jirafas o los ñus no se pueden permitir permanecer demasiado tiempo con la guardia bajada y en una posición vulnerable. Tienen que estar listos para salir corriendo.

La mayoría de los animales que duermen de pie solo necesitan unas pocas horas al día para descansar. Generalmente, reparten esas horas en pequeños intervalos a lo largo de la jornada.

Cuando se sienten seguros, muchos de estos animales se tumban para tener un sueño más profundo. Las vacas, los caballos, los alces... pueden dormitar ligeramente estando de pie, pero solo caen profundamente dormidos cuando se tumban en el suelo.

En el caso de las manadas en libertad, uno o varios miembros se quedan despiertos para vigilar si se acercan depredadores mientras el resto del grupo duerme tumbado.

¿Hibernación o «sueño invernal»?

Cuando llega el invierno, algunos animales hibernan. Es decir, pasan por un periodo de hipotermia controlada, durante el cual su temperatura corporal se conserva estable y por debajo de lo normal. Su organismo se mantiene en un estado de letargia, disminuyendo radicalmente su gasto energético y su ritmo cardiorespiratorio.

El animal parece que está muerto. Su piel está fría, su digestión prácticamente se detiene y suspende sus necesidades fisiológicas. Apenas podemos percibir su respiración. Pero con la llegada de la primavera, el animal se despierta y recupera su actividad normal.

Si bien la hibernación es más frecuente en las especies de sangre caliente (marmotas, ardillas de tierra, lirones, hámsteres, erizos, murciélagos, etc.), también la practican algunos reptiles, como los cocodrilos, y ciertas especies de lagartos y serpientes.

Aunque siempre hemos tenido la creencia de que los osos hibernaban, incluso han sido el ejemplo característico de hibernación, muchos expertos consideran que no experimentan una auténtica hibernación, sino que más bien ingresan en un «sueño invernal». Esto se debe a que, al ser tan grandes y pesados, necesitarían un enorme gasto energético para estabilizar su temperatura corporal con la llegada del buen tiempo, hasta el punto de poner en riesgo su supervivencia.

Durante el llamado «sueño invernal», los osos están en un estado de duermevela. Su temperatura corporal desciende algunos grados mientras duermen por largos periodos de tiempo en sus cuevas, inmóviles, pero despiertos. Durante ese tiempo no comen (se nutren e hidratan con sus reservas de grasa) y tampoco defecan ni orinan.

En las oseras o cuevas, que previamente el macho habrá excavado antes de que llegue el invierno, las hembras embarazadas parirán y criarán a los oseznos.

Hábitos sorprendentes

Independientemente del tiempo que inviertan en dormir, su manera de hacerlo es casi tan variada como las propias especies y su grado de evolución

Las suricatas descansan en sus madrigueras, donde se pueden llegar a reunir hasta 40 miembros, con una hembra y un macho alfa. Duermen todos juntos, formando un montón. De esta forma, aseguran el calor y la protección de los líderes.

Las aves paseriformes cuentan con un tendón flexor por delante de la rodilla, que pasa también por detrás del tobillo y recorre toda la garra. Cuando se paran a descansar, estas aves flexionan el tendón, de manera que la garra se cierra de forma fija sobre la rama, como si fuera una pinza. Además, las patas se tensan para mantener el equilibrio. En cualquier momento pueden relajar el tendón y salir volando.

Los flamencos son capaces de dormir sobre una única pata, ya que su anatomía les permite mantener el equilibrio perfectamente. Lo hacen bloqueando la articulación de la extremidad y dejándola totalmente extendida. De esta forma, evitan que la pata se doble. El motivo por el cual utilizan solo una pata para apoyarse durante el sueño es que de esa manera guardan mejor el calor. Al igual que muchos pájaros, el flamenco se balancea mientras está durmiendo para poder mantener el equilibrio.

Los caballos, aunque pueden descansar tumbados de lado o sentados, no pueden mantener esta posición durante mucho tiempo, ya que el peso de sus vísceras comprimiría su diafragma, causándoles dificultades respiratorias. Así que se han adaptado a dormir de pie, contando con ligamentos especiales que sujetan sus articulaciones. Pero, de igual manera que las vacas, al llegar a la fase de sueño REM tienen que tumbarse en el suelo para no caerse.

Las nutrias marinas duermen en grupos, sujetándose unas a otras, y de espaldas. Así, pueden seguir flotando sobre el agua y no corren el riesgo de ahogarse.

El vencejo común es una pequeña ave que tiene un sueño uni-hemisférico, lo que le permite volar y dormir al mismo tiempo. Los vencejos solo bajan del cielo en primavera, cuando incuban y dan de comer a las crías. El resto del tiempo se lo pasan volando y recorriendo miles de kilómetros.

Los koalas duermen subidos a los eucaliptos, más concretamente encajados en las bifurcaciones de las ramas. La forma de sus zarpas y sus fuertes extremidades hacen que puedan aferrarse a las ramas de estos árboles sin tener que estar despiertos.

Los gorilas «hacen su cama» todas las noches con hojas y ramas. Se cree que es para evitar que los parásitos se establezcan en el lecho.

Los peces se echan pequeñas siestas. Como no tienen párpados, siempre están con los ojos abiertos. Por esa razón, solo sabemos que están durmiendo cuando se quedan inmóviles.

Las focas utilizan su cuello para descansar. Lo inflan como si se tratase de un flotador y, de esta forma, pueden dormir verticalmente en el agua.

Los gatos alternan fases de sueño ligero y profundo. La mayor parte de su sueño es ligero, en torno al 70 %. Se trata de siestas de pocos minutos conocidas como *cat nap* o «cabezaditas», pudiendo realizarlas medio tumbados. Sus orejas suelen mantenerse elevadas para responder y despertarse fácilmente ante los estímulos.

Los pájaros, en general, duermen apoyados solo sobre una pata y con la cabeza bajo un ala. Así mantienen la temperatura corporal, porque las patas no tienen carne, están formadas de hueso y escamas, y el plumaje es como un abrigo.

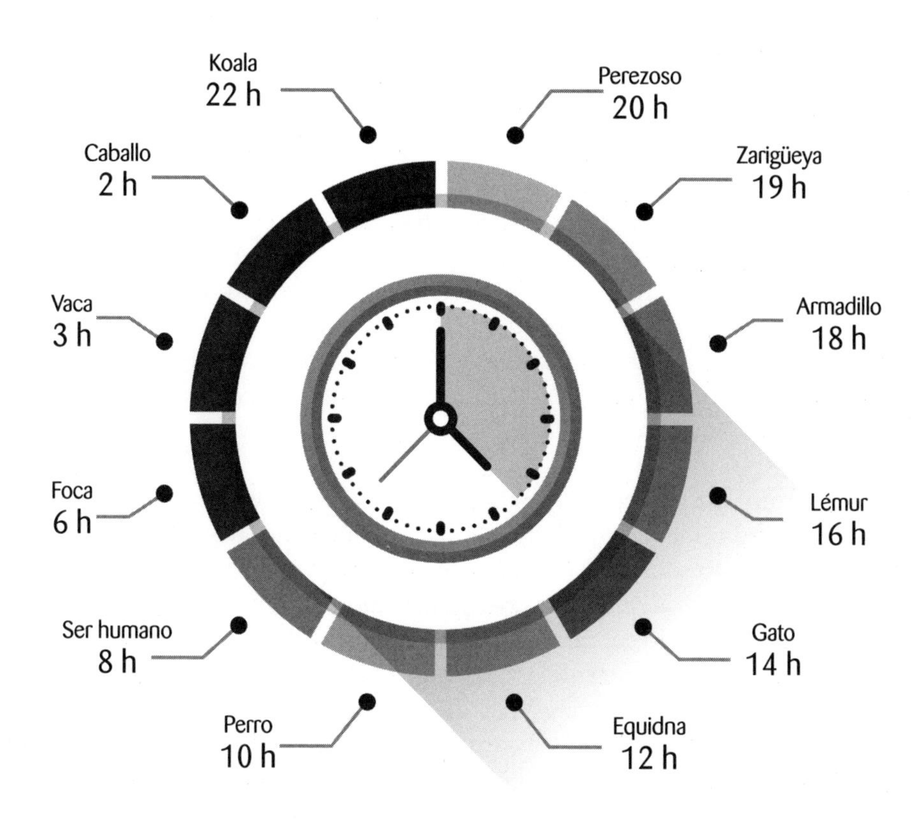

«La tecnología es importante, pero lo único que realmente importa es qué hacemos con ella».
Muhammed Yunus

Avances tecnológicos

Apps para dormir mejor

No siempre las nuevas tecnologías van a ser perniciosas, a veces nos ayudan, como cuando nos permiten monitorear nuestro día a día contando desde los pasos que damos hasta las calorías que comemos e, incluso, ayudándonos con nuestro sueño.

El móvil, causante de muchos de nuestros desvelos, también puede ayudarnos a conciliar el sueño y solucionar el problema del insomnio. En la actualidad hay numerosas aplicaciones, gratuitas o de pago, para ayudarnos a dormir y controlar nuestro sueño.

Los relojes inteligentes personales, los dispositivos de muñeca y los teléfonos móviles tienen aplicaciones que están diseñadas para medir la duración del sueño, los ciclos, la frecuencia cardiaca y los despertares nocturnos como parte del seguimiento de actividad diaria.

Casi todas las grandes marcas de telefonía móvil tienen su propia aplicación de salud, en las que se incluye el registro del sueño. Detectan las horas que hemos dormido y cómo ha sido nuestro sueño. Algunas hasta nos informan de los movimientos que hacemos durante la noche, relacionándolos con las diferentes fases del sueño. En resumen, con el uso de estas apps podemos saber si hemos descansado correctamente o no.

Recientemente, han aparecido apps mucho más sofisticadas. Además de actuar como un despertador inteligente e impedir que nos quedemos dormidos por la mañana a través de un sofisticado gestor de alarmas al que podemos añadir nuestras propias listas musicales, monitorizan nuestro descanso, siguen los ciclos del sueño y elaboran un perfil histórico. Se podrían comparar con un diario de sueños. También permiten grabar el sonido ambiental y disponen de diferentes sonidos relajantes para dormir.

Una variante de estas apps son las que utilizan sensores del móvil para recopilar datos sobre nuestros hábitos nocturnos. El único contratiempo que tiene es que, para que sea eficaz, hay que colocar el móvil bajo la almohada, cosa que puede incomodar a algunas personas. Pero si no es así, permite que se introduzcan variables que pueden afectar al sueño, como las fases de la Luna, si hemos bebido alcohol, café o bebidas con cafeína, y si estamos nerviosos o estresados.

Basándose en la terapia cognitiva conductual, también existen aplicaciones que nos muestran una serie de técnicas psicológicas para mejorar nuestro descanso diario en cuatro apartados esenciales: pensamientos, horarios, estilo de vida y el mismo dormitorio.

Para los amantes de la música hay apps que utilizan paisajes sonoros: sonidos que combinan música, voz humana y efectos, con el objetivo de tranquilizarnos y de este modo luchar contra el insomnio.

Y finalmente, para quienes roncan o sufren por la noche los ronquidos de su pareja, también encontramos apps que monitorizan cómo y cuánto de fuerte roncamos, elaborando un completo análisis gráfico de toda la noche. Conocer el proceso es el primer paso para ponerle remedio.

Dispositivos inteligentes

Existe una amplia variedad de dispositivos tecnológicos: camas inteligentes, despertadores con luz, audífonos con sonidos relajantes, almohadas inteligentes, máquinas de ruido blanco, etc., todos ellos diseñados específicamente para monitorear el sueño y ayudarnos a dormir mejor. Veamos cuáles son los que más nos pueden servir según sea el problema que tengamos que abordar.

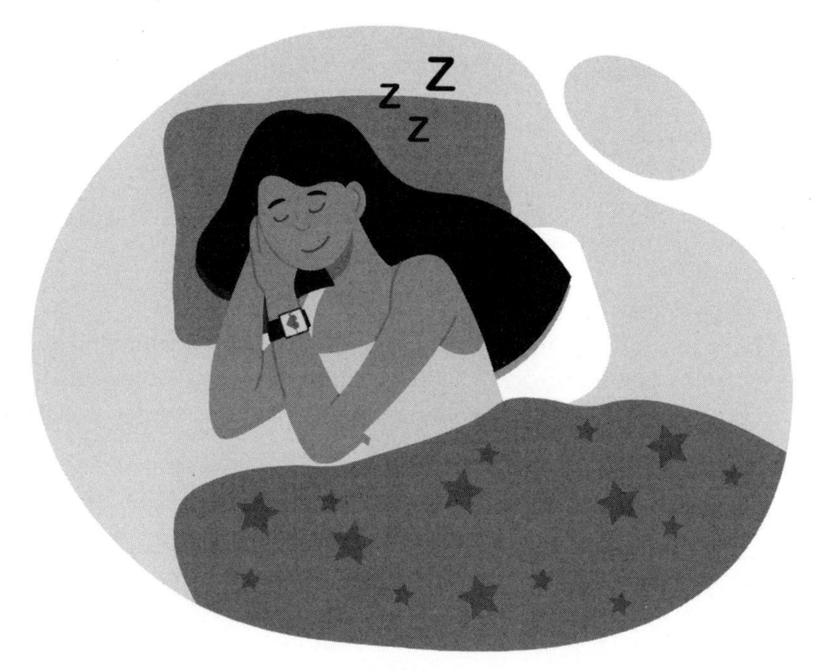

Adiós a los ronquidos

Este es uno de los problemas principales a la hora de dormir, sobre todo en pareja, y contamos con dos mecanismos muy interesantes para superarlo:

- **Las tiras adhesivas** sirven para controlar o disminuir los ronquidos al pegarse sobre la nariz (se colocan sobre el puente de la nariz, levantando y abriendo los conductos nasales y mejorando el flujo de aire) o en la boca (se aplican en los labios y tienen una pequeña abertura para respirar por la boca).

- **Los detectores de ronquidos inteligentes** se ponen debajo de la almohada. También hay almohadas inteligentes, que detectan automáticamente si estamos roncando y mueven suavemente nuestra cabeza o vibran para evitar que ronquemos más.

Audífonos y auriculares

Ambos están optimizados para dormir cómodamente, especialmente si nos acostamos de lado. Podemos elegir entre los que se insertan en las aberturas de los oídos, los que se colocan en la parte superior de las orejas, los tipo diadema de tela (se ponen alrededor de la frente y la cabeza) y los teléfonos móviles con audífonos, que van en la parte superior de la cabeza y las orejas.

Algunos de estos audífonos tienen funciones tecnológicamente complejas, como la cancelación o el enmascaramiento del ruido, el seguimiento de EEG (electroencefalograma) sensible y hasta funciones para controlar las ondas cerebrales que se producen al dormir. Las cintas para la cabeza de tela pueden tener auriculares incorporados o mini altavoces, ya sea con cable o conectados a través de *Bluetooth* a nuestro teléfono inteligente y tener controles de volumen, pausa y reproducción.

Altavoces de almohada

Estos altavoces estéreo, con cable o conectados a través de *Bluetooth*, tienen control de volumen integrado en las almohadas o debajo de la almohada existente. Con este dispositivo podemos disfrutar de nuestra música o sonidos favoritos.

Almohadas inteligentes

Estas almohadas funcionan como sensores de sueño. Algunas reconocen los ronquidos y suministran información sobre las horas de sueño. Otras regulan la temperatura o permiten que se ajuste el nivel de dureza según nuestra preferencia o la actividad que estemos haciendo, como leer o dormir.

Máquinas de ruido blanco

Las máquinas de ruido blanco pueden reproducir una variedad de sonidos y frecuencias de relajación y enmascaramiento de ruido para dormir mejor. Algunos tienen capacidades de adaptación al reaccionar a los niveles de sonido ambiental y ajustar el volumen. Se puede configurar un temporizador para que se apaguen automáticamente. Algunas de estas máquinas también sirven para aliviar el tinnitus.

Almohadillas para los ojos

Basándose en la acupresión, estas almohadillas, rellenas de perlas o semillas, se colocan sobre los ojos y producen una relajación suave y agradable. A veces, también contienen aceites esenciales o hierbas secas relajantes. Son adecuadas para aliviar los dolores de cabeza, el insomnio y la fatiga ocular.

Mantas con peso

Ayudan a liberar serotonina, oxitocina y dopamina y calman los nervios al simular la sensación de estar abrazados. Las mantas con peso reducen la ansiedad nocturna, ayudan a liberar la melatonina y reducen el cortisol.

Colchones inteligentes

Los colchones de tecnología avanzada están diseñados para brindar más comodidad y dormir mejor. Llevan unos sensores internos para ajustar el colchón a la temperatura, firmeza y soporte adecuados. Además, algunos rastrean los datos del sueño, ofreciendo información y recomendaciones basadas en nuestro historial a la hora de dormir.

Monitores de sueño sin contacto

Estos tapetes o almohadillas se colocan debajo de la almohada, las sábanas o el colchón y brindan datos de seguimiento del sueño, principalmente basados en el movimiento.

Altavoces con radar

Este tipo de altavoces detectan movimientos sutiles, pero no cuerpos o rostros específicos. Pueden informar cuándo nos acostamos, analizar la calidad del sueño y medir con qué frecuencia roncamos, tosemos o nos despertamos a causa de cambios de temperatura o de luz.

Bandas con sensores

Estas bandas, que se colocan en la cabeza o en la cintura, a modo de cinturón, utilizan tecnología de electroencefalograma (EEG) para medir la actividad eléctrica del cerebro, rastreando y registrando patrones de ondas cerebrales.

Despertadores lumínicos

Los despertadores con iluminación matutina y opciones de sonido nos ayudan a despertarnos imitando la luz natural del amanecer. El objetivo es que nos sintamos listos y con energía, en lugar de sobresaltarnos al despertar. La luminosidad va aumentando gradualmente durante 30 minutos antes de la hora deseada para despertarse.

Metrónomo o pulsador de luz

Este dispositivo proyecta una luz pulsante en el techo. Sincroniza nuestra respiración con las pulsaciones visuales, de tal manera que exhalamos el doble de tiempo que inhalamos, facilitando el inicio del sueño.

Máscara relajante

Los sensores que lleva la máscara rastrean nuestras ondas cerebrales y miden el estado en el que nos encontramos. Cuando estamos listos para dormir, la máscara reproduce música relajante. El volumen se controla automáticamente para que el sonido no nos moleste. Y una vez dormidos, la música se desvanece y se bloquea el sonido desde el exterior.

«Los sueños respiran por sí mismos, derraman alegrías, conocen la tortura y la felicidad. Nos dejan con un peso al despertarnos, o nos quitan un peso de encima en nuestras tareas, dividen nuestro ser, se convierten en parte de nosotros y de nuestro tiempo. Son como heraldos de la eternidad».

Lord Byron

Curiosidades sobre el sueño

- Se dice que cuando a Napoleón Bonaparte le preguntaron cuántas horas era necesario dormir, respondió: «Seis horas el hombre, siete la mujer y ocho el idiota».

- Hasta el siglo XIX, el dormitorio era una parte social y pública de la casa. El rey Luis XIV de Francia acostumbraba a realizar las audiencias o a recibir visitas oficiales en sus aposentos. Fue en la era victoriana cuando el dormitorio se quitó de la vista de los demás.

- La primera lámpara pública, un farol con una vela dentro, se colocó en el hotel Grand Châtelet de París. A finales del XVII, más de 50 ciudades europeas estaban provistas de iluminación nocturna.

- Antes de la Revolución Industrial se tenía un concepto muy diferente sobre el sueño. Normalmente, no se dormía de un tirón como ahora. La noche se dividía en dos tramos separados de sueño; es lo que posteriormente se denominó «sueño fragmentado». Curiosamente una de las primeras menciones acerca del «sueño fragmentado» aparece en *La Odisea*, cuando Homero se refiere al «primer sueño».

- En el Islam, el sueño se considera como uno de los signos de la grandeza de Alá. Mahoma recalcaba la necesidad de que hubiera una clara diferencia entre el día y el momento de irse a la cama. También recomendaba la siesta: «Toma una siesta corta, porque los demonios no hacen la siesta».

- Carlomagno tenía un somier de tubos de bronce que le obligaba a dormir erguido en un ángulo de 45 grados. Al parecer, en la Edad Media era normal dormir en esta postura.

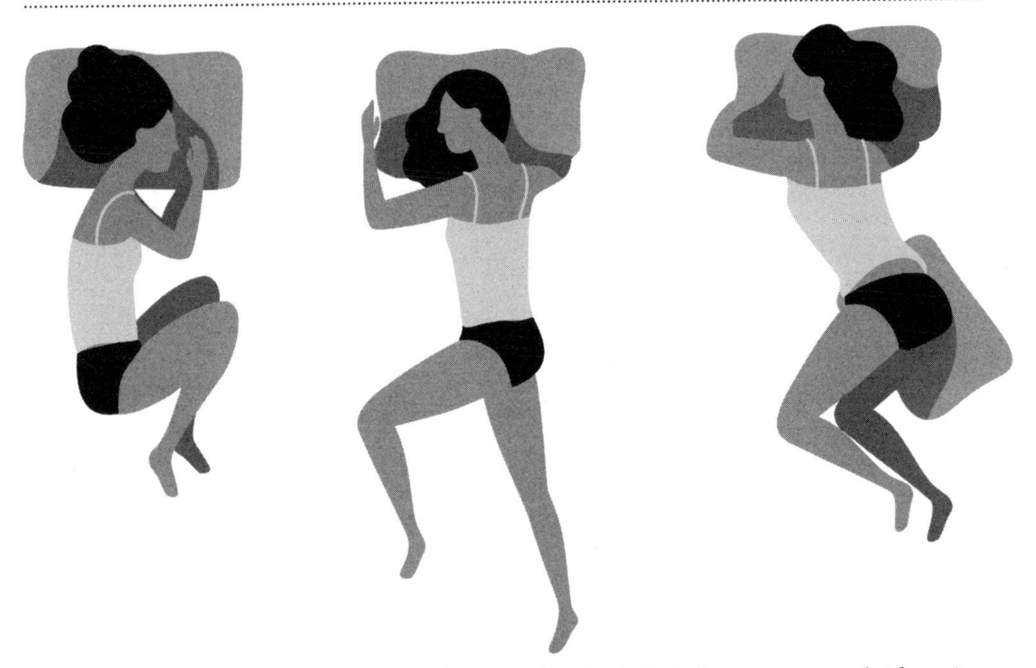

- A los cinco minutos de habernos despertado, el 50 % de los sueños se olvidan. A los 10 minutos, el 90 % se ha esfumado.

- La diabetes y la falta de sueño están estrechamente relacionadas. La falta de sueño aumenta el riesgo de resistencia a la insulina, una hormona esencial para absorber el azúcar de la sangre y convertirlo en energía. La resistencia a la insulina es la precursora de la diabetes.

- Bostezar es un síntoma de que tenemos sueño, pero también de que nos estamos aburriendo. Es una señal para despertarnos física y mentalmente. Los atletas olímpicos bostezan a veces antes de una prueba. Para el budista tibetanoTarthang Tulku, «Los sueños son una mina de sabiduría y experiencia y, sin embargo, no los utilizamos como vehículos para explorar la realidad».

- El famoso pintor Salvador Dalí describió muchas de sus pinturas surrealistas con la gráfica definición de: «fotografías de un sueño pintadas a mano». Para el genial pintor, muchas de sus obras estaban inspiradas en sueños. Uno de sus cuadros más famosos, *Los relojes blandos*, representa la arbitrariedad del tiempo cuando soñamos.

- Los antiguos egipcios practicaban la «incubación de sueños». Iban a dormir a un templo o a otro lugar sagrado para recibir de los dioses consejo, inspiración, sabiduría y curación a través de los sueños.

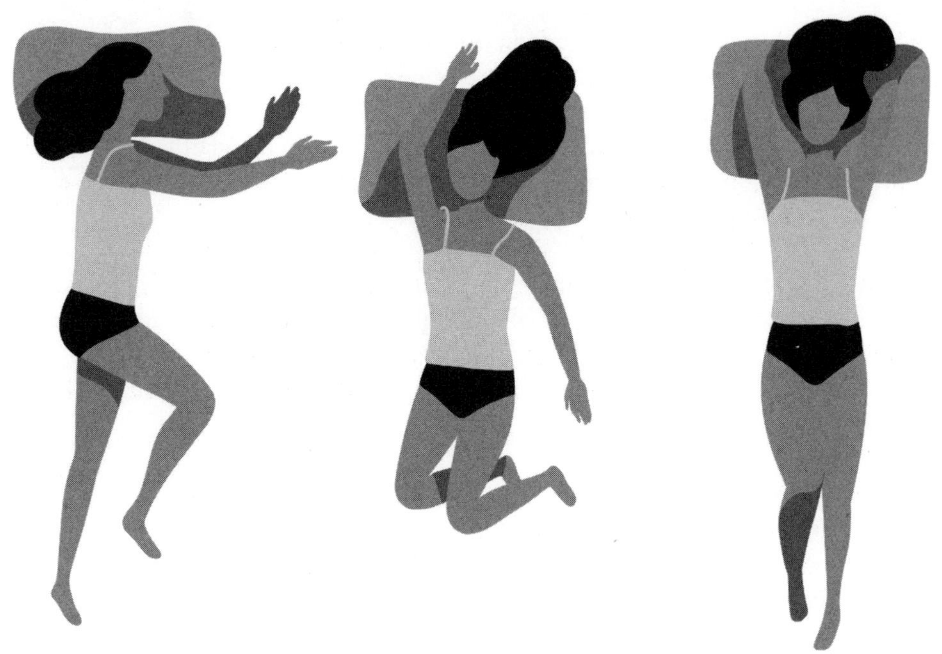

- A lo largo de la historia, la lavanda se ha empleado para relajar. En el siglo I, el médico griego Dioscórides escribió acerca de sus beneficios medicinales. Tan popular era, que en los baños griegos y romanos se consideraba un artículo de primera necesidad.

- Los partidarios de las hamacas creen que son más cómodas que los colchones y que nos colocan en una posición ideal para dormir bien. Balancearse de un lado a otro en una hamaca hace que nos sintamos relajados y felices, lo que nos ayuda a conciliar el sueño más rápido y a dormir más profundamente.

- El 90 % de las personas con síndrome de estrés postraumático revive en sus sueños el accidente, la guerra, la violación o la tortura a la que sobrevivieron.

- La tribu de los Senoi, en Malasia, se reúne al completo cada mañana para que sus integrantes puedan discutir los sueños que cada uno de ellos ha tenido la noche anterior. Los sueños son interpretados y analizados, y de ellos se sacan conclusiones de crecimiento y evolución personal y espiritual.

- Se dice que Abraham Lincoln, presidente de los Estados Unidos, tuvo un sueño en el que entraba en una habitación de la Casa Blanca y veía un cadáver amortajado y custodiado por varios soldados. Tras preguntarle a un soldado quién había muerto, este le respondió que el Presidente había sido asesinado. Curiosamente, Lincoln murió días más tarde asesinado, mientras veía una obra de teatro.

- A pesar de que la moral cristiana impuso la conveniencia de no compartir cama más que con el cónyuge legítimo, la costumbre medieval de compartir el lecho casi con cualquiera se mantuvo hasta bien entrado el siglo XVIII. Era corriente que los huéspedes se encamaran con el anfitrión, que se compartiera lecho con perfectos desconocidos en hospederías y que los enfermos se hacinaran en el mismo lecho durante su estancia en los hospitales.

- Fueron los romanos quienes empezaron a utilizar ropa de cama. Se cubrían con sábanas de lino aunque normalmente dormían sobre una especie de alfombra hecha de trenzas de lana o pelo. Durante esa época se crearon las primeros colchones, que consistían en un simple saco de paja. Los más acaudalados los rellenaban de lana y plumas.

- Antiguamente, en los matrimonios reales era costumbre que el rey visitara a su esposa con una vela en una mano, y una escupidera en la otra; una para alumbrarse, otra por si sobrevenía la necesidad de evacuar aguas durante la incursión marital en el lecho distante.

- La ciudad de Ware, en Inglaterra, es conocida por una cama: «La gran cama de Ware». Fabricada en el siglo XVI, sus dimensiones son descomunales: mide más de 3 m de lado y en total su superficie supera los 10 m^2. Actualmente se expone en el Victoria and Albert Museum, de Londres.

- Según un estudio de la Universidad de California, mientras estamos en la fase REM nuestro nivel de norepinefrina desciende y reduce la sensación de estrés y de dolor emocional. Es un modo que tiene el cerebro de procesar las experiencias más dolorosas. Es como si las pasara por un filtro acompañándolas de una pequeña dosis de anestésicos.

- En la India, los padres acostumbran a dormir con sus hijos en la misma cama, hasta que cumplen los siete u ocho años.

- Un tercio de los habitantes de Reino Unido duermen desnudos. Los británicos afirman que esta costumbre les permite regular mejor su temperatura corporal y también mejora la relación de pareja.

- En Estados Unidos es donde se usa la mayor cantidad de almohadas para dormir. Sus habitantes afirman que al menos necesitan dos para descansar cómodamente.

- En Mauritania, la forma de dormir depende de la edad. Los bebés duermen en hamacas hechas con una sábana, suspendida entre dos postes cerca del techo.

Una vez que crecen, duermen en las camas de sus padres. Los adultos mayores duermen sobre esteras en el suelo, para mantener su espalda fuerte.

- Los japoneses suelen tomar una siesta en las horas de trabajo, ya que esta costumbre se interpreta como una muestra del arduo trabajo que realiza para la empresa.

- Los habitantes de Indonesia tienen una extraña costumbre llamada *todoet poeles* o «el sueño del miedo». Cuando se enfrentan a una situación estresante, caen inmediatamente en un sueño profundo.

- El origen de la expresión «pasar la noche en blanco» lo encontramos en el Medievo. Los aspirantes a caballeros pasaban la noche sin dormir, esperando al amanecer, en el cual serían nombrados caballeros. ¿Y por qué pasar la noche en blanco? Esta expresión se debe a la vestimenta que se llevaban los caballeros, ya que pasaban la noche ataviados con unos trajes blancos.

- La expresión «dormir a pierna suelta» viene de la época en la que a los presos se les colocaba unos grilletes en los tobillos durante todo el día para que no pudieran escaparse. Alguno, por buena conducta, tenía como premio el poder pasar la noche sin estar sujeto a una cadena u otro preso, entonces se podía decir que esa noche había dormido a pierna suelta.

- En el antiguo Egipto, se tenía la idea de que la cabeza era el centro de la vida espiritual. Por ello, las almohadas que se utilizaban para dormir estaban hechas de diferentes materiales, como marfil, mármol, cerámica, madera y piedra, talladas con imágenes divinas. Cuando alguien moría, los egipcios solían colocar una de estas almohadas debajo de las cabezas de los difuntos, pues creían que esto serviría para alejar a los malos espíritus.

Términos usuales

Acupuntura. Método de tratamiento de origen chino en el que se utiliza la estimulación de ciertos puntos con agujas. En psiquiatría se ha utilizado en el tratamiento de la depresión y en algunas dependencias a sustancias.

Adicción al estrés. Predisposición de algunas personas a disfrutar de la sensación que proporciona un alto nivel de sustancias químicas, como la noradrenalina, y que las anima a buscar permanentemente nuevas fuentes de excitación.

Adormecimiento. A la fase I del sueño de ondas lentas se le llama también adormecimiento.

Adrenalina. Hormona liberada por las glándulas suprarrenales en respuesta a situaciones estresantes. La producción excesiva de adrenalina provoca ansiedad e insomnio.

Afirmaciones positivas. Breves sentencias que ayudan a reafirmar las cualidades y aspectos positivos de la persona y a tratar los negativos.

Angustia. Conjunto de emociones negativas que pueden sentirse ante ciertos acontecimientos.

Ansiedad. Estado de debilitamiento psicológico en el que es imposible controlar las situaciones.

Apnea del sueño. Cese de la respiración durante el sueño, que se prolonga al menos 10 segundos. Puede ser obstructiva, central o mixta.

ATONÍA. Pérdida bilateral del tono muscular durante la vigilia.

BENZODIAZEPINAS. Fármaco habitualmente recetado para tratar la ansiedad y el estrés.

BIOFEEDBACK. Método para medir y controlar el nivel de relajación. Los equipos de *biofeedback* miden con precisión los cambios en la temperatura de los dedos, la resistencia de la piel, las ondas del cerebro y la presión sanguínea.

CALAMBRES NOCTURNOS EN LAS PIERNAS. Espasmos musculares dolorosos en la pantorrilla, los muslos y los pies.

CATAPLEJIA. Pérdida súbita del tono muscular, sin que haya pérdida de conciencia. Es uno de los síntomas asociados a la narcolepsia.

CICLO VIGILIA-SUEÑO. Alternancia cíclica entre los estados de vigilia (estar despierto) y sueño (estar dormido). El sueño y la vigilia están asociados a los estímulos de luz, que el cerebro asocia con una mayor actividad fisiológica mientras que, en la oscuridad, se inhiben estas funciones.

CITOQUINAS. Mensajeros químicos que ayudan a regular la función inmunológica. Desempeñan un importante papel en la respuesta inflamatoria del cuerpo.

CORTISOL. También conocida como «hormona del estrés». El exceso es una de las causas de trastornos como la ansiedad y el insomnio.

DEUDA DE SUEÑO. Diferencia entre las horas de sueño que necesitamos y las horas que realmente dormimos.

DISTORSIONES COGNITIVAS. Pensamientos negativos e inadecuados que pueden conducir a la depresión.

ENDORFINAS. Componentes naturales producidos por el cerebro que elevan el estado de ánimo y alivian el dolor.

ESTADO HIPNAGÓGICO. El primer estadio de sueño ligero no-REM. Es la transición entre vigilia y sueño.

ESTRÉS. Estado de alerta por el cual el cuerpo reacciona a nuestras exigencias. El estrés se acumula por medio de emociones como la agresión, la ira, la impaciencia, la ansiedad y el miedo. Una dieta poco saludable, el tabaco y las drogas incrementan las tensiones físicas.

Fatiga crónica. Pérdida de energía provocada por el estrés crónico que impide realizar con normalidad actividades cotidianas. Suele ocasionar trastornos de índole diversa, como pérdida de memoria, insomnio, falta de concentración, alteraciones gastrointestinales e incluso cambios de carácter con tendencia a la depresión.

Glándula pineal. Estructura en forma de guisante que se encuentra en la base del cerebro y que desempeña un papel importante en la regulación de la actividad de algunas hormonas, como la melatonina.

Glándulas suprarrenales. Glándulas situadas encima de los riñones y productoras de hormonas que cumplen un papel importante en la respuesta del cuerpo al estrés.

Hipersomnia. Trastorno del sueño que se caracteriza por dormir más tiempo del que se necesita para recuperarse de la fatiga diaria.

Hipotálamo. Área del cerebro que controla la temperatura corporal, la frecuencia cardiaca, la sed, el hambre, los ciclos de sueño y la presión arterial.

Índice de eficacia del sueño. Término que se utiliza en las mediciones polisomnográficas del sueño. Resulta de multiplicar el tiempo total de sueño (TTS) por 100 y dividirlo por el tiempo pasado en la cama.

Insomnio agudo. Este tipo de insomnio se caracteriza por tener una duración inferior a tres meses, y en que también suele verse afectada la conciliación y el mantenimiento del sueño. Asimismo, puede aparecer en respuesta a un precipitante o no, de manera que se presente como un síntoma más de un trastorno psiquiátrico (ansiedad lo más frecuente) o como efecto del consumo de alguna sustancia o droga.

Insomnio crónico. Se considera insomnio crónico cuando aparecen problemas en el inicio o mantenimiento del sueño al menos tres veces por semana y durante un mínimo de tres meses. Estas dificultades para conciliar o para mantener el sueño deben asociarse a síntomas durante el día como cansancio, problemas de concentración o irritabilidad.

Insomnio secundario. Aparece como consecuencia de diferentes causas, tales como una enfermedad, un trastorno mental, el consumo de ciertas sustancias o medicamentos o la existencia de problemas ambientales (ruido, temperatura) o sociales (problemas familiares y laborales, cambios de horario por trabajo o viajes).

Latencia del sueño. Periodo de tiempo desde el comienzo del sueño hasta la aparición del primer sueño REM. Es una medida polisomnográfica.

Meditación. Técnica destinada a reducir el estrés y la ansiedad. Se basa en el seguimiento pausado de la respiración, una palabra o una acción, con el fin de equilibrar los estados físico, mental y emocional. Permite vaciar la mente de todo pensamiento consciente y alejar las preocupaciones.

Melatonina. Hormona que se encuentra de forma natural en el cuerpo. Se produce a partir del aminoácido esencial triptófano, mediante la transformación en la glándula pineal de serotonina en melatonina.

Mioclonías. Movimientos involuntarios, breves, bruscos y similares a sacudidas que provocan una contracción muscular brusca.

Neurotransmisor. Biomolécula que permite la transmisión de información desde una neurona hacia otra neurona, una célula muscular o una glándula.

Narcolepsia. Enfermedad neurológica que se caracteriza por una somnolencia extrema durante el día, con ataques repentinos de sueño y dificultad para mantenerse despierto durante largos periodos.

Núcleo supraquiasmático. Pequeña estructura formada por unas 20 000 neuronas, situada en la zona del hipotálamo más cercana a la cara. Se encarga de regular los ritmos circadianos que rigen los niveles de actividad del cuerpo. Hay un núcleo supraquiasmático en cada hemisferio cerebral.

Parálisis del sueño. Trastorno que impide realizar cualquier movimiento voluntario por un breve periodo de tiempo. Se produce en un estado de consciencia entre el sueño y la vigilia.

Polisomnografía (PSG). Técnica neurofisiológica que estudia el sueño mediante el registro de múltiples parámetros fisiológicos.

Prueba de latencia múltiple del sueño. Se usa para determinar la somnolencia diurna a través de registros polisomnográficos.

Relajación muscular progresiva. Consiste en tensar y relajar los músculos sistemáticamente para conseguir una profunda relajación.

RITMOS CIRCADIANOS. Variaciones periódicas que se producen en nuestro organismo, como la tensión arterial, la temperatura corporal o los niveles hormonales, a lo largo de 24 horas, el tiempo que tarda la Tierra en rotar alrededor del Sol.

SEROTONINA. Neurotransmisor que actúa como tranquilizante natural. La serotonina facilita la comunicación de las células nerviosas y, además, tiene efectos calmantes. También refuerza el estado de ánimo.

SÍNDROME DEL *JET LAG*. Trastorno temporal del sueño que puede afectar a cualquier persona que durante un viaje pase rápidamente por varios husos horarios.

SÍNDROME DE PIERNAS INQUIETAS. Trastorno de origen neurológico que produce malestar e incomodidad en las piernas cuando estamos sentados o dormidos.

SOMNIFOBÍA. Miedo a dormir.

SOMNILOQUÍA. Hablar dormido.

SONAMBULISMO. Realizar cualquier actividad, como caminar o ir al baño, estando todavía dormidos.

TERAPIA COGNITIVA CONDUCTUAL. Este tratamiento se centra en cambiar los pensamientos, creencias y actitudes que intervienen en unos patrones de sueño saludables. Ayuda a los pacientes a identificar esquemas de pensamientos negativos y a cambiarlos a positivos.

TERAPIA DE CONTROL DE ESTÍMULOS. Método que nos ayuda a eliminar los factores que condicionan nuestra mente para oponer resistencia al sueño.

VAMPING. Término inglés que se emplea para describir el uso rutinario de dispositivos electrónicos (tablet, móvil, etc.) antes de irse a dormir o durante la noche.

VISUALIZACIÓN. Tipo de meditación basada en la concentración mental, a través de imágenes positivas y relajantes. Ayuda a reemplazar los pensamientos negativos y a obtener serenidad y bienestar.

YOGA. Antiguo sistema oriental de filosofía, posturas corporales y prácticas de meditación, que fomenta el bienestar general.